国家级实验教学示范中心
基础医学实验教学系列教材

医学细胞分子生物学实验

第 3 版

主　编	苑辉卿　刘奇迹
副主编	田克立　李　霞　胡晓燕　孙金鹏
编　者	（按姓氏笔画排序）

于清水　王　伟　王晓静　卢　翌
田克立　任桂杰　刘永青　刘志方
刘奇迹　孙金鹏　李　霞　李　曦
肖　鹏　吴伟芳　张莲英　陈丙玺
陈蔚文　苑辉卿　郝建荣　胡晓燕
徐　霞

科学出版社

北京

内 容 简 介

本教材采取"虚实结合"的方式，系统介绍研究生物分子和细胞所需要的基本实验技术和方法、综合分析问题的思路，并设计开放式问题引导学生对生命问题进行科学探索的意识。教材以实践操作内容为主线，涵盖医学细胞生物学、生物化学、分子生物学以及遗传学的基本知识，通过对某一问题的验证分析，介绍研究的基本方法、技术以及常用仪器设备的使用等，并增加了彩图照片、实验操作的视频资料和虚拟实验的内容。另外，本教材继续保持第二版的特点，设置综合实验和开放式实验设计，使学生能灵活运用不同学科的基本实验方法进行探讨，避免知识的碎片化。同时通过表达绿色荧光蛋白，对分子生物学的内容进行更新。作为融合性较强的实验教材中，将相关学科的实验内容通过文字、视频资料以及信息平台综合呈现出来，适合当前如 PBL、慕课等医学改革模式，是实用性和先进性并存的教学用书。

图书在版编目(CIP)数据

医学细胞分子生物学实验 / 苑辉卿，刘奇迹主编. —3 版. —北京：科学出版社，2018.6

基础医学实验教学系列教材

ISBN 978-7-03-058026-9

Ⅰ. ①医… Ⅱ. ①苑… ②刘… Ⅲ. ①人体细胞学–分子生物学–实验–医学院校–教材 Ⅳ. ①R329.2-33

中国版本图书馆 CIP 数据核字(2018)第 131738 号

责任编辑：张天佐　胡治国 / 责任校对：郭瑞芝
责任印制：赵　博 / 封面设计：王　融

科学出版社 出版

北京东黄城根北街 16 号
邮政编码：100717
http://www.sciencep.com

固安县铭成印刷有限公司印刷
科学出版社发行　各地新华书店经销

*

2007 年 8 月第　一　版　　开本：787×1092 1/16
2018 年 6 月第　三　版　　印张：16 1/2
2025 年 3 月第十五次印刷　字数：400 000

定价：**65.00 元**
(如有印装质量问题，我社负责调换)

前　言

实验教学是医学教育的重要内容，是培养具有实践能力和创新意识的综合型人才的重要环节。本实验教材的编写设计原则是按照高层次医学人才培养目标的要求确立。

本教材遵循医学教育教学的规律，打破以学科为中心的教学模式，将细胞生物学、医学生物化学与分子生物学及医学遗传学三个学科的实验教学内容进行融合，组成医学细胞分子生物学实验教材，其编写原则是按照高层次医学人才培养要求，围绕研究分子、细胞和生命的基本问题所需要的基础实践技能、综合分析能力和探索创新意识设计实验教学内容。教材采取分层次、循序渐进、虚实结合的方式进行编写，即以实验方法为主要内容的基本技能训练实验、以问题为导向的融合实验、以探索为目的的创新实验，形成了涵盖上述学科的整合教材，完成"基本技能、综合分析、临床应用"的实践教学。本教材包括三篇，第一篇为基础实验，分为四章，第一章为医学细胞生物学基本实验，第二章为医学生物化学基本实验，第三章为医学分子生物学基本实验，第四章为医学遗传学基本实验，分别从细胞形态、细胞功能、生物化学、分子生物学、遗传学的基本技能角度，培养学生基本的实验操作能力。本部分实验内容注重先进性与实用性，紧扣目前该领域的发展趋势及临床检验的实际操作，使学生在将来能够尽快适应工作的需要。第二篇为综合实验，每个实验都融合了三个学科的相关内容，针对同一问题从不同的方面进行综合分析、验证，培养学生利用多学科知识进行综合分析、解决问题的能力。此篇实验是基于科研的研究内容和思路而设计，有助于培养学生的逻辑思维能力，形成严谨的科学态度，开阔学生的思维视角。第三篇是创新实验，为开放性实验设计，不拘泥于理论知识、实验技能，通过启发、探索式的问题，由学生根据所学知识及实验技能，开阔思路、提出实验解决方案，培养学生的独立思考、探索求真的综合能力。另外，本教材在医学分子生物学的实验内容中注重独立实验的连贯性，通过一个主线将若干独立实验前后关联，完成分子克隆到蛋白表达的全部内容。体现由基础到综合、由单个到整体的循序渐进过程，可根据学时要求、实验条件等进行组合，有利于进行分段教学。

实践教学与虚拟教学相结合是本教材的特色，本教材依托山东大学国家级医学虚拟仿真实验教学平台丰富的资源，在第二版的基础上，本版教材增加了电子信息资源，将高质量的彩色图片、实验操作视频以及虚拟仿真实验视频制作形成二维码插入教材中，通过扫描二维码即可观看图片和视频，使实验更加生动、直观，方便学生的学习。对于不易开展的实验内容，通过虚拟仿真实验为学生提供直观的操作平台，了解更多更深的专业知识和前沿进展，有利于开阔学生的视野，提高实验教学效果。

　　本实验教材文字简明，层次清晰，将三个学科的基本知识点融于一本教材中，便于学生和教师了解相关学科的实验内容及学科交叉点。同时文字内容和视频资料相结合、实践性内容和虚拟仿真相结合，不仅丰富了教学内容，而且方便学生使用，增加了趣味性，有利于提高教学效果、扩展学生思路。

　　本书适合临床医学、药学、预防医学、口腔、护理学等医学相关专业学生使用，也可供研究生参考。

编　者

2018 年 3 月

目　录

第一篇　基础实验

第一章　医学细胞生物学基本实验 ·································· 1
　第一节　细胞的显微结构 ·································· 1
　　实验一　细胞的一般形态结构观察 ·································· 1
　　实验二　细胞的显微测量技术 ·································· 6
　第二节　细胞生理活动 ·································· 8
　　实验三　胞质环流 ·································· 8
　　实验四　细胞吞噬 ·································· 9
　　实验五　细胞活性鉴定 ·································· 11
　　实验六　细胞融合 ·································· 12
　第三节　细胞化学成分的显示 ·································· 14
　　实验七　普通细胞化学 ·································· 15
　　实验八　核酸细胞化学 ·································· 21
　　实验九　酶细胞化学 ·································· 25
　　实验十　荧光细胞化学与免疫荧光细胞化学 ·································· 28
　第四节　细胞增殖 ·································· 34
　　实验十一　无丝分裂 ·································· 34
　　实验十二　有丝分裂 ·································· 35
　　实验十三　减数分裂 ·································· 39
　　实验十四　X染色质标本制备与观察 ·································· 42
　　实验十五　早熟染色体凝集的诱导和观察 ·································· 43
　第五节　细胞培养 ·································· 46
　　实验十六　原代细胞培养 ·································· 47
　　实验十七　细胞传代培养 ·································· 49
　　实验十八　体外培养细胞的观察方法 ·································· 53
第二章　医学生物化学基本实验 ·································· 59
　第一节　蛋白定量分析实验 ·································· 59
　　实验一　双缩脲法测定蛋白质含量 ·································· 59
　　实验二　Folin-酚试剂法测定蛋白质含量 ·································· 60
　　实验三　考马斯亮蓝法测定蛋白质含量 ·································· 61
　　实验四　紫外分光光度法测定蛋白质含量 ·································· 62
　第二节　层析分离纯化实验 ·································· 64
　　实验五　血清γ-球蛋白的分离纯化与鉴定 ·································· 64
　　实验六　葡聚糖凝胶分离血红蛋白和DNP-胰糜蛋白酶混合液 ·································· 67
　　实验七　离子交换层析分离混合氨基酸 ·································· 68
　第三节　电泳分析实验 ·································· 69

　　实验八　血清蛋白质醋酸纤维素薄膜电泳 69
　　实验九　血浆脂蛋白琼脂糖凝胶电泳 71
　　实验十　聚丙烯酰胺凝胶电泳分离血清 LDH 同工酶 72
　　实验十一　SDS-PAGE 测定蛋白质分子量 75
　　实验十二　等电聚焦法测定蛋白质等电点 77
　第四节　酶学实验 79
　　实验十三　pH 对酶促反应速度的影响 79
　　实验十四　温度对酶促反应速度的影响 82
　　实验十五　底物浓度对酶促反应速度的影响 83
　　实验十六　抑制剂对酶促反应速度的影响 85
　　实验十七　酶的提取及比活性测定 87
　第五节　物质代谢实验 92
　　实验十八　胰岛素对血糖含量的影响 92
　　实验十九　邻甲苯胺法测血糖含量 92
　　实验二十　糖酵解中间产物的鉴定 93
　　实验二十一　血清中谷丙转氨酶活性的测定 95
　　实验二十二　血清脂类含量分析 97
第三章　医学分子生物学基本实验 100
　第一节　基因克隆实验 100
　　实验一　质粒 DNA 的限制性酶切反应 101
　　实验二　琼脂糖凝胶电泳分离鉴定酶切的线性 DNA 片段 104
　　实验三　DNA 酶切片段的回收 107
　　实验四　DNA 片段的体外连接 109
　　实验五　大肠杆菌感受态细胞的制备 111
　　实验六　重组 DNA 的转化及阳性克隆的初步筛选 112
　　实验七　阳性重组子的鉴定 114
　　实验八　碱裂解法质粒 DNA 的小量制备 115
　　实验九　质粒 DNA 浓度和纯度的测定 117
　第二节　外源基因 GFP 在原核细胞中的诱导表达和纯化 117
　　实验十　外源基因在大肠杆菌的诱导表达和提取 118
　　实验十一　亲和层析法纯化重组蛋白 119
　　实验十二　SDS-PAGE 鉴定重组蛋白质 119
　第三节　PCR 技术 121
　　实验十三　PCR 扩增目的基因 123
　　实验十四　总 RNA 提取及 RT-PCR 扩增目的基因 124
　　实验十五　实时定量 PCR 分析真核基因的表达 128
第四章　医学遗传学基本实验 130
　第一节　细胞遗传学实验 130
　　实验一　人类外周血淋巴细胞培养 130
　　实验二　人类外周血淋巴细胞染色体的制备 131
　　实验三　人类染色体 G 显带 133
　　实验四　人类 G 显带染色体核型分析 134
　　实验五　姐妹染色单体交换（SCE）标本的制备与观察 136
　第二节　分子遗传学实验 138

　　实验六　短串联重复序列（STR）的多态性分析 ·············· 138

　　实验七　限制性片段长度多态（RFLP）分析 ············· 143

　　实验八　单链构象多态性（SSCP）的检测 ············· 145

第三节　人类遗传性状分析 ············· 148

　　实验九　遗传性状基因型与表型分析 ············· 148

　　实验十　遗传病的家系分析和再发风险估计 ············· 151

第二篇　综 合 实 验

第五章　细胞增殖活力分析 ············· 153

第一节　细胞增殖的定量分析 ············· 153

　　实验一　细胞琥珀酸脱氢酶活性检测（MTT 法） ············· 153

　　实验二　细胞周期的检测 ············· 154

第二节　细胞内 ATP 含量测定 ············· 155

　　实验三　人淋巴细胞 ATP 活力检测 ············· 155

第三节　细胞增殖的染色分析 ············· 156

　　实验四　BrdU 染色法检测细胞增殖 ············· 156

　　实验五　Ki-67 免疫染色法检测细胞增殖 ············· 157

第六章　细胞凋亡的诱导与检测 ············· 160

第一节　细胞凋亡的诱导与形态结构观察 ············· 160

　　实验一　培养细胞的凋亡诱导 ············· 161

　　实验二　锥虫蓝染色检测凋亡细胞 ············· 162

　　实验三　苏木精-伊红染色检测凋亡细胞 ············· 163

　　实验四　Giemsa 染色检测凋亡细胞 ············· 164

　　实验五　吖啶橙荧光染色检测凋亡细胞 ············· 165

　　实验六　Ho.33342 与 PI 荧光双染检测凋亡细胞 ············· 165

第二节　凋亡细胞的超微结构观察 ············· 167

　　实验七　透射电镜观察凋亡细胞 ············· 167

　　实验八　扫描电镜观察凋亡细胞 ············· 168

第三节　凋亡细胞的定量分析 ············· 169

　　实验九　流式细胞术检测凋亡细胞 ············· 169

第四节　细胞凋亡的分子生物学特征 ············· 171

　　实验十　凋亡细胞 DNA ladder 检测 ············· 172

　　实验十一　Caspase 3 酶活性测定 ············· 172

　　实验十二　凋亡相关蛋白表达水平检测 ············· 173

　　实验十三　凋亡相关基因转录水平的表达检测 ············· 174

第七章　细胞自噬与相关分析 ············· 178

第一节　细胞自噬的形态学分析 ············· 178

　　实验一　透射电镜观察自噬体的形成 ············· 179

　　实验二　GFP-LC3 自噬斑点的荧光显微镜检测 ············· 180

第二节　自噬标志蛋白的表达分析 ············· 181

　　实验三　蛋白质印迹法检测自噬标志蛋白的变化 ································· 181
第八章　真核生物基因表达调控分析 ··· 183
　　实验一　甲基化特异性 PCR（MSP）检测基因启动子甲基化 ················· 183
　　实验二　荧光素酶报告基因瞬时转染分析启动子活性 ························· 186
第九章　四氯化碳致培养肝细胞损伤的分析 ··· 193
　第一节　培养肝细胞损伤模型的诱导与形态学分析 ····························· 193
　　实验一　肝细胞损伤的诱导及常规形态检查 ································· 193
　　实验二　损伤细胞的脂肪变性检测 ··· 194
　第二节　肝细胞损伤的定量分析 ··· 195
　　实验三　CCK 法检测细胞存活率 ··· 196
　第三节　损伤肝细胞相关酶的分析 ·· 197
　　实验四　肝损伤细胞乳酸脱氢酶活性检测 ··································· 198
　　实验五　肝损伤细胞谷丙转氨酶活性检测 ··································· 199
　　实验六　肝细胞中 PPAR γ1 表达水平的检测 ······························· 201
第十章　人遗传性状基因的分子诊断与应用 ··· 201
　　实验一　Duchenne 型肌营养不良的基因诊断 ····························· 201
　　实验二　多重 RT-PCR 检测染色体易位 ····································· 202
　　实验三　利用短串联重复序列进行亲权鉴定 ······························· 205

第三篇　创 新 实 验

　　实验一　糖尿病的生化及遗传检测分析实验 ······························· 207
　　实验二　唐氏综合征的产前诊断方法 ··· 208
　　实验三　家族性高胆固醇血症的诊断方法 ··································· 208
　　实验四　血友病的诊断 ··· 210
　　实验五　重组人促红细胞生成素在细胞中的表达、分离和纯化 ··········· 210
　　实验六　p53 基因与肿瘤相关性实验设计 ··································· 211
　　实验七　小鼠组织细胞形态及功能分析 ····································· 212
　　实验八　小鼠组织特种细胞的形态及特征性成分的鉴定 ················· 212

附　　录

　　附录一　实验室规则 ··· 213
　　附录二　实验室安全及防护 ··· 213
　　附录三　实验室常用玻璃仪器的洗涤与清洁 ······························· 214
　　附录四　生物绘图的要求与方法 ··· 217
　　附录五　生物学实验设计报告 ··· 218
　　附录六　常用实验技术原理 ··· 218

第一篇 基础实验

第一章 医学细胞生物学基本实验

第一节 细胞的显微结构

细胞是生命活动的基本结构单位和功能单位。人和动物细胞的直径一般为 $10\sim30\mu m$，而人眼的最大分辨率是 $100\mu m$，所以人的眼睛是看不到这些细胞的。而光学显微镜的分辨率为 $0.2\mu m$，电子显微镜的分辨率是 $0.2nm$，因此要观察细胞或其内部结构，需要借助光学显微镜和电子显微镜。通常把在光学显微镜下观察到的细胞的结构称为显微结构，电子显微镜下观察到的结构称为超微结构或亚显微结构。

实验一 细胞的一般形态结构观察

【实验目的】

1. 掌握光镜下细胞和细胞器的形态结构。
2. 掌握临时制片的方法。
3. 掌握生物绘图的方法。

【实验原理】 动物有机体的细胞大小有差异，形态也多种多样，有圆形、柱形、扁平形、梭形、成纤维形、不规则形等，各种形态与其功能状态相适应。虽然各种类型细胞形状和大小不一，但都具有共同的基本结构特点：都是由细胞膜、细胞质及细胞核组成，而细胞质中包含有线粒体、高尔基复合体、中心体、细胞骨架等细胞器成分。本实验用光学显微镜观察不同类型的细胞及几种细胞器的形态结构及分布。

【实验内容与方法】

一、细胞的一般形态结构观察

1. 蟾蜍表皮细胞

（1）标本制备：取约 $5mm^2$ 新鲜脱落的蟾蜍表皮小片，10%甲醛固定 4h，蒸馏水漂洗后苏木精-伊红染色（又称 H-F 染色），脱水、透明后树胶封片。

（2）观察：低倍光学显微镜下找到标本后，换高倍镜调焦至图像清晰，可见细胞边界的颜色较浅，细胞核紫红色、圆形，位于细胞中央，核内可见有 $1\sim3$ 个圆形深紫红色核仁，细胞核内除核仁外还有不均一的紫红色染色质（图 1-1）。

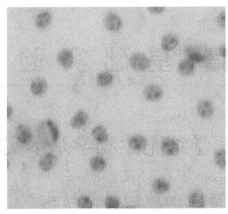

图 1-1　蝾螈表皮细胞镜下图（×200）

【图片资料】请扫描图 1-1 右下方的二维码，观看光镜下蝾螈表皮细胞形态。

2. 蝾螈小肠柱状细胞

（1）标本制备：蝾螈小肠石蜡横切片，H-E 染色。

（2）观察：低倍光学显微镜下观察可见蝾螈小肠上皮细胞为柱状，排列整齐，高倍镜下可见柱状细胞间有清晰的界限，细胞顶端游离面有纹状缘，核圆形，位于细胞基底部，为紫红色（图 1-2）。

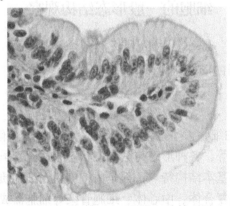

图 1-2　蝾螈小肠柱状细胞镜下图（×200）

【图片资料】请扫描图 1-2 右下方的二维码，观看光镜下蝾螈小肠柱状细胞形态。

3. 神经细胞

（1）标本制备：原代培养新生鼠脊髓神经细胞，H-E 染色。

（2）观察：油镜下可见许多有突起的脊髓神经细胞，胞体染成红色，形态多样，突起长短不一（双极神经细胞多为枣核形，三极神经细胞多为三角形），细胞核大而圆，染成蓝紫色（图 1-3）。

4. 血细胞

（1）人血细胞制备：取耳垂血一滴，制备血涂片，瑞氏（Wright）染色。

（2）观察：油镜下，红细胞圆形，粉红色，呈圆盘状，中央略薄，着色浅，四周略厚，无核，数量多。白细胞核明显，核形态多样，有分叶核、肾形核或圆形核（图 1-4）。

5. 小鼠精细胞

（1）标本制备：取成年雄性小鼠睾丸，剪碎，用 2.2% 的柠檬酸钠制成精子悬液，推片，晾干后 Giemsa 染色。

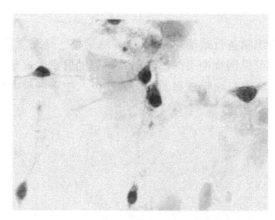

图 1-3 新生鼠脊髓神经细胞镜下图（×400）

【图片资料】请扫描图 1-3 右下方的二维码，观看光镜下新生鼠脊髓神经细胞形态。

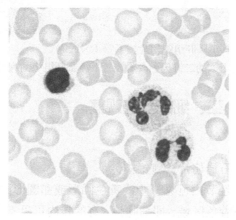

图 1-4 人血液涂片镜下图（×600）

【图片资料】请扫描图 1-4 右下方的二维码，观看光镜下人血细胞形态。

（2）观察：低倍镜下可见视野中有多个染成紫红色的蝌蚪样的精子，转换高倍镜，可见精子头部呈镰刀状，颜色深染，紫红色。尾部为一条细长的鞭毛（图 1-5）。

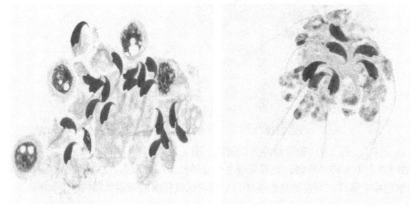

图 1-5 小鼠精细胞镜下图（×600）

【图片资料】请扫描图 1-5 右下方的二维码，观看光镜下小鼠精细胞形态。

6. 小鼠肝细胞

（1）标本制备：小鼠肝组织制备石蜡切片，Feulgen 法染色，亮绿复染细胞质。

（2）观察：低倍镜下观察可见围绕中央静脉辐射状排列的肝索。高倍镜下肝细胞为多边形，染成红色，整齐排列成肝索，细胞核呈圆形，紫红色，位于细胞中央（图1-6）。

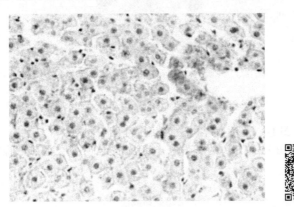

图 1-6　小鼠肝组织切片镜下图（×400）

【图片资料】请扫描图1-6右下方的二维码，观看光镜下小鼠肝组织细胞的形态结构。

二、细胞器的观察

1. 高尔基复合体

（1）标本制备：兔脊神经节石蜡切片，镀银染色。

（2）观察：低倍镜下，在神经节内可见多个浅黄色圆形或卵圆形的神经节细胞。高倍镜下观察可见细胞中央有圆形不着色区域，即细胞核。有的核内可见有染成浅黄色的核仁。在核周围的细胞质中高尔基体被染成棕褐色，呈斑块状或扭曲的条索状结构（图1-7）。

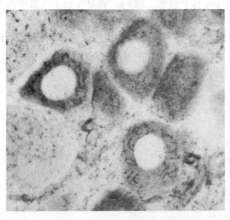

图 1-7　兔脊神经节细胞镜下图（×400）

【图片资料】请扫描图1-7右下方的二维码，观看光镜下兔脊神经节细胞形态。注意观察细胞核形态及核周细胞质中染成棕褐色的高尔基体，呈斑块状或扭曲的条索状结构。

2. 线粒体

（1）方法一：永久制片。

1）标本制作：制备蛙肾小管石蜡切片，铁苏木精染色。

2）观察：肾小管在低倍镜下呈圆形、椭圆形的环形管状结构。管壁是由单层锥形细胞构成，中央有管腔。换高倍镜和油镜观察，细胞中央不着色的圆形区是细胞核，内有一个或多个染成深蓝色的核仁。细胞界线不清晰。在细胞质里有很多染成蓝黑色的短杆状结构，即线粒体（图1-8）。

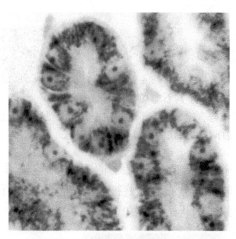

图1-8　蛙肾小管石蜡切片镜下图（×600）

【图片资料】请扫描图1-8右下方的二维码，观看光镜下蛙肾小管细胞形态。注意观察细胞质有很多染成蓝黑色的短杆状线粒体。

（2）方法二：临时制片（线粒体活体染色）。

1）人口腔黏膜上皮细胞临时标本片的制备：用绸布擦净载玻片和盖玻片，在载玻片的中央滴一滴詹纳斯绿B（Janus green B）染液，用牙签刮取口腔面颊部细胞，均匀涂于染液中，染色5～10min，用镊子夹住盖玻片的一端，以45°倾斜，慢慢落下盖在液滴上，再用吸水纸吸取多余的水分，注意不要产生气泡。

2）观察：低倍镜下可见成片或分散存在的口腔内黏膜上皮细胞呈扁平状，核呈圆形或椭圆形，位于细胞中央，被染成蓝绿色。转换高倍镜观察，可见细胞质中散在一些被染成亮绿色的粒状和短棒状的颗粒，即线粒体。由于线粒体中的细胞色素氧化酶能使詹纳斯绿保持氧化状态而呈淡蓝绿色，而在线粒体以外的细胞质区域的染料则被还原成无色，故能特异地对线粒体进行活体染色。

3. 中心体

（1）标本制作：制备马蛔虫子宫石蜡切片，铁苏木精染色。

（2）观察：低倍镜下观察马蛔虫子宫切片，可见众多椭圆形的受精卵，选择处于分裂中、后期的细胞，转换高倍镜观察，可见处于分裂中、后期的马蛔虫受精卵的两极各有一颗染色很深的小黑点，这就是中心粒所在的位置。中心粒周围呈透亮区的部分为中心球，两者构成中心体，其外周有许多放射状分布的细丝，即星射线，合称为星体（图1-9）。

4. 细胞骨架

（1）标本制备：将成纤维细胞培养在盖片上，处理后用考马斯亮蓝R250染色。

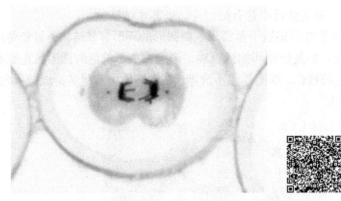

图 1-9　马蛔虫子宫石蜡切片镜下图（×400）

【图片资料】请扫描图 1-9 右下方的二维码，观看光镜下马蛔虫子宫切片受精卵形态。注意观察处于分裂中、后期的马蛔虫受精卵中心体结构。

（2）观察：低倍镜下可见成片染成天蓝色的成纤维细胞，细胞核深染，位于细胞中央。转换高倍镜观察，可见沿细胞长轴方向分布着一些被染成蓝色的丝状纤维，这就是由许多微丝聚集而成的微丝束，有的交织成网状（图 1-10）。

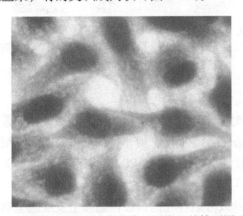

图 1-10　HeLa 细胞中显示微丝的镜下图（×400）

【图片资料】请扫描图 1-10 右下方的二维码，观看光镜下成纤维细胞形态。注意观察被染成蓝色的丝状纤维，沿细胞长轴方向分布，有的交织成网状，即细胞骨架。

【实验准备】

1. 材料　蟾蜍表皮装片，蟾蜍小肠横切片，兔脊髓神经涂片，人血涂片，小鼠精子涂片，小鼠肝细胞切片，兔脊神经节切片，蛙肾小管切片，马蛔虫子宫切片，细胞骨架的染色玻片。

2. 试剂　0.03%詹纳斯绿 B 染液。

3. 器材　载玻片，盖玻片，吸管，牙签，纱布，擦镜纸，眼科剪，小镊子。

实验二　细胞的显微测量技术

【实验目的】

1. 熟悉显微测微尺的测量原理及使用注意事项。

2. 学会在光学显微镜下测量细胞的长度。

【**实验原理**】 在显微镜下用来测量细胞的工具称显微测量计，由目镜测微尺（ocular micrometer）和镜台测微尺（stage micrometer）组成，在测量细胞时两种测微尺要配合使用。

目镜测微尺是一块圆形玻片，直径为 20mm，放在目镜上的焦平面上，其上有 10mm 长的线段，分成 100 小格，每一小格表示的实际长度随不同倍数的物镜和镜筒的长度不同而异。

镜台测微尺是一个特制的载玻片，在它的中央有一圆形盖玻片，下面封固着一精细刻度的标尺，标尺全长为 1mm 或 2mm，分为 100 或 200 等份的小格，每小格的长度为 0.01mm（10μm），通过目镜测微尺和镜台测微尺刻度的重合，可计算出在不同倍数物镜下目镜测微尺每小格所表示的长度。在测量细胞时，移去镜台测微尺，换上被测标本，用目镜测微尺即可测得观察标本的实际长度（图 1-11）。

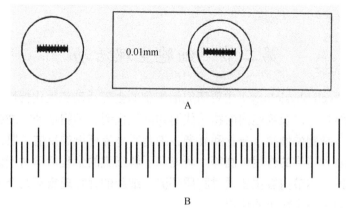

图 1-11 目镜测微尺、镜台测微尺外观形态（A）和低倍镜下观察镜台测微尺的结果（B）

【**实验内容与方法**】

1. 将目镜测微尺的刻度面向下放入目镜镜筒视野光阑上，观察目镜并旋动目镜，使目镜测微尺呈水平状态，"0"端在左侧。

2. 将镜台测微尺盖片向上放在载物台上，用低倍镜观察，调节焦距看清镜台测微尺的刻度。

3. 移动镜台测微尺，同时转动目镜，使目镜测微尺与镜台测微尺平行且重叠，并将两尺的"0"点刻度对齐。然后从左向右查看两尺刻度线重合处，记录重合处目镜测微尺和镜台测微尺的刻度（图 1-12）。

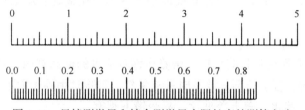

图 1-12 目镜测微尺和镜台测微尺实际长度的测算方法

用以下公式计算目镜测微尺每小格表示的实际长度：

目镜测微尺每小格实际长度=镜台测微尺格数/目镜测微尺格数×10μm

4. 移去镜台测微尺，换以观察标本（切片或培养细胞），用目镜测微尺测量细胞的大小，所得小格数乘以目镜测微尺每小格实际长度，即为被测物的实际长度。

【实验准备】

1. 材料 待测量细胞的标本片。

2. 器材 显微镜，目镜测微尺，镜台测微尺。

【注意事项】

1. 更换显微镜或使用同一显微镜的高倍镜或油镜测量时，要用同样的方法重新计算高倍镜或油镜下目镜测微尺每小格的实际长度。

2. 在测量时要注意将被测物体放在视野中央，因为这个位置镜像最清晰，相差最小。

3. 每一种被测物体（细胞）需反复测量数个或数十个，采用其平均值。

（李　霞）

第二节　细胞生理活动

细胞生理学（cell physiology）主要研究活细胞的生理活动和生化特性。它不仅包括细胞形态的改变和维持，以及细胞内的物质代谢和能量代谢、细胞运动、细胞膜的特性、免疫行为，还包括了细胞的增殖、分化和衰老，细胞对外界环境的反应、肌肉收缩、信息传递、神经细胞兴奋和传导的作用机制等。研究和了解细胞的生理活动对于认识生命现象的本质是十分重要的。本节内容主要通过胞质环流、细胞的吞噬现象等几个方面的实验使学生对细胞生理活动有一个初步的认识。

实验三　胞质环流

【实验目的】 观察胞质环流现象，了解其机制。

【实验原理】 细胞质不断流动即为胞质环流（cyclosis, cytoplasm streaming）。通过胞质环流，可借以实现胞内物质转运，有利于代谢活动的进行。实验证实，胞质环流与微丝的活动有关。对于植物细胞，化学物质和光可激发胞质环流，温度、离子和 pH 可影响胞质环流，机械损伤、电休克或麻醉剂则可使胞质环流停止。凡是减低细胞质黏性的因素，可使胞质环流的速度增加。在某些液泡发达的植物细胞中，胞质环流的现象明显。黑藻嫩叶、南瓜茎上的表皮毛、鸭跖草蓝色花瓣或小万寿菊的花瓣的表皮毛都是观察胞质环流的好材料。

【实验内容与方法】

1. 实验材料 黑藻在实验前采集，培养在盛有清水的玻璃缸内，置于阳光下，培养时要注意观察生长状况，若生长不良要及时补充氧气。实验时用镊子取下一片黑藻顶端嫩叶，放在载玻片上，滴一滴水，盖上盖玻片，显微镜下观察。

2. 观察结果 显微镜下可以看到每个细胞内含有许多绿色椭圆形颗粒，即为叶绿体。有些叶绿体和小颗粒在细胞内向着一定的方向做有规则的运动，即为胞质环流（图 1-13）。

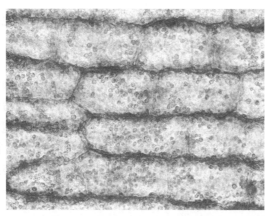

图 1-13 黑藻叶片胞质环流的镜下图（×200）

【图片资料】请扫描图 1-13 右下方的二维码，观看显微镜下黑藻叶片细胞的胞质环流。注意观察细胞内绿色椭圆形叶绿体和一些小颗粒在细胞内向着一定的方向做有规则的运动，即为胞质环流。

【实验准备】

1. 材料 黑藻。

2. 器材 显微镜，载玻片，盖玻片，镊子。

【思考题】 如果观察到的胞质环流现象不明显，可能是何原因？用什么办法解决？

实验四 细 胞 吞 噬

【实验目的】

1. 了解诱导小鼠腹腔巨噬细胞吞噬现象的原理。

2. 熟悉细胞吞噬作用的基本过程。

【实验原理】 高等动物体内的巨噬细胞、单核细胞和中性粒细胞等具有吞噬功能，它们广泛分布在组织和血液中，在机体的非特异免疫功能中起重要的作用，共同防御微生物的侵入、清除衰老和死亡细胞等。当病原微生物或其他异物侵入机体时，由于吞噬细胞具有趋化性，它通过活跃的变形运动向异物处聚集，异物首先被吸附在细胞表面，随之，吸附区域的细胞膜向内凹陷，并伸出伪足包围异物，并发生内吞作用形成吞噬体（phagosome），继而在胞内与溶酶体融合，把病原体杀死，将异物消化分解。而单细胞动物则通过细胞吞噬作用（phagocytosis）摄取营养物质。

【实验内容与方法】

一、小鼠腹腔巨噬细胞的吞噬活动观察

1. 标本制备

（1）实验前 2 天，每天给小白鼠腹腔注射 6%淀粉肉汤（含锥虫蓝）1ml，以诱导腹腔内产生较多的巨噬细胞。

（2）实验时，每组取一只经上述处理过的小鼠，向腹腔内注射 1%鸡红细胞悬液 1ml，轻揉小鼠腹部，使鸡红细胞悬液分散。

（3）20～30min 后，用颈椎脱臼法快速处死小鼠，迅速剖开腹腔，把内脏推向一侧，用未装针头的注射器或吸管贴腹腔背壁处抽取腹腔液。

（4）滴一滴腹腔液于载片上，制成临时装片镜检。

2. 观察与结果　将视野光线调暗，高倍镜下可看到许多体积较大的圆形或形态不规则的巨噬细胞，胞质中含有数量不等的蓝色颗粒（这是吞入含锥虫蓝的淀粉肉汤所形成的吞噬泡）。鸡的红细胞为淡黄色，椭圆形，有核。变换视野，可看到巨噬细胞吞噬鸡红细胞过程中的不同阶段情况。可见有的鸡红细胞紧贴附于巨噬细胞表面（一至多个），有的红细胞部分或全部被巨噬细胞吞入，形成吞噬泡。有的巨噬细胞内的吞噬泡已与溶酶体融合，泡内物正在被消化分解（图 1-14）。

3. 注意事项

（1）向小鼠腹腔内注射时注意不要刺破内脏。

（2）腹腔内的巨噬细胞浓度过大时可用生理盐水稀释。

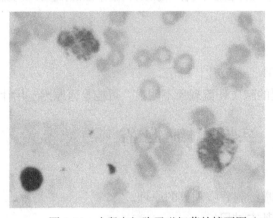

图 1-14　小鼠白细胞吞噬细菌的镜下图（×400）

【图片资料】请扫描图 1-14 右下方的二维码，观看显微镜下小鼠腹腔巨噬细胞的吞噬活动。注意观察巨噬细胞吞噬鸡红细胞过程中的不同阶段情况。

二、蟾蜍白细胞的吞噬活动观察

1. 标本制备

（1）用注射器吸取生理盐水稀释墨汁 0.5～1ml，注射入蟾蜍尾杆骨两侧的背淋巴囊内，将蟾蜍放在室温环境中。

（2）2～3h 后，用注射器抽取背淋巴囊内的淋巴液，滴在载玻片上，加盖玻片进行观察。

2. 观察与结果　在高倍镜下，可见许多颜色很浅、圆形或形态不规则的游离的白细胞（有时可能带有少量的浅红色、椭圆形的红细胞）。在部分白细胞中可以看到吞噬进的黑色墨汁小颗粒，这种小颗粒可随细胞的变形运动而运动。有的白细胞正在吞噬墨汁颗粒，做变形运动。

【实验准备】

1. 材料　1%鸡红细胞悬液，小白鼠，蟾蜍。

2. 试剂　6%淀粉肉汤（含 0.3%锥虫蓝），中华墨汁（蛙生理盐水研磨）。

3. 器材　显微镜，注射器，载玻片，盖玻片，解剖剪。

【思考题】

1. 为什么要事先向小鼠腹腔注射含台盼蓝的淀粉肉汤？

2. 细胞的吞噬活动对生物体有何意义？

实验五 细胞活性鉴定

【实验目的】 学习并掌握鉴别死细胞、活细胞的原理及方法。

【实验原理】 死细胞、活细胞鉴别有许多不同的方法，其中最常用方法是染色排除法。其原理是：许多酸性染料不容易穿过活细胞的细胞膜进入胞内，却能渗入死亡的细胞内，使其着色，以此来鉴别死细胞、活细胞。

也可以用荧光排除法来鉴别，其原理是：由于活细胞内有较强的酯酶活性，可将二丙酸酯荧光素中的荧光素分解出来，从而使细胞发出强烈的黄绿色荧光。而死亡的细胞，由于酯酶活性丧失，不能分解二丙酸酯荧光素，则完全没有荧光，从而区别死细胞、活细胞。

本次试验以染色排除法之一的锥虫蓝（trypan blue，又称台盼蓝）法鉴别死细胞、活细胞。除此还有尼格罗黑（aniline black，又称苯胺黑）法、赤藓红 B（erythrosin B）法、伊红 Y（eosin Y）法等。

【实验内容与方法】

1. 染色制片 取 1 滴酵母细胞悬液放入干净载玻片上，加入 1 滴染液，混合，2min后立即盖上盖玻片，制成临时装片（时间不能延长，否则活细胞也会被染色），镜检。

2. 观察与结果 死细胞染成蓝色，活细胞不着色（图 1-15）。

根据下式求细胞活率：

$$活细胞率（\%）=（细胞总数-死细胞数）/细胞总数×100\%$$

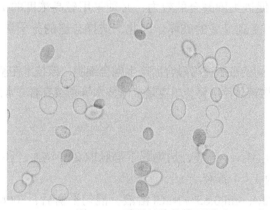

图 1-15 酵母细胞的镜下图（×600）

死细胞染成蓝色，活细胞不着色

【图片资料】请扫描图 1-15 右下方的二维码，观看台盼蓝染色排除法鉴别酵母细胞活性状态的彩色图片。注意观察死细胞染成蓝色，活细胞不着色。

【实验准备】

1. 材料 酵母悬浮液。

2. 试剂 0.4%锥虫蓝溶液（生理盐水配制）。

3. 器材 显微镜，载玻片，盖玻片。

【思考题】 检测细胞活率有何用途？

实验六 细 胞 融 合

两个以上细胞合并成一个双核或多核细胞的现象，称为细胞融合（cell fusion）。细胞融合包括细胞膜的连接与融合，胞质合并，细胞核、细胞器和酶等互成混合体系。

细胞融合的主要方法有病毒诱导法、化学诱导法和电融合三种方法。1974年发现聚乙二醇（polyethyleneglycol，PEG）可导致细胞融合，之后PEG被应用于多种植物和动物细胞的融合。由于它使用方便、活性稳定、容易制备和控制，目前已成为人工诱导细胞融合的主要手段。

细胞融合技术广泛应用于细胞生物学、遗传学、病毒学、肿瘤学的研究。例如，细胞周期调控的研究，基因互补分析、检测病毒，细胞对病毒敏感因素的分析、肿瘤细胞恶性分析等。单克隆抗体技术就是通过细胞融合技术发展起来的，对生命科学的研究及医学方面的应用产生了重大影响。本实验主要介绍化学融合剂PEG介导的细胞融合。

【实验目的】

1. 了解PEG诱导细胞融合的基本原理。

2. 通过PEG诱导的细胞之间的融合实验，初步掌握细胞融合技术。

【实验原理】 聚乙二醇是乙二醇的多聚化合物，存在一系列不同分子量的多聚体，也是目前应用最多的一种化学促融剂。PEG可与水分子借氢键结合，在高浓度（50%）的PEG溶液中自由水消失，导致细胞脱水而发生细胞膜结构的变化，引起细胞融合。因此PEG用于细胞融合至少有两方面的作用：①可促使细胞凝聚；②破坏互相接触处的细胞膜的脂双层，从而使相互接触的细胞膜之间发生膜融合，继而细胞质沟通，形成一个大的双核或多核融合细胞。为了发挥PEG促进细胞融合的效力，必须采用较高浓度的PEG，但在PEG高浓度下，细胞可能因脱水而受到显著的破坏。因此，选择合适的分子量、浓度及作用时间是PEG融合技术的关键。

本实验以PEG诱导两种不同的细胞进行融合而产生融合细胞，该技术在基因定位、基因表达产物、肿瘤诊断和治疗、生物新品种培育及单克隆抗体技术等领域有着非常广泛的应用前景。

【实验内容与方法】

1. 鸡血红细胞的融合

（1）注射器内先吸入2ml Alsver溶液，从鸡翼下静脉取2ml鸡血，注入离心管，再加入6ml Alsver溶液，使之成为1：4悬液。

（2）取1ml鸡血悬液，加入4ml 0.85% NaCl溶液，混匀平衡后，800r/min离心3min，弃去上清液，再按上述条件离心2次。最后，弃去上清液，加GKN溶液4ml，离心1次。

（3）弃去上清液，加GKN溶液（体积比1：9），制成10%细胞悬液。

（4）取以上悬液以血球计数器计数，若细胞密度过大，用GKN溶液稀释至（3～4）×10^{7}个/ml。

（5）取以上细胞悬液1ml于离心管，放入37℃（39℃左右更佳）水浴锅中预热。同时将50%PEG溶液放入水浴锅中预热。

（6）待温度恒定后，在1ml细胞悬液中慢慢逐滴加入0.5ml预热的50%PEG溶液（慢慢沿离心管壁流下融合剂），且边加边摇匀，然后放入水浴锅中。

（7）细胞融合一段时间（30～40min）后，加入 GKN 溶液至 8ml，静置于水浴锅中 20min 左右。

（8）取出离心管，800r/min 离心 3min，使细胞完全沉降。弃去上清液，加 GKN 溶液，再离心一次。

（9）弃去上清液，加入少量 GKN 溶液，混匀，取少量悬液于载玻片上制成涂片，迅速干燥，将细胞涂片置于甲醇中固定 10min，取出后晾干，Giemsa 染液染色，水洗，干燥，显微镜下观察细胞融合情况。

注：（3）、（4）步骤可用已经预热的 GKN 溶液配制，以节省去（5）步骤的预热时间，并提高融合效率。

（10）观察结果：在显微镜下，观察细胞融合情况，根据下式计算融合率（图 1-16）。

融合率＝视野内发生融合的细胞核总数/视野内所有细胞核总数×100%

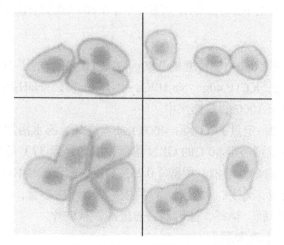

图 1-16　鸡血红细胞融合的镜下图（×600）

【图片资料】请扫描图 1-16 右下方的二维码，观看鸡血红细胞融合的彩色图片。

2. 培养细胞的融合

（1）用胰酶消化法收集贴壁培养的人肝癌 HepG2 细胞，800r/min 离心 3min。

（2）弃上清后加入 D-Hanks 液制成细胞悬液，同法离心一次，以洗去残留血清。

（3）弃上清后保留下层细胞及上清液共计 0.1ml，轻弹离心管下方使之成为细胞悬液。逐滴加入 0.5ml 37℃的 50%PEG 溶液，边加边摇匀细胞悬液，90s 内加完。随即缓慢加入 5ml D-Hanks 液以稀释终止 PEG 的作用，边加边轻摇离心管。

（4）然后静置于 37℃水浴 5min。取出离心管，800r/min 转离心 3min，弃上清后加 2ml D-Hanks 液混匀后制成细胞悬液。

（5）取少量悬液于载玻片上制成涂片，迅速干燥，将细胞涂片置于甲醇中固定 10min，取出后晾干，Giemsa 染液染色，水洗，干燥，显微镜下观察细胞融合情况。

（6）观察结果：显微镜下较易观察到阳性结果。得到的融合细胞有双核至多核，总的细胞融合率一般在 10%～30%（图 1-17）。

【实验准备】

1. 材料　成年鸡，人肝癌 HepG2 细胞或者其他上皮类培养细胞。

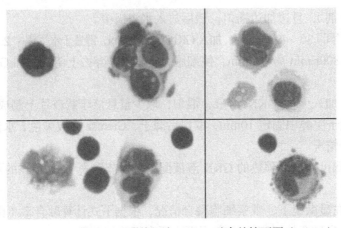

图 1-17　培养细胞 HepG2 融合的镜下图（×600）

【图片资料】请扫描图 1-17 右下方的二维码，观看培养的 HepG2 细胞融合的彩色图片。

2. 试剂

（1）Alsver 溶液：葡萄糖 2.05g，柠檬酸钠 0.80g，NaCl 0.42g，溶于 100ml 双蒸水中。

（2）GKN 溶液：NaCl 8g，KCl 0.40g，$Na_2HPO_4 \cdot 2H_2O$ 1.77g，$NaH_2PO_4 \cdot H_2O$ 0.69g，葡萄糖 2g，酚红 0.01g，溶于 1000ml 双蒸水中。

（3）50%PEG 溶液：称取一定量 PEG（M=4000）放入烧杯，沸水浴加热，使之熔化，待冷却至 50℃时，加入等体积预热至 50℃的 GKN 溶液，混匀，置 37℃备用。

（4）Giemsa 染液、0.85% NaCl 溶液、甲醇、0.25%胰蛋白酶液、D-Hanks 液。

3. 器材　离心机，显微镜，天平，水浴锅，计数板，滴管，离心管，容量瓶，广口瓶，细口瓶，烧杯，注射器，盖玻片，载玻片。

离心机使用方法

【视频资料】请扫描上方二维码观看离心机使用方法。

【思考题】

1. 细胞融合率受哪些因素的影响？

2. 在进行细胞融合时，要注意哪些问题？

3. 进行异种细胞融合有什么意义？

（李　霞　刘志方）

第三节　细胞化学成分的显示

细胞内核酸、蛋白质、酶、糖类、脂类、醛、无机物等成分均可被特异性地显示并进行定性、定位、定量研究分析。

细胞化学（cytochemistry）是在保持组织细胞原有结构状态的基础上，利用染色剂与细胞的某种成分发生反应而使其着色，并对该成分及其变化规律进行定性、定位或定量研究的科学。随着研究内容和技术方法不断拓展，该学科已发展成为包括普通细胞化学、酶细胞化学、免疫细胞化学、原位杂交、电镜细胞化学等内容的现代细胞化学技术。所用的检测仪器有光学显微镜、荧光显微镜、电子显微镜、激光扫描共聚焦显微镜等。

细胞化学标本的制备过程主要有：①制片，包括石蜡切片、冷冻切片、临时滴片或涂片等不同的方法；②染色，不同的物质通过不同的方法被染色显示出来；③封片、保存及显微镜观察分析。

实验七 普通细胞化学

普通细胞化学按研究的内容分为糖类细胞化学、脂类细胞化学、蛋白质细胞化学、核酸细胞化学等，其中核酸细胞化学的染色方法较多，内容单列为实验八。

一、PAS（Periodic acid Schiff reaction）法显示糖原

【实验目的】

1. 熟悉糖类细胞化学的一般知识和原理。

2. 练习几种不同的细胞化学标本制片和染色方法。

【实验原理】 过碘酸是一种强氧化剂，能将葡萄糖分子中的 2、3 号碳原子分开，将它上面的乙二醇基（—CHOH—CHOH—）变成两个游离醛基（—CHO），游离醛基与 Schiff 试剂反应产生紫红色醛染料产物（图 1-18）。

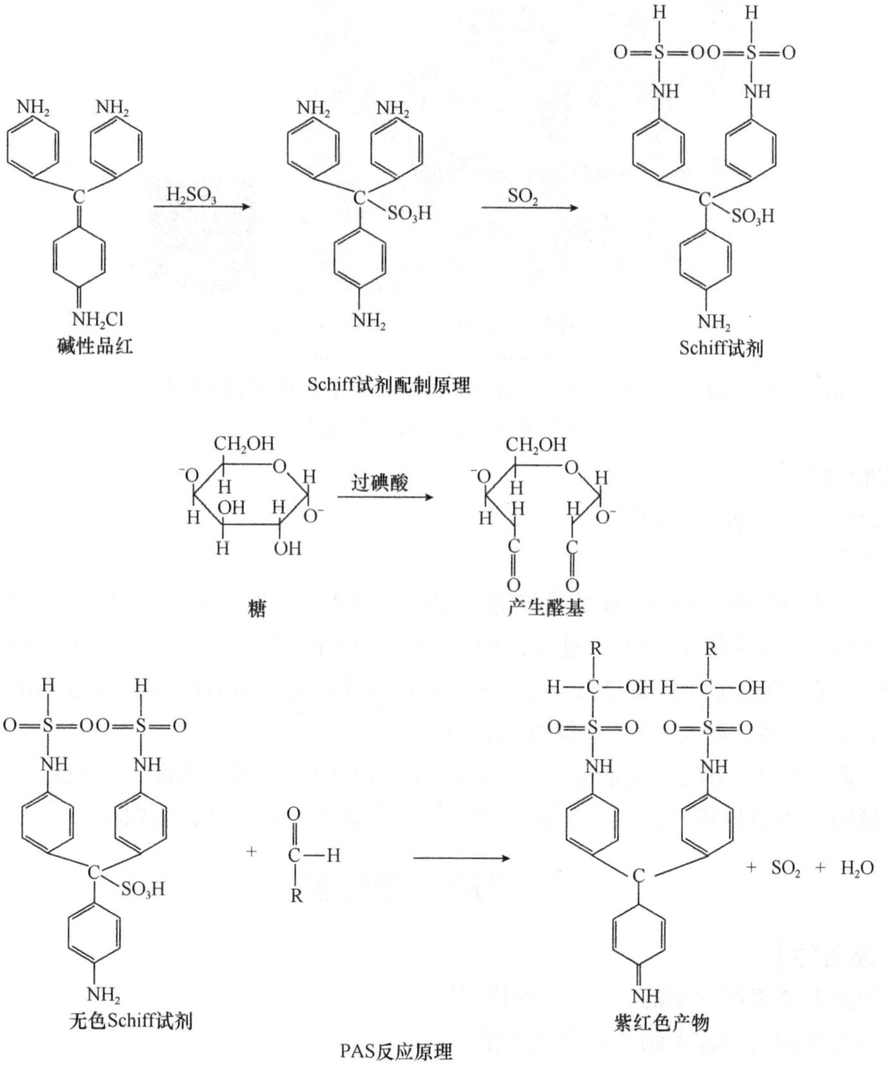

图 1-18 PAS 反应原理

【实验内容与方法】

1. 小鼠肝石蜡切片加入二甲苯脱蜡 5～10min。

2. 100%、95%、90%、80%、70%、50%等各级乙醇各 3～5min，然后入蒸馏水 3min。

3. 加入 0.5%过碘酸液作用 10～15min。

4. 加入 Schiff 试剂 15～30min。

5. 亚硫酸水洗 3 次（也可直接用自来水洗）。

6. 蒸馏水洗。

7. 50%、70%、80%、90%、95%、100%乙醇溶液逐级脱水各 2min。

8. 二甲苯透明树胶封片。

9. 观察结果 肝糖原位于细胞质中，呈紫红色颗粒状（图 1-19）。

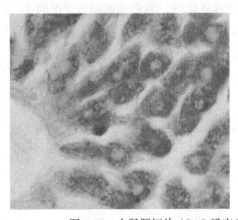

图 1-19 小鼠肝切片（PAS 反应）

显示细胞内糖原（紫红色，×600）

【图片资料】请扫描图 1-19 右下方的二维码，观看 PAS 法显示小鼠肝糖原的彩色图片。注意观察肝糖原位于细胞质中，呈紫红色颗粒状。

【实验准备】

1. 材料 小鼠肝石蜡切片。

2. 试剂

（1）Schiff 试剂：将 0.5g 碱性品红加入 100ml 沸水中，时时摇荡玻璃瓶，煮 5min，使之充分溶解，然后冷却至 50℃时过滤，加入 10ml 的 1mol/L HCl，冷却至 25℃时加入 0.5g 偏重亚硫酸钠，在室温下静置 24h，其颜色呈褐色或淡黄色，加活性炭 0.5g 摇 1min，过滤，滤液为无色。密封，4℃保存。一般可保存数月。

（2）亚硫酸水：10%偏重亚硫酸钠 10ml，1mol/L HCl 10ml，蒸馏水 180ml。

3. 器材 恒温蜡箱，石蜡切片机，载玻片，盖玻片，染色缸，显微镜。

二、脂类细胞化学

【实验目的】

1. 熟悉脂类细胞化学的一般知识和原理。

2. 练习细胞化学标本制片和染色方法。

【实验原理】 脂类分为中性脂肪、脂肪酸、胆固醇、髓磷脂及其他类脂质。脂类物质不溶于水，易被浓乙醇、氯仿、二甲苯及乙醚等溶解，故在制作脂类成分的标本片时，多用冷冻切片或铺片法，固定试剂多使用醛类固定剂。脂类物质的染色采用油红O、苏丹染料等脂溶性染料，后者如苏丹Ⅲ、苏丹Ⅳ（猩红）、苏丹黑等，脂溶性染料溶于脂类物质而使其显色。

【实验内容与方法】

1. 材料Ⅰ 洋葱表皮

（1）取洋葱内表皮，铺展于载玻片上，然后滴加一滴苏丹Ⅲ染液，染色2～5min后，盖上盖玻片，显微镜下观察。

（2）观察结果：洋葱表皮细胞内脂滴呈橘红黄色（图1-20）。

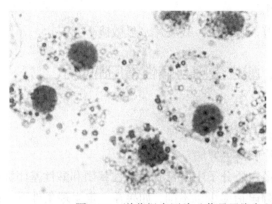

图1-20 洋葱根尖压片（苏丹Ⅲ染色）

显示细胞内脂类（橘黄色脂滴，×400）

【图片资料】请扫描图1-20右下方的二维码，观看苏丹染料使洋葱根尖压片细胞内脂类着色的彩色图片。
注意观察洋葱表皮细胞内脂滴呈橘红色。

2. 材料Ⅱ 小鼠

方法一：取小鼠肠系膜平铺在载玻片上，稍干后用甲醛钙固定15min；蒸馏水洗后，70%乙醇溶液洗；染色30min；70%乙醇溶液洗；封片，镜下观察，上皮细胞内散在有红色脂滴（图1-21）。

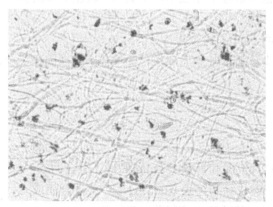

图1-21 小鼠肠系膜铺片（苏丹Ⅲ染色）

显示细胞内脂类（橘红色脂滴，×400）

【图片资料】请扫描图1-21右下方的二维码，观看苏丹Ⅲ染料使小鼠肠系膜细胞内脂类着色的彩色图片。
注意观察小鼠肠系膜细胞内脂滴呈橘红色。

方法二：取小鼠睾丸前方的脂肪体，剪一小米粒大小的块，放在载片中央，镊子轻压，重复方法一的步骤。

【实验准备】

1. 材料 小鼠肠系膜铺片。

2. 试剂

（1）苏丹Ⅲ染色液：苏丹Ⅲ 1g 溶入加热的 70%乙醇溶液中过滤备用。

（2）甲醛钙：甲醛 10ml，氯化钙 1g，加水至 100ml。

（3）甘油明胶：明胶 12g 加入 120ml 蒸馏水，加热使其完全溶解后加入 60ml 甘油和 1g 苯酚，混匀后 4℃储存备用。

3. 器材 解剖剪，眼科剪，眼科镊，载玻片，显微镜。

三、酸性蛋白与碱性蛋白的显示

【实验目的】

1. 熟悉蛋白质细胞化学的一般知识和原理。

2. 练习细胞化学标本制片和染色方法。

【实验原理】 由于不同蛋白质分子中所带有的碱性基团和酸性基团数量不同，在不同 pH 溶液中，整个蛋白质所带静电荷多少也不同，如果在一定生理条件下，整个蛋白质带负电荷多，则为酸性蛋白；带正电荷多，则为碱性蛋白。标本经三氯乙酸处理抽提掉核酸后，核内剩下的主要是组蛋白，细胞质内主要是酸性蛋白，用不同 pH 的固绿染液分别染色，使细胞内的酸性和碱性蛋白质显示出来。

【实验内容与方法】

1. 蟾蜍血涂片自然干燥后，于 70%乙醇溶液中固定 10min。

2. 取出晾干于 70℃ 5%三氯乙酸作用 20min。

3. 蒸馏水反复洗。

4. 分别插入工作液中染色（酸性工作液 10～15min，碱性工作液 30～60min）。

5. 取出，蒸馏水洗。

6. 晾干，于二甲苯中透明 5min，树胶封片。

7. 观察结果 酸性固绿染色显示细胞质和核仁为绿色。碱性固绿染色显示细胞核染色质为绿色（图 1-22）。

【实验准备】

1. 材料 蟾蜍血涂片。

2. 试剂

（1）酸性蛋白工作液：0.2%快绿和等量 1/75mol/L HCl 混合而成。

（2）碱性蛋白工作液：0.2%快绿和等量 0.005% Na_2CO_3 混合而成。

3. 器材 水浴锅，染色缸，载玻片，注射器，显微镜。

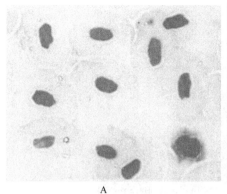 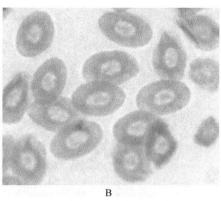

图 1-22　蟾蜍血涂片（左为 pH8.0 快绿染色，右为 pH2.2 快绿染色）

A. 显示细胞内碱性蛋白；B. 显示细胞内酸性蛋白（绿色，×400）

【图片资料】请扫描图 1-22 右下方的二维码，观看不同 pH 的固绿染液分别显示蟾蜍血涂片细胞内的酸性和碱性蛋白质的彩色图片。注意观察酸性固绿染色显示细胞质和核仁为绿色。碱性固绿染色显示细胞核染色质为绿色。

四、细胞骨架蛋白的显示

【实验目的】

1. 熟悉蛋白质细胞化学的一般知识和原理。

2. 练习细胞化学标本制片和染色方法。

【实验原理】　细胞用适当浓度的 TritonX-100 处理，细胞膜上、细胞内蛋白质被溶解，而骨架系统的蛋白质因比较坚韧和稳定却不被破坏，经固定和考马斯亮蓝 R250 染色后，可使细胞骨架蛋白着色而被显示。由于骨架系统中有些纤维（如微管）在该实验条件下不够稳定，而有些类型的纤维太细，在光学显微镜下无法分辨，因此显示看到的主要是微丝组成的微丝束，直径约在 40nm。

【实验内容与方法】

1. 取出载有单层培养细胞的盖玻片放在小培养皿中，用 PBS 洗涤 3 次，每次 2min。

2. 将盖片条浸在 1% Triton X-100 液的小培养皿中室温下 15～20min，以去掉骨架以外的部分蛋白质。

3. 立即用 M-缓冲液轻轻洗涤 3 次，每次 3min，使细胞骨架稳定。

4. 在 3%戊二醛液中固定 10min，再用 PBS 液洗涤数次，每次 2～3min，取出盖片条，吸去多余液体。

5. 细胞面向上平放于载玻片上，滴加 0.2%考马斯亮蓝 R250 染液染色 5～15min，自来水冲洗 1～2 次，空气干燥后用二甲苯透明，封片。

6. 观察结果　在光镜下可见一些充分伸展的细胞中，分布着被染成蓝色的纤维，这就是由许多微丝集聚而成的微丝束。在有些细胞中，则可见纤维沿不同方向交叉分布，有的交织成网状结构（图 1-23）。

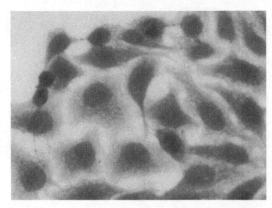

图 1-23　体外培养的 HeLa 细胞

显示细胞内微丝束分布（蓝色，×400）

【图片资料】请扫描图 1-23 右下方的二维码，观看体外培养的 HeLa 细胞骨架系统的彩色图片。注意观察被染成蓝色的纤维沿细胞分布，有的交织成网状结构。

【实验准备】

1. 材料　体外培养的成纤维细胞飞片。

2. 试剂

（1）RPMI 1640 培养液，小牛血清，青链霉素。

（2）PBS 液（pH 7.2，NaCl 8.0g，KCl 0.2g，Na_2HPO_4 1.15g，KH_2PO_4 0.2g，加蒸馏水至 100ml）。

（3）M-缓冲液（pH7.2）

咪唑 50mmol/L	3.404g
KCl 50mmol/L	3.7g
$MgCl_2 \cdot 6H_2O$ 0.5mol/L	101.65mg
EGTA[乙二醇双（2-氨基乙醚）四乙酸]1mmol/L	380.35mg
EDTA（乙二胺四乙酸）0.1mmol/L	29.224mg
巯基乙醇 1mmol	0.07ml
4mol/L 甘油	292ml
蒸馏水	至 1000ml

用 1mol/L HCl 调至 pH7.2，室温保存。

（4）1%Triton X-100 液：Triton X-100（聚乙二醇辛基苯基醚）1ml，M-缓冲液 99ml。

（5）3%戊二醛液：25%戊二醛 3ml，PBS 液（pH7.2）97ml。

（6）0.2%考马斯亮蓝 R250 染液：考马斯亮蓝（R250）0.2g，甲醇 46.5ml，冰醋酸 7ml，蒸馏水 46.5ml。

3. 器材　超净工作台，CO_2 培养箱，倒置相差显微镜，解剖剪，眼科剪，眼科镊，吸管，移液管，培养皿，24 孔培养板，试管架。

移液管使用方法

【视频资料】请扫描上方二维码观看移液管的使用方法。

（李　霞　陈蔚文）

实验八 核酸细胞化学
一、Feulgen 反应

【实验目的】 掌握利用核酸分子中的糖基检测细胞内核酸的原理及方法。

【实验原理】 DNA 经弱酸（1mol/L HCl）水解后，DNA 分子中的嘌呤和脱氧核糖连接的配糖键被打开，脱氧核糖的一端释放出醛基，醛基在原位与 Schiff 试剂结合形成紫红色醛染料产物。

【实验内容与方法】

1. 切片脱蜡经各级乙醇溶液移入蒸馏水。

2. 移入冷 1mol/L HCl 作用 3min。

3. 移入 60℃ 1 mol/L HCl 作用 10min。

4. 移入冷 1 mol/L HCl 上浸洗。

5. 移入蒸馏水稍漂洗。

6. 移入 Schiff 试剂 30～60min。可随时检查显色程度。

7. 移入亚硫酸水漂洗 3 次，每次 2min，洗去假阳性颗粒。

8. 移入自来水洗 10～15min。

9. 移入蒸馏水洗。

10. 经各级乙醇溶液脱水。

11. 用二甲苯透明，封片。

12. 观察结果 细胞核内 DNA 处显红色（参见图 1-6）。

【实验准备】

1. 材料 鼠肝或睾丸切片。

2. 试剂

（1）1mol/L HCl：浓盐酸 8.5ml，蒸馏水 91.5ml。

（2）亚硫酸水、Schiff 试剂配方同 PAS 法。

3. 器材 水浴锅，载玻片，盖玻片，染色缸，显微镜。

二、甲基绿-派洛宁法

【实验目的】 掌握利用核酸分子中的磷酸基检测细胞内核酸的原理及方法。

【实验原理】 核酸分子的磷酸根与甲基绿、派洛宁两种碱性染料形成盐键而在原位显色同时染色 DNA、RNA。DNA 分子比 RNA 分子聚合程度高，甲基绿分子与 DNA 分子易结合，所以甲基绿显示 DNA 为绿色，而派咯宁染低聚分子 RNA 为红色。也有人认为染色原理与 DNA 分子的双螺旋空间构型有关（图 1-24）。

【实验内容与方法】

1. 蟾蜍血涂片，干燥后入 70%乙醇溶液固定 10min，取出晾干。

2. 滴染色液于血膜上，染色 15min。

3. 蒸馏水冲洗。

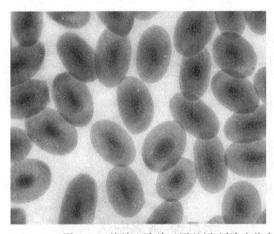

甲基绿　$(CH_3)_2N-$ ...

派洛宁　...

图 1-24　甲基绿与派洛宁的分子式

4. 95%乙醇溶液分色，晾干，封片。

5. 观察结果　细胞核因含 DNA 显绿色，细胞质及核仁因含 RNA 显示红色（图 1-25）。

【实验准备】

1. 材料　蟾蜍血涂片。

2. 试剂

（1）0.2mol/L 乙酸缓冲液（pH4.8）

　　A 液　冰醋酸 1.2ml 加蒸馏水至 100ml。

　　B 液　乙酸钠（NaAc·3H₂O）2.72g 溶于 100ml 蒸馏水。

　　使用时，A 液与 B 液按 2∶3 比例混合。

图 1-25　蟾蜍血涂片（甲基绿-派洛宁染色）

显示细胞内 DNA 与 RNA（DNA 显蓝绿色，RNA 显红色，×600）

【图片资料】请扫描图 1-25 右下方的二维码，观看甲基绿-派洛咛法检测蟾蜍血涂片细胞内核酸的彩色图片。
　　　　　　注意观察细胞核因含 DNA 显绿色，细胞质及核仁因含 RNA 显示红色。

（2）甲基绿-派洛宁染色液

　　甲液　2g 甲基绿加 0.2mol/L 乙酸缓冲液至 100ml。

　　乙液　1.0g 派洛宁加乙酸缓冲液至 100ml。

　　临用时，甲液与乙液 5∶2 混合即成。

3. 器材　注射器，载玻片，盖玻片，染色缸，显微镜。

三、Giemsa 染色

【实验目的】 掌握 Giemsa 染色的原理和方法。

【实验原理】 Giemsa 是一种复合染料，含有天青、伊红等，与细胞的染色质或染色体亲和吸附而使其着色。

【实验内容与方法】

1. 脱臼法处死小鼠，取睾丸，加几滴柠檬酸钠溶液，剪碎，取细胞悬液作涂片，自然晾干后入甲醇固定液固定 10min 后。

2. 滴加 Giemsa 染液染色 30min。

3. 自来水冲洗后蒸馏水稍洗。

4. 干燥，树胶封片后镜检。

5. 观察结果 染色质或染色体呈紫红色，细胞质呈淡蓝紫色（图 1-26）。

【实验准备】

1. 材料 雄鼠生殖细胞涂片。

2. 试剂

（1）Giemsa 原液：Giemsa 粉 0.8g，甘油 50ml，甲醇 50ml。将 Giemsa 粉溶于甲醇中，在研钵中充分研磨，溶解后再加甘油，混合摇匀，37℃静置 8～12h，用有色玻璃瓶储存。

（2）PBS 液：先配成 1/15mol/L 的 A 液和 B 液。

  A 液 11.876g Na_2HPO_4 溶于 1000ml 蒸馏水中。

  B 液 9.078g KH_2PO_4 溶于 1000ml 蒸馏水中。

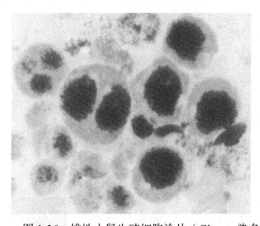

图 1-26 雄性小鼠生殖细胞涂片（Giemsa 染色，×400）

【图片资料】请扫描图 1-26 右下方的二维码，观看 Giemsa 染色法显示雄性小鼠生殖细胞形态的彩色图片。注意观察染色质或染色体呈紫红色，细胞质呈淡蓝紫色。

使用时取 A 液 62ml 加 B 液 38ml 混合即成为 pH7.0 的 PBS 液。

（3）2.2%柠檬酸钠、甲醇。

（4）Giemsa 染液：2ml 的 Giemsa 原液加 PBS 液至 10ml。

3. 器材 解剖剪，眼科剪，眼科镊、显微镜，载玻片，盖玻片。

四、H-E 染色

【实验目的】 掌握 H-E 染色的原理和方法。

【实验原理】 苏木精是染细胞核的优秀染料。它对组织亲和力很小，不能单独使用，需配以氧化剂，如碘酸钠、高锰酸钾等使其脱氢成为苏木红，或令其在空气中自然氧化，并加入带强正电荷的复盐，如铁明矾、铬矾、钾矾等，配成混合液使用。

伊红是细胞质染料，一般配成 0.5%～1%水溶液或乙醇溶液使用。伊红主要用来复染细胞质。

【实验内容与方法】

1. 石蜡切片经二甲苯脱蜡 5～10min，然后入 100%、95%、90%、80%、70%、50%等各级乙醇溶液各 3～5min，再入蒸馏水 3min。

2. 于 Ehrlish 苏木精染液染色 15～30min。

3. 自来水或淡氨水使切片变蓝。

4. 70%盐酸乙醇溶液分色至粉红色。

5. 自来水变蓝。

6. 蒸馏水，50%、70%、80%、90%乙醇溶液各 3min。

7. 入伊红 Y 染液 1min。

8. 入 100%乙醇 1min。

9. 用二甲苯透明，封片。

10. 观察结果 细胞核为紫蓝色，细胞质为粉红色（图 1-27）。

【实验准备】

1. 材料 小鼠肝组织石蜡切片。

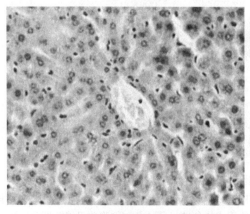

图 1-27　小鼠肝组织石蜡切片（×400）

显示细胞核为紫蓝色，细胞质为粉红色

【图片资料】请扫描图 1-27 右下方的二维码，观看小鼠肝组织石蜡切片 H.E 染色的彩色图片。注意观察细胞核为紫蓝色，细胞质为粉红色。

2. 试剂

（1）Ehrlich 苏木精染液：将苏木精 2g 溶于 100ml 96%乙醇溶液中，之后加入钾矾 3g，纯甘油 100ml，冰醋酸 10ml，蒸馏水 200ml。

（2）伊红 Y 染液：伊红 1g 溶于 100ml 90%乙醇溶液。

3. 器材 恒温蜡箱，石蜡切片机，载玻片，盖玻片，染色缸，显微镜。

（李 霞）

实验九 酶细胞化学

利用酶催化一定的底物形成产物的反应特性，以适当方法把这种产物显示出来，再通过光学显微镜或电子显微镜来观察研究酶在组织细胞内的定位及其活性变化规律的科学就是酶组织化学。研究组织细胞内特定酶分布的方法有两种，一是利用酶的活性反应的方法，二是利用抗原-抗体反应（免疫反应）证实酶的存在。酶组织化学一般是指前者，后者归于免疫细胞化学。

酶细胞化学标本片制备的关键是酶的活性保存，同时还要保存细胞的正常结构，因此操作过程通常选择的合适温度是 4~30℃，制备过程常用新鲜组织的冷冻切片，而不适宜采用组织固定后的石蜡包埋法（因透蜡包埋过程的温度大于 55℃，不利于酶的保存）。酶的显示要选择合适的底物及 pH 条件，常用的显示方法有以下几种。

1. 金属沉淀法 利用酶反应的分解产物与金属化合物反应生成有色沉淀，借以显示所检测的酶的活性。

2. 偶氮偶联法 用人工合成的酶底物（多为萘酚族化合物）在酶的作用下产生分解产物，后者与重氮盐结合形成不溶性的偶氮色素。

3. 四唑盐法显示脱氢酶 脱氢酶催化底物脱下来的氢与无色的四唑盐类物质结合将其还原成红色或蓝色甲䐶或二甲䐶而显示酶的存在。

由于操作过程酶被破坏会得出假阴性或因其他酶被染色而得出假阳性结果，因此在制作标本片时，应同时设置对照片。阳性对照片证明试剂已起作用，所用的方法具有特异性，阴性对照片证明操作方法及过程是正确的。阴性对照可采用沸水或一种化学药品破坏标本片上的酶，或将阴性对照片放入无基质的反应混合液，其余处理过程相同。

【实验目的】

1. 熟悉酶组织化学的原理。

2. 了解冷冻切片技术，学会酶组织化学标本片制备。

一、酸性磷酸酶的显示

【实验原理】 酸性磷酸酶（acid phosphatase，ACP）主要定位于溶酶体内，在 pH 5.0 条件下，能分解磷酸酯而释放出 PO_4^{3-}，PO_4^{3-} 可与铅盐结合形成磷酸铅沉淀，因其是无色的，须再与黄色的硫化铵作用，生成棕黑色 PbS 沉淀而被显示出来。

$$\beta\text{-甘油磷酸钠} \rightarrow 甘油 + PO_4^{3-}$$

$$PO_4^{3-} + Pb(NO_3)_2 \rightarrow Pb_3(PO_4)_2\downarrow$$

$$Pb_3(PO_4)_2 + (NH_4)_2S \rightarrow PbS\downarrow（棕黑）$$

【实验内容与方法】

1. 成年小鼠每日腹腔注射 6%淀粉肉汤 1ml，连续注射 3 天。

2. 第三天注射 3～4h 后，用颈椎脱臼法处死小鼠，剖开腹腔，吸取腹腔液。

3. 涂片。

4. 入 37℃酸性磷酸酶作用液 30min。

5. 蒸馏水漂洗。

6. 10%甲醛钙后固定 5min。

7. 蒸馏水洗。

8. 2%硫化铵 3～5min。

9. 蒸馏水漂洗。

10. 甘油明胶封固或脱水、透明、树胶封固。

对照实验：入作用液前先用高温（50℃）处理 30min，使酶失去活性，做好标记，然后同时进行上述过程。

11. 观察结果　阳性片细胞内有棕褐色颗粒为酸性磷酸酶所在位置（图 1-28）。

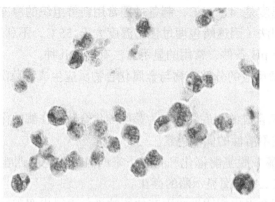

图 1-28　小鼠腹腔液巨噬细胞涂片（改良 Gomori 铅法）

显示细胞内酸性磷酸酶（棕褐色，×600）

【图片资料】请扫描图 1-28 右下方的二维码，观看小鼠腹腔液巨噬细胞酸性磷酸酶检测的彩色图片。注意观察阳性片细胞内酸性磷酸酶呈棕褐色颗粒。

【实验准备】

1. 材料　小鼠腹腔液涂片。

2. 试剂

（1）6%淀粉肉汤：牛肉膏 0.3g，蛋白胨 1.0g，NaCl 0.5g，可溶性淀粉 6.0g，蒸馏水 100ml 煮沸灭菌，4℃保存，使用时温热水融化。

（2）酸性磷酸酶作用液（临用时现配）：取 Pb（NO₃）₂25mg，加入 0.05mol/L 乙酸缓冲液 22.5ml，搅动使之全部溶解后，再缓慢地逐滴加入 3% β-甘油磷酸钠液 2.5ml，边加边搅动，防止产生絮状沉淀。

（3）10%甲醛钙固定液：甲醛 10ml，10%氯化钙 10ml，蒸馏水 80ml。

（4）0.05ml/L 乙酸缓冲液

1）A 液（0.2mol/L 乙酸液）：冰酸 1.2ml+蒸馏水至 100ml。

2）B 液（0.2mol/L 乙酸钠液）：乙酸钠（NaAc·3H₂O）2.72g 加蒸馏水 100ml。

A 液 30ml+B 液 70ml+蒸馏水 300ml 即成 0.05mol/L 乙酸缓冲液，4℃保存。

（5）2%硫化铵液（临用时现配）：硫化铵 2ml+蒸馏水 98ml。

3. 器材 注射器，解剖剪，眼科剪，眼科镊，恒温水浴锅，载玻片，盖玻片，染色缸，显微镜。

二、碱性磷酸酶的显示

【实验原理】 动物肝肾组织细胞内富含碱性磷酸酶，在 pH 9 条件下，能分解磷酸酯而释放出磷酸基，PO_4^{3-} 可与钴盐结合形成磷酸钴沉淀，磷酸钴与硫化铵作用，生成黑色 CoS 沉淀从而最终显示了碱性磷酸酶的存在。

$$β\text{-甘油磷酸钠} \quad → \quad \text{甘油} + PO_4^{3-}$$
$$PO_4^{3-} + Co(NO_3)_2 \quad → \quad Co_3(PO_4)_2↓$$
$$Co_3(PO_4)_2 + (NH_4)_2S → \quad CoS↓（棕黑）$$

【实验内容与方法】

1. 小鼠肝脏冷冻切片，厚度 8μm。

2. 37℃碱性磷酸酶作用液中 10min，阴性对照片入缺少底物 β-甘油磷酸钠液的溶液中作用 10min。

3. 流水冲洗 5min。

4. λCo(NO_3)_2 5min。

5. 蒸馏水漂洗。

6. λ(NH_4)_2S 2min。

7. 蒸馏水洗，封片，观察。

8. 肝组织细胞内碱性磷酸酶丰富，黑色沉淀处显示了碱性磷酸酶的存在（图 1-29）。

【实验准备】

1. 材料 小鼠肝组织冷冻切片。

2. 试剂

（1）碱性磷酸酶作用液（临用时现配）：2% 巴比妥钠 5ml，3% β-甘油磷酸钠液 5ml，2% $CaCl_2$ 10ml，2%$MgSO_4$ 0.5ml，蒸馏水 2.5ml，轻轻混匀，NaOH 调 pH 为 9.0，防止产生絮状沉淀。

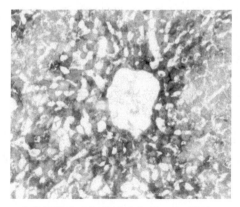

图 1-29 小鼠肝脏冷冻切片（改良 Gomori 铅法，0.2%伊红 Y 对照染色）
显示细胞内碱性磷酸酶（棕褐色，×400）

【图片资料】请扫描图 1-29 右下方的二维码，观看小鼠肝冰冻切片细胞碱性磷酸酶检测的彩色图片。注意观察黑色沉淀处显示碱性磷酸酶的存在。

（2）2% Co（NO$_3$）$_2$。

（3）2%（NH$_4$）$_2$S 液（临用时现配）：（NH$_4$）$_2$S 2ml+蒸馏水 98ml。

（4）甘油明胶封片剂：将 15g 明胶与 100ml 蒸馏水热水浴或 37℃过夜使其完全溶解后加入 80ml 甘油，水浴中加热 5min 并混匀，加几粒麝香草酚防腐剂即成。

3. 器材 注射器，解剖剪，眼科剪，眼科镊，恒温水浴锅，载玻片，盖玻片，染色缸，显微镜。

（李　霞）

实验十　荧光细胞化学与免疫荧光细胞化学

【实验目的】

1. 熟悉荧光显微镜的原理及使用方法。

2. 掌握荧光染料染色方法并观察其发出的荧光。

3. 掌握免疫荧光细胞化学方法的原理及操作步骤。

4. 掌握用间接免疫荧光细胞化学法显示目的抗原的方法。

【实验原理】　荧光细胞化学（fluorescence cytochemistry）是通过短波光激发细胞中荧光物质发射出可见荧光的方法，对细胞中特定物质进行定位、定性与定量研究的技术。免疫荧光细胞化学（immunofluorescence cytochemistry）属于荧光细胞化学的分支，是指通过免疫学中的抗原、抗体发生特异性反应形成抗原-抗体复合物的原理，先将已知的抗体标记上荧光色素制成荧光标志物，即作为分子探针，通过应用短波光激发抗体上荧光物质发出的荧光对细胞中相应的抗原做定位、定性甚至定量研究的一项技术。荧光细胞化学技术伴随单克隆抗体技术、形态学技术、光学技术及电子计算机等技术的发展而不断发展。

利用荧光细胞化学技术可以识别定位各种细胞中成分，包括蛋白质、多肽、核酸、多糖、激素、病原体、受体、神经介质、肿瘤的标志物等。某些荧光染料和细胞中特定物质具有高亲和性，使该物质发出荧光；一般认为凡具有抗原性或半抗原性物质都可以用免疫荧光细胞化学方法检查并显示出来。该方法具有特异性强、灵敏度高、定位准确和简便快速等优点，并且能够与细胞形态及生命活动结合起来，在细胞生物学、神经生物学、免疫学、肿瘤学等学科中发挥着日益重要的作用。

一、吖啶橙荧光染色法

【实验原理】　吖啶橙（acridine orange，AO）荧光染料可与细胞内 DNA 和 RNA 结合。其吸收光谱为 405nm，发射的荧光光谱是 530～640nm，吖啶橙和不同的细胞成分结合后，可发射橙红色与黄绿色荧光。

【实验内容与方法】

1. 取培养的 HepG2 细胞飞片。

2. 95%乙醇溶液固定 5min。

3. 滴加 0.01%吖啶橙染液染色 5min。

4. 盖上盖玻片，吸水纸吸去盖玻片周围多余液体，镜下观察。

5. 观察结果 荧光显微镜下（选用紫蓝光激发滤片），可见含 DNA 的细胞核显示黄绿色荧光，含 RNA 的细胞质及核仁显示橘红色荧光（图 1-30）。

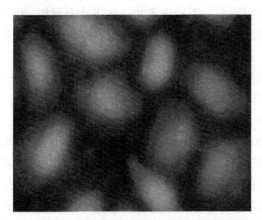

图 1-30　体外培养 HepG2 细胞的吖啶橙染色结果（×400）

【图片资料】请扫描图 1-30 右下方的二维码，观看体外培养 HepG2 细胞吖啶橙染色的彩色图片。注意观察含 DNA 的细胞核呈黄绿色荧光，含 RNA 的细胞质及核仁呈橘红色荧光。

【实验准备】

1. 材料 体外培养的 HepG2 细胞。

2. 试剂

（1）0.1mol/L pH7.0 PBS 液

A 液　NaH$_2$PO$_4$.H$_2$O 2.76g，加蒸馏水至 100ml。

B 液　Na$_2$HPO$_4$.7H$_2$O 5.36g 加蒸馏水至 100ml。

取 A 液 16.5ml+B 液 33.5ml+NaCl 8.5g，用蒸馏水稀释至 100ml。

（2）0.1%吖啶橙原液：0.1g 吖啶橙加蒸馏水至 100ml。

（3）0.01%吖啶橙染液（临用时配置）：将 0.1%吖啶橙原液用 pH7.0 PBS 溶液稀释 10 倍。

3. 器材 荧光显微镜，载玻片，盖玻片，染色缸，牙签。

【思考题】 采用明视野普通光观察吖啶橙染色的细胞时，细胞为无色，为什么看不到荧光？

二、间接免疫荧光细胞化学法显示细胞中的骨架蛋白

【实验原理】 细胞骨架是维持真核细胞形态及参与一系列细胞生物学功能的重要细胞器，中间纤维属于其中的重要成员，根据中间纤维氨基酸序列的相似性，可分为六种类型。Ⅲ类中的胶质原纤维酸性蛋白（GFAP）主要分布于神经胶质细胞中。采用人 GFAP 的小鼠来源单克隆抗体结合该抗原，再使用异硫氰酸荧光素（FITC）标记的山羊抗小鼠二抗与一抗结合，最终细胞中的绿色荧光显示了目的抗原的存在。

【实验内容与方法】

1. 从 24 孔培养板中取出培养的星形胶质细胞飞片，PBS 溶液冲洗 3 次，每次 3～5min。

2. 吸弃 PBS 溶液，加入 4℃冷甲醇或 4℃冷丙酮固定 10min。

3. PBS 溶液冲洗 3 次，每次 3min。

4. 吸弃 PBS 溶液，用吸水纸吸去飞片上的液体，飞片细胞面向上，于其上滴加 5%正常山羊血清封闭液，将飞片放入湿盒，室温下封闭 1h。

5. 用吸水纸吸去飞片上的封闭液，不冲洗飞片，在飞片上滴加 40～50μl 稀释好的抗GFAP 一抗（稀释浓度需提前经过预实验选择好），在湿盒中置于 4℃孵育过夜。

6. 吸取并回收一抗液体，用 PBS 冲洗 3 次，每次 5min。

7. 用吸水纸吸去飞片上的液体，在飞片上滴加 40～50μl 二抗稀释液（稀释浓度需提前经过预实验选择好），室温下于湿盒中避光孵育 1h。

8. 吸弃二抗液体，用 PBS 溶液冲洗 3 次，每次 5min。

9. 加 DAPI 染液（1∶1000）室温作用 10min，用 PBS 溶液冲洗 3 次，每次 5min。

10. 用吸水纸吸去飞片上的液体，滴加约 5μl 碱性甘油于载波片上，将飞片细胞面向下盖于碱性甘油中，避免产生气泡，尽量排除玻片之间液体，封固后荧光显微镜观察。

为了保证免疫荧光细胞化学染色的准确性，排除非特异性染色导致的假阳性结果，必须设立对照实验：①阴性对照：用 PBS 溶液或非免疫的二抗动物血清代替一抗，再用以上方法进行染色，结果应为阴性。②阳性对照：用已知含有待测抗原的阳性细胞进行以上染色，结果应为阳性。

11. 观察结果　星形胶质细胞质中绿色荧光所在区域即为 GFAP 的存在部位，在 100 倍油镜下可以观察到 GFAP 呈绿色丝网状分布于胞质中，细胞核被 DAPI 染液染成蓝色(图 1-31)。

【实验准备】

1. 材料　体外培养的新生大鼠脑星形胶质细胞。

2. 试剂

（1）0.01mol/L PBS 溶液（pH7.4）: NaCl 8.0g, KCl 0.2g, Na₂HPO₄ 1.15g, KH₂PO₄ 0.2g, 蒸馏水定容至 1000ml。

（2）抗体稀释液（含 BSA ）。

（3）冰甲醇或冰丙酮。

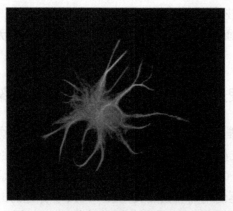

图 1-31　星形胶质细胞胞质中 GFAP 的显示（×1000）

【图片资料】请扫描图 1-31 右下方的二维码，观看间接免疫荧光细胞化学法显示星形胶质细胞胞质中 GFAP 的彩色图片。注意观察星形胶质细胞胞质中呈丝网状分布的绿色荧光所在区域即为 GFAP 的存在部位，细胞核被 DAPI 染成蓝色。

（4）5%正常山羊血清封闭液。

（5）0.5mol/L pH 9.5碳酸盐缓冲液：NaHCO₃ 3.7g、Na₂CO₃ 0.6g、双蒸水 800 ml。

（6）碱性缓冲甘油溶液：碳酸缓冲液1份与甘油（试剂级，无荧光）9份混合均匀。

（7）小鼠抗人GFAP的单克隆抗体。

（8）FITC标记的山羊抗小鼠二抗。

（9）DAPI染液（1mg/ml）。

3. 器材 超净工作台，CO_2培养箱，倒置相差显微镜，科学级荧光显微镜，冰箱，微量加样器，移液管，吸管，细胞培养瓶，24孔培养板，湿盒，试管架，眼科镊，培养皿，滤纸，载玻片，Mark笔。

微量加样器使用方法

【视频资料】请扫描上方二维码观看微量加样器的使用方法。

【思考题】

1. 如果用PBS代替一抗的阴性对照细胞同样着色，首先应该考虑如何处理？

2. 如何确定某种一抗和相应二抗的使用浓度？

【附】

1. 荧光细胞化学原理

（1）荧光的产生：每种物质的分子中都具有一系列紧邻的能级，称为电子能级，电子在其相应的能级中运动。物质受高能量光照射时，会吸收部分入射光子的能量，使电子从低能级向较高能级跃迁，变成电子激发态。而处于激发态的分子是极不稳定的，其中的高能电子会返回基态，同时以光辐射等形式释放所吸收的能量，而这种发射光的波长大多处于可见光范围，此种光就是荧光（图1-32）。

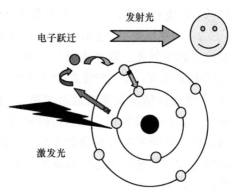

图1-32 荧光产生的原理

荧光物质发出的可见光能量很弱，必须借助特殊的荧光显微镜，在暗视野下才能观察到。但对于待测物质的检测又极为灵敏。同时荧光容易受到外部光照、pH、溶剂等因素的影响，具有易淬灭的特点，因此所制标本不能长期保存。

自然界只有少数物质能够自发荧光，对于非荧光物质，可以通过与荧光探针结合将其转化为荧光物质而显示出荧光，此过程就是荧光标记。

（2）荧光色素：是能吸收激发光的光能产生荧光并能作为染料使用的有机化合物。有些荧光色素可直接与欲显示的细胞中的物质以特异性的高亲和力结合，使之发出荧光，如吖啶橙与DNA及RNA有特异性亲和力；有些荧光色素结合于抗体或抗原上用于显示目的抗原或抗体，如Cy3。不同荧光染料具有不同的最大吸收波峰和最大发射波峰，从而可发射出不同颜色的荧光。目前用于标记抗体或直接结合待测物质的荧光染料主要有异硫氰酸荧光素（FITC）、四甲基异硫氰酸罗丹明（TRITC）、DAPI、Alexa Flour系列、Cy3、Cy5等。

（3）荧光色素标记抗体：免疫荧光细胞化学方法中所使用的分子探针是将已知的抗原或抗体标记上荧光色素制成的荧光标志物，再用这种可发出荧光的分子探针进行待检测物质的定位、定性和定量研究。因在细胞中待测抗原与其特异性抗体形成的抗原-抗体复合物上含有荧光素，利用荧光显微镜观察标本，荧光色素受激发光的照射就会发出明亮的荧光（常用绿色或红色荧光），从而确定抗原或抗体的性质、定位，以及利用定量技术测定含量。

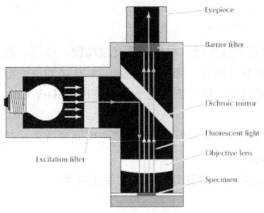

图 1-33　荧光显微镜结构图示

（4）荧光显微镜：荧光物质发出的荧光能量非常弱，必须借助荧光显微镜才能观察到。荧光显微镜结构主要由光源、滤片系统、光学系统等结构组成（图 1-33）。

1）光源：荧光必须由高能量的短波光（紫外光或蓝紫光）激发产生，荧光显微镜一般采用 200W 的超高压汞灯作光源，能够发射丰富短波光，足以激发各类荧光物质。高压汞灯有一定的使用寿命，打开高压汞灯后不可立即关闭，以免汞蒸发不完全而损坏电极；关闭汞灯后也不能马上开启，应待灯泡温度降低后再重新开启，一般均需要等待 15～30min。

2）滤片系统：包括激发滤片和阻断滤片。不同激发滤片组只允许特定波长范围的激发光（如紫外光、蓝光或绿光）通过，阻止光源发出的其他光。经滤波选择后的激发光路上设置有一个 45°放置的反光镜，可将激发光折射后经物镜到达标本，激发出的荧光-发射光伴随激发光再通过物镜，到达反光镜，波长较长的荧光透过反光镜，经过阻断滤片组的滤波作用，到达目镜的只有荧光，其他光被阻断。由于荧光显微镜产生的是暗视野，使得荧光在暗背景上呈现好的反衬度，更易于观察。滤色片（包括激发滤片和阻断滤片）的选择和搭配与荧光色素的选择最好匹配，才能得到最接近真实的结果和最佳拍摄效果。

3）光学系统：荧光显微镜的光学系统的特点是采用落射光和暗视野。落射光的优点是所采用的反光镜具有分光滤镜的作用，短波光遇滤镜镀膜而反射，长波光则能垂直射向物镜，激发标本。由于暗视野聚光器等部件只允许荧光进入目镜，所以形成了黑色背景，使荧光鲜明，提高了灵敏度、清晰度和舒适感。

2. 免疫荧光细胞化学的常用方法　用蛋白质、多糖、病原微生物等大分子抗原物质多次免疫动物后，动物体内就会产生相应的特异性抗体（免疫球蛋白 Ig），将抗体从血清中分离出，就是一抗；一抗也可通过单克隆抗体技术得到。抗免疫球蛋白的抗体称为二抗。用免疫荧光抗体示踪或检查相应抗原的免疫荧光抗体法较为常用。

常用的免疫荧光细胞化学包括直接法、间接法和双重免疫荧光标记法。

（1）直接法：用已知特异性抗体与荧光素结合，制成荧光特异性抗体，直接与细胞中相应抗原结合，在荧光显微镜下即可观察到待检抗原存在的部位呈现特异性荧光。此法很特异和简便，但一种免疫荧光抗体只能检查一种抗原，敏感性较差（图 1-34）。

图 1-34　直接法

（2）间接法：此法是直接法的重要改进，是将荧光素标记在抗原特异性抗体的抗体（即第二抗体）上，待第一抗体与细胞中抗原结合后，再用标记了荧光素的二抗与一抗结合，从而显示待测抗原。因为细胞抗原上每个分子结合3～5个分子抗体，且此抗体又可结合3～5个分子的荧光二抗，所以和直接法相比荧光亮度可增强3～4倍。此法除灵敏性高外，它只需要制备一

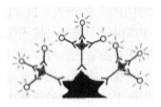

图1-35　间接法

种种属间接免疫荧光抗体，可以适用于多种第一抗体的标记显示。这是现在最广泛应用的技术（图1-35）。

（3）双重免疫荧光标记法：在同一细胞中上需要同时检测两种抗原时，就要进行双重荧光染色。方法与以上直接法或间接法基本相同，所不同的就是一抗应选取不同种属来源的，如小鼠和兔来源的，二抗选取与相应一抗对应的不同颜色荧光素标记抗体。例如，抗A一抗选用小鼠来源的，二抗选用FITC标记的山羊抗小鼠抗体，发黄绿色荧光；抗B一抗用兔来源的，二抗选用TRITC标记的山羊抗兔抗体，发红色荧光，可以在同一细胞中观察到A、B两种抗原的定位情况（图1-36）。

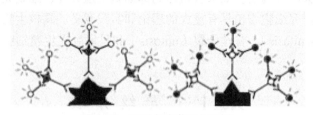

图1-36　双重免疫荧光标记法

3. 免疫荧光细胞化学染色的注意事项

（1）选择最佳固定与制片方法：免疫荧光细胞化学固定的原则是在保持细胞形态和所测抗原完好的前提下，应采用浓度最低的固定液和最短的固定时间。固定时应注意：①取材后尽早固定；②固定后充分冲洗，避免固定液对后续反应的影响，如有些固定液可产生一定的非特异性染色；③根据实验目的、待测抗原和染色法选择最佳固定方法。

制片中根据培养的是贴壁细胞还是悬浮细胞选择最佳方法防止细胞脱落。

（2）设立阳性和阴性对照组：设立阳性对照组用以验证染色方法的正确与否，即用已知的含靶抗原的细胞标本与实验组同样处理，结果应为阳性；阴性对照用以排除反应过程中产生的假阳性结果，如抗原-抗体交叉反应或非特异性吸附等，包括空白对照和替代对照。前者是用缓冲盐洗液代替一抗，后者是产生一抗的动物的免疫前血清代替一抗，可排除待测细胞的阳性结果是由于抗体中混杂的动物血清导致的可能。

（3）选择抗体的最佳稀释度和孵育时间：选择最佳稀释度除了节省抗体外，更重要的是高浓度的抗体会导致非特异性荧光染色。对于间接法，一抗和二抗的最佳稀释度都应该筛选，最好利用棋盘法设定不同一抗和二抗的稀释度的搭配，找出细胞中荧光最亮，相对背景最暗的搭配应用；当然一抗的稀释度最为关键。一般用高滴度抗体，湿盒内4℃孵育过夜，以增强特异性染色。

（4）消除非特异性染色：免疫荧光细胞化学染色时，由于部分荧光素之间形成聚合物、其他抗原与抗体的非特异性结合或抗体的非特异性吸附等原因可导致非特异性染色——

"假阳性"的产生。抗体浓度过高容易导致假阳性的产生，所以首先考虑进一步稀释抗体；如是由于一抗和二抗不纯，其中的非特异性抗体与细胞中某种成分形成免疫复合物造成的非特异性染色，可以通过将抗体稀释至一临界浓度，使非特异性染色为阴性而特异性染色呈阳性；同时一抗孵育后用缓冲液充分冲洗结合力较差的非特异性抗体；应在一抗孵育前用产生二抗动物的正常血清封闭非特异性结合位点。如果是双染标本，一抗、二抗的选择应注意避免交叉反应。

（王晓静）

第四节 细 胞 增 殖

细胞增殖（cell proliferation）是生命的重要特征。它是指细胞通过生长和分裂获得和母细胞相同遗传特性的子细胞而使细胞数目增加的过程。无论是单细胞生物还是多细胞生物，都需要通过分裂进行增殖，繁衍后代。细胞增殖有严格的程序和精确的调控，如果出现异常，有机体就会出现病变。如果有机体局部细胞增殖失控，细胞无限增殖，就会形成恶性肿瘤。因此，研究细胞增殖具有重大的理论和实践意义。真核生物的增殖主要有三种方式：无丝分裂（amitosis）、有丝分裂（mitosis）和只发生在生殖细胞成熟过程中的减数分裂（meiosis）。

实验十一 无 丝 分 裂

【实验目的】 了解无丝分裂基本过程。

【实验原理】 无丝分裂是低等生物增殖的主要方式，由于其过程简单而迅速，没有染色体组装、纺锤体形成等一系列变化，故又称直接分裂。在高等动物体内可发生在某些迅速增殖的组织（如口腔上皮）、体外培养细胞，创伤修复、病理性代偿组织（伤口附近、炎症）中。

本实验观察草履虫无丝分裂的过程。

【实验内容与方法】

1. 标本制备 草履虫无丝分裂装片，H-E 染色。

2. 观察 低倍镜及高倍镜下观察，草履虫，样似倒置草鞋状，前端圆、略小。身体一侧略内陷为口沟。体表均匀密布纤毛，并排列成沿身体的长轴而略有旋转的纵行，口沟处的纤毛较长。草履虫胞体被染成粉红色，细胞核染成紫红色。分裂时草履虫大核向胞体两端伸长呈哑铃形，然后断开形成两个核，在此同时胞体也随之延伸，中部出现分裂沟，最后完全分裂成两个子体。该过程无染色体、纺锤体组装（图 1-37）。

【实验准备】

1. 标本 草履虫无丝分裂装片。

2. 器材 显微镜，擦镜纸。

附一 草履虫无丝分裂装片的制备方法——H-E 染色

1. 取有草履虫生长的浓缩培养液一滴，滴加至载玻片上，待晾干后，入甲醇溶液或甲醛溶液（福尔马林）中固定 10min。

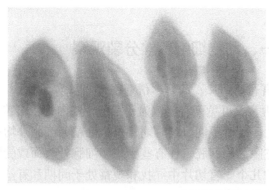

图 1-37　草履虫无丝分裂装片（×200）

【图片资料】请扫描图 1-37 右下方的二维码，观看草履虫无丝分裂过程。

2. 蒸馏水漂洗，入苏木精染液 15～30min。

3. 自来水或淡氨水变蓝。

4. 1%盐酸乙醇溶液分色至粉红色。

5. 自来水变蓝。

6. 入蒸馏水，50%、70%、80%、90%乙醇溶液各 3min。

7. 入伊红染液 1min。

8. 入 100%乙醇溶液 30s。

9. 用二甲苯透明 2min，中性树胶封片。然后将透明好的飞片细胞面朝下放在载玻片有中性树胶的位置上，37℃干燥过夜，显微镜观察。

附二　草履虫长期简易培养法

草履虫是易采到的单细胞动物，机体由一个细胞组成，该细胞执行一切生理功能。常生活在腐烂的干草或腐叶的脏水沟中，因此常用稻草培养草履虫。

取稻草少许剪成一寸多长，自来水 2000ml 加稻草 10～15g，另加小麦 10～20 粒煮沸。该培养液放置较长时间即可出现大量草履虫。培养时温度一般保持在 20～25℃为宜，每隔 7～10 天将原来的培养液去掉一半，再加入一半新煮沸的稻草培养液，另加入几粒煮过的小麦。此法可用于长期培养草履虫。

实验十二　有 丝 分 裂

【实验目的】

1. 了解有丝分裂的基本过程及其生物学意义。

2. 掌握动、植物细胞有丝分裂过程各期的特点及主要区别。

【实验原理】　细胞周期是生长和分裂的周期。不同分裂方式的细胞其增殖周期表现形式不同。

有丝分裂是高等生物体细胞增殖的主要方式，由于其过程较为复杂，细胞内发生一系列复杂的丝状结构变化（染色体组装、有丝分裂器的形成）后，细胞才进行分裂，故又称为间接分裂。所以细胞的有丝分裂过程与无丝分裂过程有着明显的差异。

【实验内容与方法】

一、动物细胞有丝分裂观察

1. 标本制备 马蛔虫子宫石蜡切片，铁苏木精染色。

2. 观察 先在低倍镜下观察，可见子宫周边为子宫壁，壁内为子宫腔。在子宫腔内有许多近圆形的受精卵细胞，大多处于不同分裂时期。每个受精卵细胞外均有一层厚的受精卵膜，它与受精卵细胞间的空隙为围卵腔。在有些受精卵细胞外表面或受精卵膜内可见有极体附着。注意在切片标本的几个子宫切片中寻找和观察处于间期和有丝分裂不同时期的细胞，转换高倍镜仔细观察它们的形态变化。

（1）间期（interphase）：细胞质内有两个近圆形的细胞核，一为雌原核，一为雄原核。两个原核形态相似，不易分辨。细胞核内染色质分布比较均匀，核膜完整，细胞核附近胞质中有中心体（central body）存在。

（2）前期（prophase）：雌雄原核相互靠近，核仁（nucleolus）消失，染色质逐渐浓缩成扭曲细丝状染色丝（chromatin fiber），进一步缩短变粗，形成短棒状染色体（chromosome）。前期核膜消失，两对中心粒（centriole）分离，周围出现星射线并分别向细胞的两极移动。

（3）中期（metaphase）：染色体排列在细胞中央，形成赤道板（equatorial plate）。由于细胞切面不同，此期有侧面观和极面观两种不同图像。侧面观染色体排列在细胞中央，两极各有一个中心体，其周围有星射线。中心体之间纺锤丝与染色体着丝点相连，这些结构总称为有丝分裂器。极面观可见六条染色体平排于赤道面上，此时染色体已纵裂为二，但尚未分离。

（4）后期（anaphase）：纵裂后形成的子染色体在纺锤丝的牵引下分别向两极移动，成为相等的两群。细胞拉长，中部的细胞膜开始凹陷。

（5）末期（telophase）：两极的子染色体逐渐解体、模糊，变成染色质态。核膜、核仁也相继重新出现，纺锤丝星射线消失，细胞膜的凹陷加深，最后横缢成两个子细胞（图1-38）。

【实验准备】

1. 标本 马蛔虫子宫石蜡切片。

2. 器材 显微镜，擦镜纸。

二、植物细胞有丝分裂观察

植物根尖是观察染色体的最好材料，由于植物细胞体积较大、细胞分裂指数高，经固定染色，加以适当压片或切片，可以观察到大量处于有丝分裂过程中的染色体，根据形态学特征，可以较为容易地辨别出有丝分裂过程的各个时相。

1. 洋葱根尖纵切片的观察

（1）标本制备：洋葱根尖石蜡纵切片，铁苏木精染色。

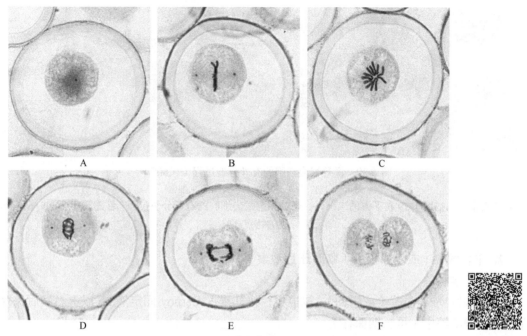

图 1-38 马蛔虫受精卵的有丝分裂过程（×600）

A. 前期；B、C. 中期；D、E. 后期；F. 末期

【图片资料】请扫描图 1-38 右下方的二维码，观看马蛔虫受精卵的有丝分裂过程。注意观察不同时期有丝分裂的特点。

（2）观察：取洋葱根尖纵切片标本，在低倍镜下观察，洋葱根尖由尖端向上可分为三个区域。①根冠区：位于最尖端，为细胞排列较疏松的区域，呈帽状。②生长区：位于根冠区上方，细胞呈方形或扁方形，排列紧密，细胞有强烈的分生能力，大都处于分裂期的各个不同时期。③延长区：位于生长区上方，细胞延长成长方形，细胞多处于分裂间期。

先在低倍镜下找到生长区，换高倍镜观察，辨认处于不同分裂时期的细胞。

1）间期（interphase）：细胞核内染色质分布均匀，核形态明显，核内可见 1～2 个染色很深的核仁。

2）前期（prophase）：核膨大，核膜破裂，核仁逐渐消失，核内染色质浓缩成纤细的染色丝，并逐渐缩短变粗，形成染色体。

3）中期（metaphase）：染色体排列在细胞中央平面上（赤道部）形成赤道板（洋葱染色体为 16 条），染色体已纵裂成两条染色单体，但依然由一个着丝粒相连。细胞两极出现纺锤丝，部分纺锤丝与染色体着丝点（kinetochore）相连。

4）后期（anaphase）：着丝粒纵裂，染色体分为相等的两群，在纺锤丝的牵引下移向两极。

5）末期（telophase）：移到两极的染色体解旋、伸长变细成为染色丝，最后形成染色质。核膜、核仁重新出现，纺锤体消失。细胞中央赤道部由纺锤体微管等形成成膜体（phragmoplast），由它再融合成细胞板（cell plate），进而形成细胞壁，形成两个子细胞（图 1-39）。

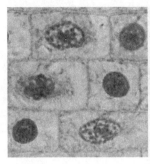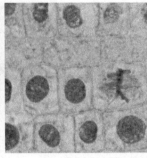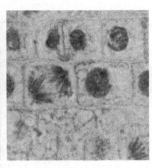

图 1-39　洋葱根尖细胞的有丝分裂过程（×600）

图示有间期、前期、中期、后期、末期的细胞

【图片资料】请扫描图 1-39 右下方的二维码，观看洋葱根尖细胞的有丝分裂过程。注意观察不同时期有丝分裂的特点。

2. 洋葱根尖（或水仙根尖）临时压片观察

（1）标本制备

1）取材：培养洋葱（或水仙），取根尖，将其浸入 Carnoy 固定液 2h 以上。然后保存在 70% 乙醇溶液中（可长期保存）。

2）软化：观察前取出根尖，浸在 1mol/L HCl 中软化 5～10min，水洗 3 次。

3）染色：将以上处理的根尖放在滴有一滴苯酚品红染液的载玻片上，用眼科镊轻轻捣碎根尖，稍停片刻后，盖上盖玻片。

4）压片：轻压盖玻片，把材料压成均匀的薄层。用吸水纸吸干盖片周围的染液。

（2）观察结果：先用低倍镜寻找压片中处于分裂期的细胞，然后在高倍镜下观察不同分裂期的细胞。染色质和染色体被染成紫红色，细胞质不着色。各期细胞形态表现同上（图 1-40）。

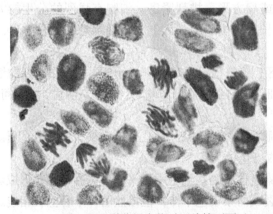

图 1-40　洋葱根尖临时压片镜下图（×600）

图示有间期、前期、中期、后期、末期的细胞

【图片资料】请扫描图 1-40 右下方的二维码，观看洋葱根尖临时压片细胞的有丝分裂过程。注意观察不同分裂期的细胞形态。染色质和染色体被染成紫红色，细胞质不着色。

【实验准备】

1. 材料　洋葱根尖纵切片，洋葱根尖或水仙根尖或蚕豆根尖。

2. 试剂　Carnoy 固定液（甲醇：冰醋酸=3：1），70% 乙醇溶液，1mol/L HCl。

3. 苯酚品红染液 融化的苯酚 25ml 加入 50ml 95%的乙醇溶液中，5g 碱性品红溶解于其中，充分溶解后过滤，4℃保存。使用时用蒸馏水稀释至 500ml，成熟一周。

4. 器材 显微镜，载玻片，盖玻片，眼科镊，培养皿，刀片，吸水纸。

【思考题】 简述动物细胞与植物细胞有丝分裂有何异同。

实验十三 减 数 分 裂

【实验目的】

1. 掌握减数分裂的形态学变化特点。

2. 学习减数分裂标本片的制备方法。

【实验原理】 减数分裂是有性生殖的生物在生殖细胞形成时进行的特殊细胞分裂，它包括两次连续的分裂过程，由于染色体只在第一次减数分裂前复制一次，结果最终产生的 4 个配子的染色体数目只有原来母细胞的一半，即形成单倍体的精子和卵子。为此，在性成熟的雄性小鼠的精巢中，减数分裂处于不断进行中，给小鼠注射一定剂量的秋水仙碱抑制纺锤丝形成，即可使许多处于不同分裂期的细胞停滞分裂，然后采用常规空气干燥法制备减数分裂标本，即可得到大量处于不同时期的分裂象，可作为分析减数分裂的染色体标本。

减数分裂与有丝分裂过程基本相同，主要区别在第一次减数分裂的前期，其历时长，染色体变化复杂，根据染色体形态特点，可将其分为 5 个时期：细线期、偶线期、粗线期、双线期和终变期。

本实验以成年小鼠精巢制备标本，观察细胞的减数分裂过程。

【实验内容与方法】

1. 秋水仙碱处理 选择 18～20g 重的健康性成熟的雄性小鼠，处死前 3～4h 腹腔注射 100μg/ml 秋水仙碱（2μg/g 体重）。

2. 取材 用颈椎脱臼法处死小鼠，将其四肢固定于解剖板上，剪开腹腔取出睾丸，放入盛有 2%柠檬酸钠溶液的培养皿中，洗去血污。用小剪刀剪开睾丸最外层的腹膜和白膜，挑出生精小管，再用柠檬酸钠溶液冲洗 2 次，将生精小管移入 5ml 带刻度的离心管内。

3. 制备细胞悬液

（1）低渗处理：加 5ml 0.075mol/L KCl 于盛有生精小管的刻度离心管内，用吸管吸打混匀，室温静置低渗处理 30min，离心 10min，轻轻吸弃上清液，保留 1ml 低渗液及沉淀物。

（2）固定：加新鲜配制 Carnoy 固定液（甲醇∶冰醋酸＝3∶1）4ml，室温下固定 20min，离心 10min，弃上清液，保留 1ml 固定液及沉淀物。

（3）软化：加 60%乙酸 1ml，软化 2min。软化不能太久，待绝大部分生精小管已软化成混浊状，即可再固定。

（4）再固定：加入新鲜配制 Carnoy 固定液 5ml，用吸管反复吹打，这样可使处于减数分裂过程中的各期细胞脱落。然后用吸管吸掉肉眼可见的膜状物，将剩余悬液平衡离心。

（5）收获细胞：上述悬液以 1000 r/min 离心 10min，弃上清液，所得沉淀物除少部分精子外，就是处于减数分裂各期的细胞。加入新鲜配制的 Carnoy 固定液 3～4 滴（根据细胞多少适当增减滴数），用吸管轻轻吹打制成细胞悬液。

4. 滴片　取事先在冰水中预冷的载玻片放于实验台上，滴 1～2 滴细胞悬液在预冷的载玻片上，立即用吸管轻轻吹散细胞，空气中晾干。

5. 染色　Giemsa 染液染色 10～20min，细小水流冲洗，晾干玻片。

6. 结果观察　在显微镜下先用低倍镜寻找处于减数分裂各期的细胞，再转换高倍镜和油镜仔细观察（图 1-41）。

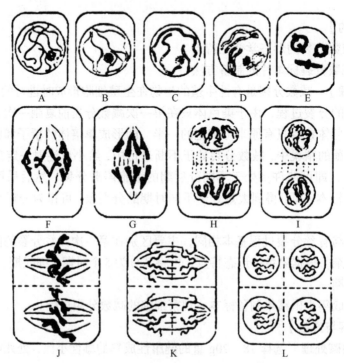

图 1-41　减数分裂模式图

A. 细线期；B. 偶线期；C. 粗线期；D. 双线期；E. 终变期；F. 中期Ⅰ；G. 后期Ⅰ；H. 末期Ⅰ；I. 前期Ⅱ；J. 中期Ⅱ；
K. 后期Ⅱ；L. 末期Ⅱ

（1）第一次减数分裂（减数分裂Ⅰ）

1）前期Ⅰ：该时间很长，细胞变化复杂，此时期染色体逐步折叠、浓缩，同时出现非姊妹染色体的节段交换现象。人们根据细胞核及染色体的形态变化将前期共划分为五个时期，即细线期、偶线期、粗线期、双线期和终变期。

细线期（leptotene stage）：细胞核膨大，染色质浓缩为细长的染色线，其上分布着许多染色粒，呈细丝状的染色体相互缠绕成团而分不清头尾。DNA 虽然已经复制，但还看不出双线结构。

偶线期（zygonema stage）：同源染色体开始配对，即联会（synapsis）。配对后的同源染色体形成二价体，但是尽管此时染色体比细线期清楚，但染色体仍很细长，所以也不能辨清染色体数目。

粗线期（pachytene stage）：染色体缩短变粗。同源染色体配对形成二价体，整个核中染色体较为稀疏。此时已经能够辨别染色体的头尾，因而可以初步进行染色体计数。

双线期（diplotene stage）：染色体继续缩短，配对的同源染色体互相排斥，部分分开，出现各种交叉现象。

终变期（diakinesis stage）：染色体进一步凝集缩短，交叉数减少。染色体呈现各种如"0""8""X""V"形。核仁、核膜消失。此时进行染色体计数十分方便。

2）中期 I：染色体高度浓缩，各个二价体向中部集中，排列在赤道面上，同源染色体的着丝粒与细胞两端的纺锤丝相连。在赤道面上可见 10 个二价体，在极面上可见二价体排列成一个平面。处在中期 I 染色体中 3 个最短的染色体可包括深染的 Y 染色体。

3）后期 I：细胞变长，每个二价体（四分体）分成 2 个二分体，由于纺锤丝的牵引作用 2 个二分体分别向两极移动。每一极得到 n 条染色体，染色体数已减半。

4）末期 I：每组二分体达到两极后逐渐解螺旋向染色质变化，核膜、核仁重新形成。同时细胞中部内缢，完成细胞质分裂，形成 2 个次级精母细胞。

（2）间期：由于该期无 DNA 的复制，故时间一般较短，有的生物则在末期 I 后直接进入前期 II 而不经过间期。

（3）第二次减数分裂（减数分裂 II）：这是次级精母细胞分裂形成精细胞的过程，在这一时期无染色体数目的变化（但 DNA 的量有变化），故与一般的有丝分裂很相似。由于经过了减数第一次分裂，同源染色体已经分离，染色体数目已经减半，所以从形态上看第二次分裂的细胞体积较小。

1）前期 II：核膜消失，每个细胞只有几个二分体，这一时期较为短暂，故不易观察到。

2）中期 II：呈二分体状态的染色体排列在赤道面上，侧面观察呈一直线，每条染色体的 2 条染色单体仍在着丝粒处相连。极面可见二分体像花朵排在细胞中央。

3）后期 II：每个二分体的着丝粒纵裂为二，因此 2 条姊妹染色单体分离，在纺锤丝的牵引下，分别向两极移动。

4）末期 II：染色体到达两极，开始逐渐解螺旋形成染色质并聚集成团，核仁、核膜重新出现。同时细胞拉长，中央凹陷，一个次级精母细胞分裂成两个子细胞。

（4）精细胞：体积比次级精母细胞小，核圆且大。

（5）精子：是由精细胞经过变态期所形成的。在光学显微镜下可见处在变态期的精细胞，精细胞先由圆形变成圆头长尾，再逐渐变成椭圆形头和长尾，进而形成具有细长纺锤形头部和较长尾部（鞭毛）的精子。精子为单倍体。

【实验准备】

1. 材料 健康性成熟的雄性小鼠。

2. 试剂

（1）100μg/ml 秋水仙碱：秋水仙碱 10mg，加蒸馏水至 100ml，最好现用现配（一般不能超过 2 个月）。

（2）2% 柠檬酸钠溶液：称取 2g 柠檬酸钠溶液（柠檬酸三钠），溶解于 100ml 蒸馏水中，混匀。

（3）0.075 mol/L KCl 溶液：KCl 5.59g 定容于 1000ml 蒸馏水中即可，4℃冰箱保存待用。

（4）Carnoy 固定液：按甲醇：冰醋酸 ＝3：1 的体积比配制，现用现配。

（5）Giemsa 染色液

1）配制 Giemsa 原液（pH 6.8）：Giemsa 粉剂 1.0g，置于研钵内，先加数毫升甘油，仔细研磨至呈无颗粒的糊状，加甘油到 66ml，放入 56℃温箱中 2h，并不时研磨。待充分溶解后加 66ml 甲醇，混匀，密封，用有色玻璃瓶避光保存。

2）配制 10% Giemsa 工作液：临用时取 Giemsa 原液 1ml 与 pH 6.8 的 PBS 缓冲液 9ml 混合即成。

（6）PBS 液（pH 6.8）

1）A 液（1/15 mol/L KH_2PO_4）：9.078g KH_2PO_4 加蒸馏水到 1000ml。

2）B 液（1/15 mol/L Na_2HPO_4）：11.876g Na_2HPO_4 加蒸馏水至 1000ml。

用时取 A 液 50.8ml、B 液 49.2ml 混匀即为 pH 6.8 的 PBS 液。

3. 器材 显微镜，台式低速离心机，1ml 注射器，解剖盘，手术剪刀，眼科剪，镊子，5ml 刻度离心管，吸管，载玻片，盖玻片，擦镜纸等。

【注意事项】

1. 按体重给每只小白鼠腹腔注射秋水仙碱，剂量过大会导致小鼠死亡。

2. 低渗液要求临用时配制，注意掌握低渗时间，不要过度或不足。

【思考题】

1. 为什么在取材前要给小白鼠腹腔注射秋水仙碱？

2. 比较有丝分裂与减数分裂的异同。

3. 低渗过度或不足会导致何种结果？

4. 绘制高倍镜下细胞减数分裂各时期的图像。

实验十四　X 染色质标本制备与观察

【实验目的】

1. 掌握 X 染色质标本制备方法及其原理。

2. 掌握 X 染色质的形态特征及其临床意义。

【实验原理】 一个个体不论其细胞中有几条 X 染色体，均只有一条具有转录活性，其余的 X 染色体均失活形成异固缩的 X 染色质。因此，一个细胞中所含 X 染色质的数目等于 X 染色体数目减 1。正常女性（46，XX）细胞只有一个 X 染色质，而 47，XXX 和 48，XXXY 这样的个体有两个 X 染色质。在显微镜下，典型的 X 染色质位于核膜内侧缘，大小为 1～1.5μm，形状多为平凸形、三角形、半圆形或扁平形。正常女性间期细胞核中 X 染色质阳性率一般为 10%～30%，有的可高达 50% 以上。其出现率的高低与个体不同生理状态、染色方法、染色技术及 X 染色体在细胞核中的位置有关。在男性间期细胞核中则平均低于 1%。一般检查 X 染色质确定性别时，观察 200 个细胞，X 染色质出现 5% 以上者均为女性。现在，X 染色质检查已广泛应用于临床，作为性别测定和性染色体数目异常的一种辅助诊断方法。

【实验内容与方法——Giemsa 染色法】

1. 取材制片 先让受检者用水漱口数次，然后用牙签钝头部刮取口腔下唇内侧面，弃去第一次刮到的细胞，在同一部位连刮几次，将刮取物均匀涂在干净的载玻片上晾干。

2. 固定 将带有标本的载玻片置入装有新配制的甲醇-冰醋酸固定液（3：1）的染色缸中固定 10min 后取出，空气干燥。

3. 水解 玻片标本置于 5 mol/L HCl 中，室温水解 20min。用新鲜蒸馏水冲洗 4 次，充分洗去残留的 HCl。

4. 染色 置 Giemsa 染液中染色 10min，蒸馏水冲洗后晾干，酒精灯上过火脱水，以二甲苯透明，树胶封片。

5. 观察结果 高倍镜下可见许多染成浅红色的细胞核，细胞质不着色或不明显。选择核较大、染色清晰、轮廓完整、核质呈均匀细网状的细胞进行观察。找到核膜内侧缘有紫红色浓染小体的细胞核后，换油镜进一步观察。油镜下 X 染色质为紫红色平凸形、三角形、扁平形的浓染小体（图 1-42）。

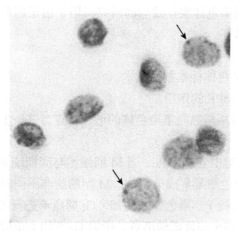

图 1-42 人口腔黏膜上皮细胞间期核（示 X 染色质，×600）

【图片资料】请扫描图 1-42 右下方的二维码，观看人口腔黏膜上皮细胞间期核 X 染色质。注意观察 X 染色质为紫红色平凸形、三角形、扁平形的浓染小体。

【实验准备】

1. 材料 人口腔黏膜上皮细胞。

2. 试剂及配方 Giemsa 染液，硫瑾染液，0.5%结晶紫，0.2%甲苯胺蓝染液，5mol/L HCl，70%乙醇，95%乙醇，100%乙醇，二甲苯，树胶，甲醇-冰醋酸固定液。

（1）5 mol/L HCl：37%HCl 41.5ml，加蒸馏水至 100ml。

（2）甲醇-冰醋酸固定液（3∶1）：甲醇 3 份，冰醋酸 1 份。

3. 器材 显微镜，载玻片，牙签。

【思考题】

1. 间期核内出现 X 染色质有何生理意义？

2. X 染色质检测有何临床用途？

【注意事项】

1. 取材前要漱口，以免口腔中的杂质影响观察效果。

2. HCl 水解要充分，使 X 染色质易于显现。

3. 临床检查时要选择形态好的细胞观察，计算 100 个细胞中 X 染色质出现的频率。

实验十五 早熟染色体凝集的诱导和观察

早熟染色体凝集（premature chromosome condensation，PCC）是近 20 多年来在细胞融

合和染色体技术的基础上建立起来的一种技术。在间期细胞中，遗传物质是以染色质形式存在的，看不到分裂期（M 期）才出现的染色体。当把间期细胞与 M 期细胞融合后，由于在 M 期细胞内含有促进染色质凝集的物质——有丝分裂因子（mitotic factor），现称成熟促进因子（maturation promoting factor，MPF），能诱导间期细胞染色质提前凝集成染色体。此种由 M 期细胞诱导间期细胞中产生的染色体称为早熟凝集染色体或称为 PC-染色体。早熟凝集染色体的形态学反映了间期细胞融合时所处的细胞周期的位置。利用 PCC 技术可以在光镜下直接观察间期细胞中染色质结构的动态变化；可以用于细胞周期的分析；用于环境中各种理化因子对靶细胞间期染色体损伤效应的研究；用于白血病患者化疗效果及预后的检测及制备高分辨染色体带谱等。

【实验目的】

1. 进一步掌握细胞融合和染色体标本制备技术。

2. 了解 PCC 的诱导原理和 MPF 的作用。

3. 掌握间期细胞 3 个不同时相早熟凝集染色体的形态特点，进一步理解细胞周期中染色质周期变化规律。

【实验原理】 由于 M 期细胞中含有 MPF，当 M 期细胞与间期细胞融合后，此种因子可以诱导间期细胞核膜破裂，染色质凝集成染色体。M 期细胞与不同时相的间期细胞融合后将诱导产生 3 种不同形态特点的 PC-染色体。例如，G_1 期尚未进行 DNA 复制，染色质逐渐由凝集向去凝集发展，为 DNA 和合成做准备，所以 G_1 期均为单股线状染色体，只是逐渐由粗变细；而 S 期细胞由于正处在 DNA 复制阶段，大量的复制单位不同时启动复制，所以正在复制的地方染色质高度解螺旋，在光镜下看不到，只看到还没有进行复制或复制后又重新凝集的部分，故 S 期 PC-染色体在光镜下呈粉末状或粉碎颗粒状；G_2 期 PC-染色体因 DNA 复制已经完成，故呈现类似中期染色体的形态为双股染色体，但 2 条单体多并在一起，周缘光滑而较细长。

【实验内容与方法】

1. M 期细胞的准备 将细胞接种于大培养瓶中，在细胞对数生长期加入终浓度为 0.05μg/ml 的秋水仙碱，继续培养 3h，使大量分裂的细胞被阻断于分裂中期，形成球形。轻轻倾去培养液，加入 5ml 的 Hank's 液，平行反复振摇培养瓶，使液体冲刷细胞层，或用吸管在瓶内吸取 Hank's 液反复吹打细胞层，由于 M 期细胞呈球形，与瓶壁的接触面积小，容易脱落悬浮。将细胞悬液移入离心管中，计数备用。

2. 间期细胞的准备 取另一瓶处于对数生长期的细胞，也可采用收集过 M 期细胞后的贴壁细胞，用 0.25%胰蛋白酶消化 2～3min，弃去消化液，加入 5ml 的 Hank's 液，用吸管吹打成细胞悬液，计数备用。

3. 细胞融合

（1）将 M 期细胞和间期细胞按 1：1（约各为 10^6 个）混合于离心管中，以 800r/min 离心 5～8min，弃去上清液，用 Hank's 液洗涤离心 1～2 次，弃去上清液，离心管倒置在滤纸上吸尽残液。

（2）用手指轻弹离心管底壁使细胞团分散，然后在 37℃水浴中逐滴加入 0.5～1ml 制备好的 50%PEG 溶液，边加边轻轻振荡，整个过程在 60～90s 内完成。迅速加入 10 倍体积无血清 RPMI 1640 培养液，稀释以中止 PEG 的作用。在 37℃水浴中静置 4～5min，然后离心去上清液，再用无血清 RPMI 1640 液洗涤离心一次，充分去除 PEG。

（3）倾去上清液后，加入 2~3ml 含小牛血清的 RPMI 1640 培养液，轻轻吹打使细胞均匀悬浮。37℃温育 20~60min。

4. 制片 细胞温育后离心（800r/min，6min），弃去上清液，用手指轻弹离心管，使细胞分散，加入 10ml 0.075mol/L KCl 低渗液，37℃静置 15min 左右，滴入新配制的甲醇-冰醋酸（3∶1）固定液进行预固定，离心（800r/min，6min），弃去上清液，指弹离心管使细胞分散后加入 7ml 甲醇-冰醋酸（3∶1）固定液，静置固定 20min，离心，弃去上清液。加少量固定液，轻轻吹打制成细胞悬液，按常规染色体制片法滴片，干燥后用 Giemsa 染液染色 12min，水冲洗，晾干。

5. 观察结果 在低倍镜下可见片中有未融合的单个间期细胞，融合的双核或多核间期细胞、未融合的 M 期细胞（具典型中期染色体）以及 M 期和间期随机融合而诱导产生的不同形态的 PCC 细胞。根据下列所描述的各期 PCC 的特征，油镜下寻找 M 期与不同时相间期细胞诱导产生的各期 PCC。

（1）G_1 期 PCC：此期 DNA 尚未复制，染色体有单条染色单体组成。随染色体解螺旋的发展，染色体逐渐变长、纤细化。

1）早 G_1 期：为扭曲状的单股粗线状染色体，较短。

2）晚 G_1 期：为细长而着色浅的单股染色体，整个染色体部分呈线团状。

（2）S 期 PCC：此期正在进行 DNA 复制，染色体高度解螺旋，DNA 以多点进行复制，故复制区为光镜下不可见部分。尚未解螺旋复制或复制后有凝集的染色质部分在光镜下可见为双线的染色体片段形式存在，染色较深，呈粉末状或粉碎颗粒化。

1）早 S 期：为染色浅的粉末状，其中散在着一些染色深的成双的染色体片段。

2）晚 S 期：染色深的双线染色体片段增多和延长。

（3）G_2 期 PCC：此期 DNA 复制已完成，形成的每条染色体有两条单体组成，随螺旋化的发展，逐渐增粗，变短。

1）早 G_2 期：为较细长的双线染色体。

2）晚 G_2 期：为较粗短的双线染色体，但仍比中期染色体细长，边缘光滑（图 1-43）。

以上现象反映了间期中的染色质与分裂期的染色体是同一物质在细胞周期的不同阶段的两种不同表现形式。它们在结构上是连续的，动态变化着的。染色质由 G_1 期单线状结构，经 S 期复制进入 G_2 期形成双线状结构，到 M 期高度螺旋化凝集成典型的染色体，再平均分配到两个子细胞中去，进入到下一个周期中解螺旋又成为 G_1 期单线结构。

【实验准备】

1. 材料 培养的 CHO 或 HeLa 细胞。

2. 试剂 50%PEG（$M=1000$）溶液，Hank's 液，RPMI 1640 培养液或 Eagle 培养液（含 10%小牛血清和不含小牛血清两种），$10\mu g/ml$ 秋水仙碱，0.25%胰蛋白酶，0.075mol/L KCl 低渗液，甲醇-冰醋酸（3∶1）固定液，Giemsa 染液（pH6.8 PBS 稀释）。

3. 器材 超净工作台，恒温箱，离心机，天平，显微镜，吸管，移液管，10ml 离心管，载玻片，盖玻片，酒精灯，试管架，染色盘。

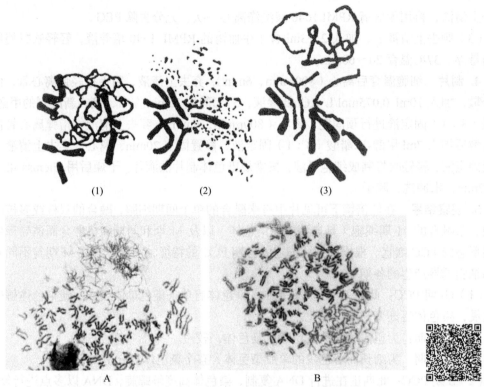

图 1-43　分裂期细胞与间期细胞融合诱导的 PCC
（1）M×G_1；（2）M×S；（3）M×G_2
A. M×G_1；B. M×G_2

【图片资料】请扫描图 1-43 右下方的二维码，观看分裂期细胞与间期细胞融合诱导的 PCC。注意观察各期
　　　　　　PCC 的特征。

【注意事项】

1. 两种细胞混合后离心，上清液务须去尽，否则降低细胞融合率。用手指轻轻震动试
管，将混合的细胞打散成浓的细胞悬液。

2. 滴加 50%聚乙二醇时要缓慢地、一滴一滴地加入，每加一滴后立即用手指弹打试管
壁，使其充分混合，然后加第二滴，直至加完。其目的在于提高细胞间的融合率。

3. 细胞加聚乙二醇 60s 后，稀释 10 倍，其方法是将弯头滴管插入含细胞试管的底部轻
轻打出 RPMI 1640 培养液，使细胞稀释 10 倍。再在 37℃培养细胞 30～60min，一般可获
高比例的 PCC。

【思考题】　根据 PCC 的观察，试说明细胞增殖周期中染色质周期的变化规律。

（李　霞）

第五节　细　胞　培　养

细胞培养（cell culture）是指从生物体内取出组织或细胞，在体外模拟体内生理环境，
在无菌、适当温度和一定营养条件下，使之生存、生长和繁殖，并维持其结构和功能的方
法。由于体外培养的细胞其结构和功能接近体内情况，便于使用各种技术和方法进行研究，

并能在较长时间内直接观察细胞生长、发育、分化过程中的形态和功能变化，而且可同时提供大量生物学性状相似的细胞作为研究对象，因此，细胞培养已经成为现代医学研究中一项非常重要的技术。但是，细胞培养作为一种研究技术也有其局限性，主要是细胞离体以后失去与其周围环境的密切关系，其细胞生物学性质必然会发生某些改变，该因素也不可忽略。

细胞培养技术已广泛地应用于生命科学各个研究领域，如细胞生物学、分子生物学、遗传学、药理学、免疫学、细胞工程、老年学、肿瘤学和病毒学及临床学科基础研究。

实验十六 原代细胞培养

直接从生物体内获取组织细胞进行首次培养称原代细胞培养（primary culture）。原代培养是获取细胞，建立各种细胞系的第一步，是从事细胞培养工作最基本的技术。原代培养方法很多，最基本的有两种，即组织块培养法（explant culture）和单层细胞培养法（monolayer culture）。本次实验将分别介绍这两种方法。

【实验目的】

1. 了解原代细胞培养的一般方法和步骤。

2. 初步掌握培养过程中的无菌操作技术。

3. 初步了解原代培养细胞的观察方法。

一、组织块培养法

【实验原理】 组织块培养是常用的、简便易行和成功率较高的原代培养方法。把组织切割成 $0.5\sim1mm^3$ 的小块后，由于组织块体积很小，在不加任何黏着剂的情况下，它们也能直接贴附于瓶壁上，然后细胞自组织块边缘向外长出生长晕，最后连接成片形成单层细胞。此方法程序比较简单，是当前各培养室常用的方法。

【实验内容与方法】

1. 取材 取新生乳鼠一只，采用颈椎脱臼法处死，或放置−20℃冰箱片刻，使之不动后，浸入 75% 乙醇溶液中浸泡 2～3s，置于消毒培养皿中，无菌操作取材。用弯头眼科镊夹起腹部皮肤，剪开腹腔和胸腔，并剪去部分胸壁以充分暴露胸腔，用眼科镊轻轻夹起粉红色肺组织或心脏，并剪下（或在腹腔背壁脊椎两侧取下肾脏）放入另一培养皿中。用 Hank's 液清洗，去掉血污后移入无菌青霉素小瓶或表面皿中，用眼科剪将组织剪成 $0.5\sim1mm^3$ 的小块，再用吸管加 2～3 滴细胞培养液，用吸管轻轻吹打，使组织块悬浮在培养液中。

2. 接种 用吸管分次吸取组织块悬液（吸取时注意让组织块吸在吸管端部，以免吸得过高，黏附管壁而丢失），将其均匀分布在培养瓶底壁上，翻转培养瓶，加入 2～3ml 培养液，塞紧瓶塞，做好标记（时间、组织名称），置于 37℃恒温培养箱中 2～3h 后，待组织块能牢固贴附在瓶壁上，再缓慢地将培养瓶翻转，使培养液浸泡组织块，继续静置培养（图 1-44）。

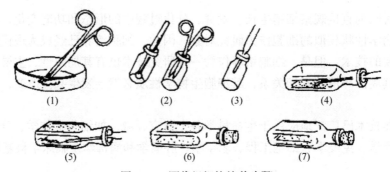

图 1-44　原代组织块培养步骤

（1）取材；（2）剪碎；（3）漂洗；（4）贴瓶；（5）翻瓶加培养液；（6）干涸；（7）培养

3. 观察与结果　组织块静置培养 2～3 天后，每天小心取出培养瓶置于倒置相差显微镜下进行观察（注意尽量少振摇培养液，以防组织块脱落）。观察有无污染、贴壁的组织块边缘有无细胞"长"出。一般最先"长"出的是形态不规则的游走细胞，接着"长"出成纤维细胞或上皮细胞。说"长"实际上是从组织块移动出来的细胞，很少有细胞分裂，移出后逐渐出现细胞分裂，细胞数量增多，在组织块周围形成较大生长晕，随之细胞生长、分裂较快。可根据培养液颜色变化补加和更换培养液，同时注意吸除漂浮的组织块。细胞生长良好时，7～15 天可长成致密单层，这时可进行细胞传代培养。

二、单层细胞培养法

【实验原理】　组织中细胞按一定方式排列，在相邻细胞表面形成各种连接装置，细胞还通过黏着因子介导细胞之间或细胞与细胞外基质之间形成细胞粘连，以维持组织结构的完整性和功能的协调性。细胞培养时细胞间质的这些结构会妨碍细胞的生长、增殖。用酶消化后，能破坏细胞间质使组织松散，容易分离成单个细胞，接种后细胞易于生长。

【实验内容与方法】

1. 取材　用颈椎脱臼法处死新生乳鼠，或放置–20℃冰箱片刻，使之不动后，浸入 75% 乙醇溶液中浸泡 2～3s，超净工作台内无菌条件下取材。用弯头眼科镊夹起腹部皮肤，剪开腹腔和胸腔，并剪去部分胸壁以充分暴露胸腔，用眼科镊轻轻夹起粉红色肺组织并剪下（或在腹腔背壁脊椎两侧取下肾脏）放入另一培养皿中。用 Hank's 液清洗，去掉血污。

2. 消化与分散组织块　把组织块移入无菌青霉素瓶中，用眼科剪将组织块剪成 1～2mm³ 大小的小块，再用无 Ca^{2+}、Mg^{2+} 的 Hank's 液（CMF-Hank's）洗涤 2～3 次，至液体澄清方可。弃去 CMF-Hank's 液，加入 5～10 倍体积的 0.25% 胰蛋白酶（pH7.4～7.8），盖好胶皮塞，置 37℃ 水浴中消化 15～30min，消化时每隔 5min 摇动一次，使组织块散开。视组织块变得疏松，颜色略变白时，从水浴中取出，在超净工作台中用吸管轻轻吸去消化液，加入 2～3ml 培养液（血清中含有胰蛋白酶抑制剂），以终止消化。然后用吸管反复吹打，使大部分组织块分散成细胞团或单个细胞状态，静置片刻，让未被消化完的组织自然下沉，然后将上层细胞悬液移入无菌离心管中备用。

3. 离心和计数　离心管平衡后以 800～1000r/min 离心 5～10min，弃去上清液，加入少量培养液，用吸管轻轻吹打制成细胞悬液，用血球记数板计数细胞悬液的密度。根据计数结果用培养液稀释调整细胞密度为 5×10^5 个/ml。

4. 接种培养 每 $25cm^2$ 培养瓶接种 1ml 细胞悬液，再添加 4ml 培养液，轻轻混匀后盖紧瓶塞，标上细胞名称、组号和接种日期等，细胞放置 37℃恒温培养箱中密闭培养。也可以接种在 24 孔、96 孔培养板或螺旋口培养瓶内，置 CO_2 培养箱中开放培养（培养液中的细胞密度维持在 10^5/ml 左右，对大多数动物细胞来说是比较适中的）。

5. 观察与结果 接种后每天要对培养的细胞做常规观察，注意有无污染、pH 变化（培养液颜色变化）、细胞贴壁和生长情况等。如有污染，培养液会迅速变黄，pH 降低，液体出现混浊，或出现菌落。

正常情况下，细胞接种培养 24h 以内，细胞即可在瓶、皿底壁上贴壁生长（由圆形悬浮状态贴壁延展成短梭状）。培养 2~3 天后，细胞恢复增殖活动，细胞数量增加，并可见多个细胞形成的独立小片（细胞岛）。细胞结构清晰，颗粒少，界线清楚。随着培养时间的延长，细胞越来越多，由于细胞生长旺盛，代谢产物不断堆积，CO_2 增多，培养液逐渐变酸呈黄色（但液体仍澄清），需要及时更换培养液（一般每隔 2~3 天换液一次，以 pH 下降为标准）。5~10 天细胞已基本铺满瓶形成细胞单层，这时细胞需要进行传代，否则由于细胞的接触抑制作用，细胞发生衰老死亡。

【实验准备】

1. 材料 新生乳鼠或胎鼠，人宫颈癌 HeLa 细胞或人肝癌 7402 细胞。

2. 试剂 RPMI 1640 培养液（含小牛血清和青、链霉素），0.25%胰蛋白酶，Hank's 液，7.4% $NaHCO_3$。

3. 器材 超净工作台，恒温培养箱，普通显微镜，倒置相差显微镜，水浴箱，离心机，解剖剪，解剖镊，眼科剪，眼科镊，培养皿，一次性 25ml 培养瓶，离心管，微量加样器，吸管，移液管、血球计数板，酒精灯，试管架，75%乙醇溶液，棉球，无菌服、口罩，帽子等。

【思考题】

1. 简述细胞原代单层培养和组织块培养法的主要步骤。

2. 在细胞培养中如何防止污染?

实验十七 细胞传代培养

当培养的细胞增殖达一定密度后，细胞的生长和分裂速度逐渐减慢、停止（出现密度抑制现象），如不及时进行分离再培养（传代），细胞将逐渐衰老死亡。将培养的细胞从一个容器以 1:2 或其他比率转移到别的容器中扩大培养，称为传代（passage）培养或者再培养（subculture）。

大多数细胞在体外培养时能贴附在支持物表面生长，称贴附型生长细胞。少数种类的细胞在培养时不贴附于支持物上，而呈悬浮状态生长（如某些癌细胞和血液白细胞），称悬浮型生长细胞。在体外这两种不同生长类型的细胞传代方式不同，在这里将分别介绍贴附型生长细胞的传代和悬浮型生长细胞的传代以及细胞传代过程细胞记数的方法。

【实验目的】

1. 掌握原代细胞培养的一般方法和步骤。

2. 进一步熟悉培养过程中的无菌操作技术。

一、贴附生长细胞的传代

【实验原理】 对贴附型生长细胞来说，随着培养时间的延长，细胞通过分裂增殖，细胞数量越来越多，会在培养瓶、培养皿的底壁形成一致密的单层，细胞之间因接触抑制作用会停止生长，发生衰老死亡。因此细胞需要及时进行传代。由于长成致密的单层的细胞之间形成的连接装置很容易被蛋白水解酶所破坏，因此可以用酶消化的方法进行传代。

【实验内容与方法】

1. 洗细胞 取已长成或接近长成致密单层的 HeLa 细胞（或原代培养细胞），倒去培养液，加入 2～3ml Hank's 液，轻轻振荡漂洗细胞后倾去，以去除残留的血清和衰老脱落的细胞和碎片。

2. 消化 加入适量（盖满细胞面即可）0.25% 胰蛋白酶，室温下（或 37℃）消化 2～3min 后，倒置相差显微镜下观察细胞单层，待细胞成片地收缩，细胞间出现许多缝隙时，可倒去消化液（如消化程度不够时可延长时间），进入下一步。如在酶消化过程中，见细胞大片脱落，表明消化过头，则不能倒去消化液（以免丢失细胞），需加入等量的培养液吹打、收集细胞，800r/min 离心 5min 后弃上清液后再进入下一步。

3. 接种 在培养瓶中加入 3ml 培养液，以终止消化。用吸管反复吹打瓶壁上的细胞层，直至全部细胞被冲下，轻轻吹打混匀，制成单细胞悬液，按 1:2 或 1:3 分配，接种到 2～3 个培养瓶内，再向各瓶补加培养液到 5ml。也可以取细胞悬液计数，分别按需要的细胞密度接种到 24 孔、96 孔培养板中，再补足培养液进行培养。

原代培养的细胞首次传代时，细胞接种数量要多一些，以使细胞尽快适应新环境，利于细胞生存和增殖（图 1-45）。

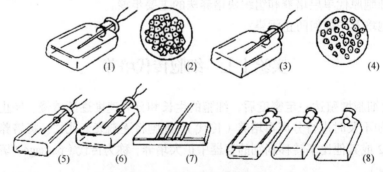

图 1-45　传代细胞培养步骤

（1）吸除培养液；（2）消化前细胞；（3）加消化液；（4）消化后细胞；（5）冲洗；（6）加培养液吹打；（7）计数；（8）分装

4. 观察与结果 细胞传代培养后每天应对培养细胞进行观察，注意有无污染、培养液的颜色变化、细胞贴壁、生长情况等。若细胞贴壁存活则称为传了一代。

二、悬浮生长细胞的传代

【实验原理】 一些在体内以悬浮状态生长的细胞（如血液白细胞）以及某些肿瘤细胞，当接种到体外环境中亦可以悬浮状态生长。故传代时不需要用酶消化，可以直接传代或离心收集细胞后传代。

【实验内容与方法】

1. 直接传代 即让悬浮细胞慢慢沉淀在瓶底后，将上清液吸掉 1/2～2/3，然后用吸管吹打形成细胞悬液后，再进行传代。

2. 离心传代

（1）用吸管将培养瓶中的细胞吹打均匀，尤其是将那些半贴壁的细胞吹打起来。

（2）将细胞吸入 10ml 离心管中，盖紧胶盖，离心管平衡后以 800～1000r/min 离心 5～10min。

（3）回到超净工作台操作，弃上清液，加入适量新培养液，用吸管打匀，制成悬液。

（4）按 1∶2 或 1∶3 分配传代培养。也可以计数后可根据所需要的细胞密度接种到培养瓶或培养板中继续培养（培养板或螺旋口培养瓶需放入含 5% CO_2 培养箱中培养）。

【实验准备】

1. 材料 HeLa 细胞或原代培养细胞。

2. 试剂 RPMI 1640 培养液（含小牛血清和青、链霉素），0.25%胰蛋白酶，Hank's 液，7.4% $NaHCO_3$。

3. 器材 细胞培养仪器与原代细胞培养相同。其他用品有培养瓶、离心管、吸管、移液管、各类橡皮吸头和胶塞、酒精灯、试管架、酒精棉球。

【注意事项】 若只为了保留细胞，则吸取少量细胞悬液至另一瓶中，加入适量新培养液即可，不必经离心步骤。

【思考题】

1. 简述贴附型生长细胞和悬浮型生长细胞传代培养的主要方法和步骤。

2. 为什么培养细胞长成致密单层后必须要进行传代培养？

三、细胞的计数方法

【实验目的】

1. 掌握培养过程中细胞计数方法。

2. 熟悉培养细胞存活率计算。

【实验原理】 在细胞培养过程中，细胞悬液制备后，需要进行细胞计数，以确定细胞接种密度和数量及了解细胞存活率和增殖度。细胞计数一般用血球计数板，根据记数板中已知体积内的细胞数，来推算出每毫升细胞悬液中的细胞数。

【实验内容与方法】

1. 计数板的处理 用无水乙醇或 95%乙醇冲洗计数板和特制盖玻片，并用干净绸布擦净；然后将盖玻片覆盖在计数板的凹槽区域上。

2. 加细胞悬液 在无菌条件下充分混合细胞样品后，用移液器枪头或细口吸管吸取一滴细胞悬液（约20μl），从计数板边缘缓缓滴入，使之充满计数板和盖片面空隙中。注意不要使液体流到旁边的凹槽中或带有气泡，否则要重做（该枪头或吸管加完样后不能再用，以免造成细菌污染）。

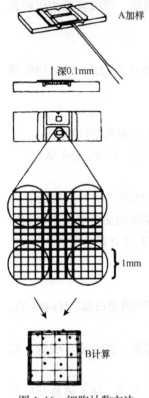

A加样

深0.1mm

1mm

B计算

图1-46 细胞计数方法

3. 计数 稍候片刻，将计数板放在低倍镜下（10×10倍）观察计数。

4. 计数方法 按图计算计数板的四角大方格（每个大方格又分16个小方格）内的细胞数。计数时，只计数完整的细胞，聚成一团的细胞按一个细胞进行计数。在一个大方格中，如果有细胞位于线上，一般计上线细胞不计下线细胞，计左线细胞不计右线细胞。二次重复计数误差不应超过±5%（图1-46）。

5. 计数的换算 根据记数板中已知体积内的细胞数，可以推算出每ml细胞悬液中的细胞数。由于计数板中每一方格的面积为$0.1cm^2$，高为0.01cm，这样它的体积为$0.0001cm^3$即$0.1mm^3$。由于$1ml=1000mm^3$，所以每一大方格内细胞数×10 000=细胞数/ml，故可按下式计算：

细胞每毫升悬液中的细胞数 =4个大格细胞总数/4×10 000

如计数前已稀释，可再乘稀释倍数。

6. 细胞存活率计算 在细胞培养工作中，常需要了解细胞生活状态和鉴别细胞死活，如用酶消化制备的细胞悬液中细胞活力的鉴别，冻存细胞复苏后的活力检测等。常用活体染料锥虫蓝对细胞进行染色，以区分培养物中死细胞与活细胞的比率，便于确定细胞的生活状况。其原理在第二节中已作了介绍，这里主要介绍用计数法测定细胞存活率。

（1）染色：用微量加样器吸取0.5ml细胞悬液于一小试管中（无菌操作），再加入0.5ml 0.4%锥虫蓝染液，用吸管轻轻打匀，染色1~2min。

（2）计数：滴一滴染色后的细胞悬液于计数板上，计数每毫升细胞悬液中死亡细胞数（被染色的细胞）。由于在细胞悬液中加了等量的锥虫蓝染液，所以计数出的细胞数要再乘以2（稀释倍数）才是正确的死细胞数。

（3）细胞成活率计算：计数出的死细胞数，按下式计算出细胞存活率。

细胞存活率=（细胞总数–死亡数）/ 细胞总数 ×100%

【实验准备】

1. 材料 培养细胞悬液。

2. 试剂 培养用液同细胞原代培养，0.4%锥虫蓝。

3. 器材 与细胞培养相同，细胞计数板、细口滴管、绸布。

【思考题】

1. 为什么细胞计数时，细胞悬液逸出凹槽外或有气泡时要重做？

2. 为什么在细胞传代计数过程中，要用无菌吸管吸取细胞，滴加细胞后该吸管不能再用？

【虚拟实验】

1. 登录虚拟实验平台（http://mvl.sdu.edu.cn/virlab/），选择《医学细胞培养综合实验》模块。

2. 实验目的 学习无菌操作的基本要领和要求。学习细胞培养的实验原理、操作方法和注意事项。

3. 观看实验录像 学习细胞培养所需准备的仪器、器材、试剂，学习无菌操作的基本要领和要求。学习细胞培养操作方法和注意事项。

4. 虚拟实验操作 根据页面提示，选择细胞培养实验内容：①实验准备；②悬浮细胞实验；③贴壁细胞实验；④细胞的接种；⑤细胞的复苏；⑥细胞转染。

实验十八 体外培养细胞的观察方法

在细胞原代培养或者细胞在传代后的生存期间，应该每天对培养细胞进行常规检查，观察细胞是否有污染、细胞的生长状态、培养液 pH 变化，是否需要换液、传代等。在此基础上，根据需要，再进一步做一般和特殊细胞生物学特性的检测。

掌握体外培养细胞的一般观察方法，是学习细胞培养技术的重要内容。本节将介绍单层培养细胞接种培养后一般生长过程、培养细胞的形态分类、培养细胞固定染色观察的一般标本制备方法。

一、培养细胞的生长特征与形态观察

【实验目的】

1. 初步掌握细胞接种后的一般生长过程。

2. 掌握培养细胞的形态分类特点。

【实验原理】 单层培养的细胞，从培养开始，要经过生长、繁殖、衰老及死亡的连续过程。可人为将其分为五个时期，即游离期、吸附期、繁殖期、维持期、衰退期，但各期间无绝对的界限。一般在对数生长期进行传代，以保持传代细胞良好的生长增殖活性。

人和动物体内的细胞有着复杂的形态结构和功能，当它们离体后在体外培养时，由于脱离了体内特定的环境，形态上往往表现单一化，而且供体年龄越幼稚，这种现象越明显，并能反映其胚层起源。体外培养细胞大致分为上皮型细胞、成纤维型细胞、游走型细胞和多形型细胞四种类型。

【实验内容与方法】

1. 单层培养细胞的生长过程

（1）各期细胞主要特点：从细胞接种到下一次传代再培养的一段时间为一代。该过程细胞要经过生长、繁殖、衰老及死亡的连续过程。可人为将其分为以下五个时期：

1）游离期：细胞经消化分散后，由于原生质收缩和表面张力以及细胞膜的弹性，细胞变成圆形，折光性强，呈悬浮状态，此期可延续数 h。

2）吸附期：单细胞悬液静置培养一段时间（不同细胞所需的时间不同），由于细胞的附壁特性，开始贴壁，24h后大部分细胞均已贴壁，圆形细胞变成延展状态，细胞立体感强，细胞质颗粒少而透明。

3）繁殖期（生长期）：此时细胞快速生长和分裂（可见有许多折光性强的圆形细胞），细胞数目增多，由几个细胞形成细胞岛（由少数细胞紧密聚集而呈现的孤立细胞群）到形成良好的细胞单层。此期细胞形态为多角形（呈现上皮样细胞的特征），细胞透明，颗粒少，细胞间界线清楚，看见到细胞核。根据细胞所占瓶壁有效面积的百分率，又可将其生长状态分为四级：常以"+"多少表示。

+：细胞占瓶壁有效面积的25%以内。

++：细胞占瓶壁有效面积的25%～75%以内。

+++：细胞占瓶壁有效面积的75%～95%，并具有新生细胞。细胞排列致密，但仍然有空隙。

++++：细胞占瓶壁95%以上，细胞已长满或接近长满单层，细胞致密，透明度好。

从++ ～ ++++为细胞对数生长期。

4）维持期：细胞形成良好单层后，生长和分裂速度开始减慢，折光性强的圆形细胞减少，逐渐停止生长（即出现密度抑制现象）。此时细胞界线逐渐模糊，细胞内颗粒增多，透明度降低，立体感较差。由于细胞代谢物的积累，CO_2增多，培养液逐渐变黄。

5）衰退期：当细胞形成致密单层后，由于营养的缺乏，代谢物积累，细胞内颗粒进一步增多，透明度更低，立体感很差。最后细胞皱缩，细胞质出现空泡，逐渐衰老死亡，从瓶壁上脱落下来。

（2）示教内容：处于不同生长阶段的HeLa细胞、人肝癌7402细胞。

2. 培养细胞的形态分类　体外培养细胞根据它们是否贴附在支持物上生长的特性，可分为贴附型和悬浮型两大类。

（1）贴附型：这类细胞在培养时能贴附在支持物表面生长。大多数培养细胞呈贴附型生长，只依赖于贴附才能生长的细胞称贴附性细胞。当细胞贴附在支持物上之后，它们在体内时原有的特征，细胞分化现象常变得不显著。在形态上常表现单一化的现象，并常反映其胚层起源，呈现类似"返祖现象"。如来源于内、外胚层的细胞多呈上皮细胞型，来自中胚层的细胞则多呈成纤维细胞型，这种现象又与供体的年龄有密切关系，原供体越幼稚则"返祖现象"越明显，与细胞分化有关。因此在判定培养细胞形态时，很难再按体内细胞标准确定，仅能大致作如下分类。

1）成纤维型细胞：因细胞形态与体内成纤维细胞的形态相似而得名。细胞体呈梭形或不规则三角形，中央有卵圆形核，胞质向外伸出2～3个长短不同的突起。细胞在生长时多呈放射状、火焰状或旋涡状走行。除真正的成纤维细胞外，凡由中胚层间充质起源的组织，如心肌、平滑肌、成骨细胞、血管内皮细胞等常呈该类形态。另外在培养中凡细胞形态与成纤维细胞类似者，皆可称为成纤维型细胞。因此，细胞培养中的成纤维细胞一词是一种习惯上的称法，与体内细胞不同（图1-47）。

2）上皮型细胞：这类细胞呈扁平不规则多角形，中间有圆形核，细胞紧密相连成单层。细胞增殖数量增多时，整块上皮膜随之移动，处于上皮膜边缘的细胞多与膜相连，很少脱离细胞群单独活动。起源于内、外胚层细胞，如皮肤表皮及其衍生物、消化道上皮、肝、胰和肺泡上皮等组织细胞培养时，皆呈上皮型形态。上皮型细胞生长时，尤其是外胚层起源的细胞，细胞之间常出现"拉网"（Netting）现象，即在构成上皮膜状生长的细胞群中，一些细胞常相互分离卷曲，致使上皮细胞膜中形成网眼状空洞。拉网的形成可能与细胞分泌透明质酸酶有关（图 1-48）。

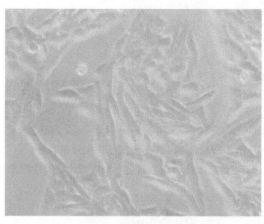

图 1-47　成纤维型细胞——人肺细胞

【图片资料】请扫描图 1-47 右下方的二维码，观看成纤维型细胞——人肺细胞形态。

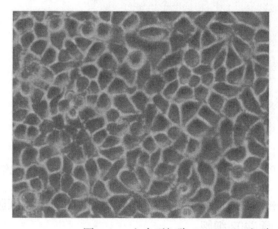

图 1-48　上皮型细胞——HepG2 细胞

【图片资料】请扫描图 1-48 右下方的二维码，观看上皮型细胞——HepG2 细胞形态。

3）游走型细胞：细胞在支持物上散在生长，一般不连接成片。细胞质经常伸出伪足或突起，呈活跃的游走或变形运动，速度快而且不规则。此型细胞不很稳定，有时亦难和其他型细胞相区别。在一定条件下，由于细胞密度增大连接成片后，可呈类似多角形，或因培养基化学性质变动等，也可呈成纤维细胞形态（图 1-49）。

4）多形型细胞：除上述三型细胞外，还有一些组织和细胞，如神经组织的细胞等，难以确定它们规律的形态，可统归为多形型细胞（图 1-50）。

（2）悬浮型：有些细胞在培养时不贴附于支持物上，而呈悬浮状态生长，如淋巴细胞、白血病细胞、骨髓瘤细胞、腹水型恶性细胞等。细胞悬浮生长时，胞体为圆形，观察时不如贴附型方便。其优点是细胞悬浮在培养液中生长，生存空间大，容许长时间生长，能繁殖多量细胞，使于传代和做细胞代谢等研究。

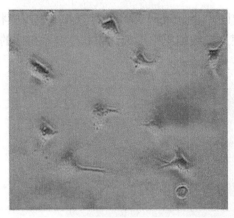

图 1-49　游走型细胞——新生大鼠的组织块培养

【图片资料】请扫描图 1-49 右下方的二维码，观看新生大鼠组织块培养中游走型细胞形态。

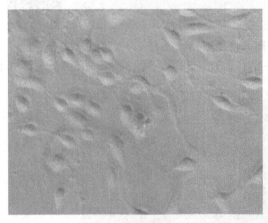

图 1-50　多形型细胞——大鼠神经元细胞

【图片资料】请扫描图 1-50 右下方的二维码，观看多形型细胞——大鼠神经元细胞形态。

（3）示教内容：①原代培养的人皮肤成纤维细胞。②新生鼠肺上皮细胞。③新生鼠脑细胞。④HeLa 细胞。⑤人肝癌 7402 细胞。

【实验准备】

1. 材料　处于不同生长阶段的 HeLa 细胞和人肝癌 7402 细胞，来自不同组织的原代培养细胞（四种不同类型的细胞）。

2. 试剂　同细胞原代培养。

3. 器材　细胞培养仪器、用品同细胞原代培养。

【思考题】

1. 简述体外培养细胞的形态类型及其主要特征。

2. 简述单层细胞培养时细胞生长的一般阶段及其特点。

二、培养细胞的染色标本的制备

细胞在体外培养过程中，既可直接动态观察活细胞，也可将细胞固定制成永久片观察。

固定染色观察是细胞培养中常用的细胞形态、细胞化学研究方法。标本制好以后可以长期保存和做长时间的观察和分析。

【实验目的】

1. 初步掌握培养细胞染色标本的一般制备方法。

2. 熟悉培养细胞常用的几种固定、染色方法。

【实验原理】 单层培养和悬浮培养的细胞都可以进行固定染色观察。贴附生长的细胞需要预先在培养瓶（皿）内放入盖玻片，然后将长有细胞的盖玻片取出，进行固定、染色。悬浮生长的细胞可以离心后制成细胞悬液体，进行滴片或涂片后再进行固定染色。由于培养细胞在盖片上长成单层，固定时穿透快，效果好，也不需要进行包埋和切片，简化了操作过程。

【实验内容与方法】

1. 细胞材料的准备

（1）盖玻片的准备：将盖玻片用玻璃刀或小砂轮切割成小方片（可以买到商品化的小盖片），放入 24 孔培养板内，小盖玻片按培养用的玻璃用品清洗方法清洗，烤干后高压灭菌，干燥后备用。

（2）培养细胞的准备：传代时，预先将洗净的盖玻片放入培养瓶或培养板孔内，细胞静置培养 1～2 天后（细胞在玻片上生长良好时），用无菌镊子取出盖玻片，细胞面向上放在小培养皿或载片上。用 37℃予温的 PBS 液轻轻漂洗两次，每次 1～2min，以洗除血清，防止其干扰染色。漂洗后的盖片条可进行固定、染色。

悬浮培养细胞的准备：需先经过 800r/min 的低速离心 5～10min，除去含血清的培养液，加入 PBS 液清洗离心一次，再用吸管轻轻吹打，制成细胞悬液，滴片或涂片，晾干后进行固定、染色。

2. 培养细胞染色标本一般制备方法

（1）固定：固定培养细胞用的固定剂与一般固定组织用的相同，但固定时间要短一些，一般 10～20min 即可。常用的固定剂有以下几种。

1）甲醇/乙酸固定液：它是固定培养细胞应用最广的一种固定剂，其中甲醇具有穿透力好、易于挥发的优点，而乙酸用来固定蛋白效果好，而且有使细胞膨胀的作用，因此，与甲醇作用相结合，能维持细胞形态不变。Giemsa 染色用此法固定效果很好，最适用于观察染色体。该固定液制备简单，宜现用现配。配制方法为冰醋酸 1 份，甲醇 3 份。

2）FAA 固定液：适用于盖片单层培养，固定效果好，配制方法为 80%乙醇 90.0ml，冰醋酸 5.0ml，中性福尔马林（40%甲醛，用时向瓶中加过量 $MgCO_3$ 中和）5.0ml。

3）中性缓冲福尔马林固定液：相当于 10%的甲醛，可不必再调 pH，配法为中性福尔马林（40%甲醛，用时向瓶内加过量 $MgCO_3$ 中和）10.0ml，Na_2HPO_4（无水）0.78g，NaH_2PO_4（无水）0.42g，加 0.85%NaCl 溶液至 100ml。

4）Carnoy 固定液：对固定培养单层细胞效果非常好，是较好的非水溶性固定液，适用于显示细胞化学成分等方法，如黏多糖等，固定保存效果好，但穿透力差。

配制方法：纯乙醇 60.0ml，氯仿 30.0ml，冰醋酸 10.0ml。

（2）染色：培养细胞可用各种方法染色，有一般和特殊之分。一般染色为观察细胞一般形态之用。特殊染色为用于观察细胞的特殊成分和结构的染色方法。观察细胞形态常用的染色方法有以下几种：Giemsa 染色、苏木精-伊红（H-E）染色、吖啶橙荧光染色等（染色方法见细胞化学部分）。

（3）封片：染色后的盖玻片先在显微镜下观察一下效果，满意后再进行封片。先将染色后的盖玻片用乙醇脱水（或充分干燥）、二甲苯透明后，将细胞面向下轻轻放到滴有树胶的载玻片上（载玻片需要先在酒精灯上烤一下，去掉水汽再滴加树胶），用弯头眼科镊轻压盖片，然后放入干燥箱干燥后备检。

3. 培养细胞 Giemsa 染色标本制备

（1）方法与步骤

1）取出 24 孔培养板中长有细胞的盖玻片，用 PBS（pH 7.0）液漂洗 3 次后，吸干液体，置于 Carnoy 固定液中固定 5～10min，再经 PBS 液漂洗并干燥。

2）用 pH7.0 的 1/15mol/L 磷酸缓冲液配制 10%Giemsa 染液，室温下染色 10min。

3）自来水缓缓冲去染液，冷风充分干燥后，二甲苯透明、树胶封片。

（2）观察与结果：高倍镜下，培养的人肝癌 HepG2 细胞呈多边形，核被染成蓝紫色，呈圆形，细胞质呈浅蓝色。

【实验准备】

1. 材料 培养在盖片上的人肝癌 HepG2 细胞。

2. 试剂 培养用液与原代培养相同，PBS 液，甲醇/乙酸固定液，FAA 固定液，中性缓冲福尔马林固定液，Carnoy 固定液，Giemsa 染液，苏木精-伊红（H-E）染液，Feulgen 染色用液，吖啶橙荧光染液等。

3. 器材 与细胞培养相同，无菌盖玻片，小培养皿，载玻片，滴管等。

【思考题】 简述培养细胞标本片制备的一般过程。

（王晓静）

第二章 医学生物化学基本实验

第一节 蛋白定量分析实验

蛋白质是一切活细胞和有机体的最重要组成成分，它是构成人体及所有动物机体组织的主要部分。蛋白质是由 20 多种氨基酸以肽键相互连接而形成的复杂的高分子化合物，它水解的最终产物是氨基酸。当蛋白质分子受到某些物理、化学因素作用时，它的空间结构就会发生改变或破坏，物理化学性质和生物学性质也随着发生变化，称为蛋白质的变性作用，因此在研究蛋白质的生物学功能时，应防止它的变性作用。蛋白质含量可通过它们的物理化学性质，如折射率、相对密度、紫外吸收、染色等测定而得知，或用化学方法，如微量凯氏定氮法、Folin-酚试剂法、双缩脲法等来测定，表 2-1 为 5 种蛋白质测定方法的比较。

表 2-1 5 种蛋白质测定方法比较

方法	灵敏度	原理	干扰物质
凯氏定氮法 （Kjedahl 法）	0.2～1.0mg	将蛋白质转化为氮，用酸吸收后滴定	非蛋白氮（可用三氯乙酸沉淀蛋白质而分离）
双缩脲法 （Biuret 法）	1～20mg	多肽键加碱性 Cu^{2+} 生成紫色络合物	硫酸铵；Tris 缓冲液；某些氨基酸
Folin-酚试剂法 （Lowry 法）	5μg	磷钼酸-磷钨酸试剂被酪氨酸（Tyr）和苯丙氨酸（Phe）还原	硫酸铵；Tris 缓冲液；甘氨酸；各种硫醇
考马斯亮蓝法 （Bradford 法）	1～5μg	考马斯亮蓝染料与蛋白质结合时其 λ_{max} 由 465nm 变为 595nm	强碱性缓冲液；Triton X-100；十二烷基硫酸钠（SDS）
紫外分光光度法	50～100μg	蛋白质中的酪氨酸和色氨酸残基在 280nm 处的光吸收	各种嘌呤和嘧啶；各种核苷酸

实验一 双缩脲法测定蛋白质含量

【实验目的】 掌握双缩脲法测定蛋白质浓度的原理和标准曲线的绘制。

【实验原理】 蛋白质分子中含有许多肽键，与双缩脲结构类似，在碱性溶液中能与 Cu^{2+} 结合成紫色的化合物（称双缩脲反应）。在一定浓度范围，颜色的深浅与蛋白质浓度成正比，故可用比色法测定蛋白质的含量。含有两个以上肽键的物质才有此反应，故氨基酸无此反应。

【实验内容与方法】

1. 标准曲线的制作

（1）取小试管 7 支，编号，按表 2-2 操作。

表 2-2 双缩脲法操作步骤

试剂（ml）	管号						
	1	2	3	4	5	6	7
标准蛋白质溶液	0.1	0.3	0.5	0.7	0.9	—	样品 0.1

续表

试剂（ml）	管号						
	1	2	3	4	5	6	7
生理盐水	0.9	0.7	0.5	0.3	0.1	1.0	0.9
双缩脲试剂	4.0	4.0	4.0	4.0	4.0	4.0	4.0

（2）混匀后，于37℃水浴中保温15min，在540nm波长下比色，以第6管调零点，测得各管的吸光度值。以各管的吸光度值为纵坐标，蛋白质的克数为横坐标，绘成曲线。

2. 样品测定 取血清（或其他蛋白质溶液）0.1ml，加生理盐水0.9ml，再加双缩脲试剂4ml，于37℃水浴中放置15min，测其吸光度，根据吸光度值查标准曲线即得出每100ml血清（样品）中蛋白质的克数。

【实验准备】

1. 双缩脲试剂 称取 $CuSO_4 \cdot 5H_2O$ 2.5g，加水100ml，加热助溶，另取酒石酸钾钠10g，碘化钾5g，溶于500ml水中，再加 5mol/L NaOH 300ml 混合，然后将硫酸铜溶液倾入，加水至1000ml，此液可长期保存。

2. 其他试剂 生理盐水，标准蛋白质溶液 2mg/ml。

3. 仪器及玻璃器皿 721型分光光度计，水浴箱，中试管6支，1ml刻度吸管3支，10ml刻度吸管1支，坐标纸。

移液管使用方法　　分光光度计使用方法

【视频资料】请扫描上方二维码观看移液管使用方法和分光光度计使用方法。

实验二　Folin-酚试剂法测定蛋白质含量

【实验目的】 掌握 Lowry 法测定蛋白质浓度的原理和特点。

【实验原理】 蛋白质在碱性条件下，其肽键与 Cu^{2+} 螯合形成蛋白质-铜螯合物。此螯合物易使酚试剂中的磷钼酸、磷钨酸还原，产生蓝色化合物。蓝色的深浅与蛋白质的含量成正比。

本法是一种改良 Folin-酚法，较灵敏，但易受夹杂物干扰。试剂中加溴是为了氧化混杂的还原性物质，加硫酸锂是为了防止生成沉淀。蛋白质中的酪氨酸等少量氨基酸残基也能与酚试剂反应显色，但敏感性较差。

【实验内容与方法】 样品与蛋白质标准液同样处理，显色后比色定量。

1. 取试管3支，按表2-3操作。

2. 立即混匀，放50℃水浴10min，冷却，以空白管调零点，在650nm处比色，测得各管吸光度值。

3. 计算 OD标准×50=样品中含蛋白质的量 μg/ml。

表 2-3　Folin-酚试剂法操作步骤

试剂（ml）	空白管	标准管	样品管
生理盐水	1.0		—
标准蛋白溶液	—	1.0	
样品	—	1.0	
试剂 A	0.9	0.9	0.9
混匀，于 50℃水浴 10min，冷却			
试剂 B	0.1	0.1	0.1
混匀，室温下放置 10min			
酚试剂	3.0	3.0	3.0

【实验准备】

1. 标准蛋白溶液 50μg/ml。

2. 试剂 A　酒石酸钾钠 2g 和无水碳酸钠 100g，溶于 1mol/L NaOH 500ml 中，加水定容至 1000ml 混匀。

3. 试剂 B　酒石酸钾钠 2g 和 $CuSO_4·5H_2O$ 1g 分别溶解于少量水中，混合后加水稀释至 90ml，再加 1mol/L NaOH 溶液 10ml，混匀。

4. 酚试剂　于 2L 圆底烧瓶中加入钨酸钠 100g，钼酸钠 25g 加水 700ml，摇匀，再加 85%H_3PO_4 溶液 50ml，浓盐酸 100ml，摇匀。装上回流冷却装置（如用软木塞或胶塞时，须用锡纸包好），加热使之微沸 10h 以上；冷却后加 $Li_2SO_4·H_2O$ 150g，水 50ml，溴 2~3 滴，摇匀。再继续加热煮沸 15min（不用回流冷却装置）。以去除过量的溴，冷后加水稀释成 1000ml，过滤，溶液应为金黄色，置棕色瓶中保存。使用时用标准氢氧化钠滴定，以酚酞为指示剂，然后稀释（约加水 1 倍），使最终浓度为 1mol/L。

5. 仪器及玻璃器皿　721 型分光光度计，恒温水浴箱，中试管，刻度吸管（1.0ml 2 支，0.5ml 1 支，5.0ml 1 支）。

【注意事项】

1. 蛋白质的浓度应在 0.015~0.110mg/ml 范围。

2. 各管加酚试剂必须快速，并立即摇匀，不应出现混浊。

3. 酚试剂配制过程中注意煮沸过程中防止沸腾，可事先加适量玻璃珠等。溴有剧毒，加热过程应在通风橱内进行。

实验三　考马斯亮蓝法测定蛋白质含量

【实验目的】

1. 掌握考马斯亮蓝法测定蛋白质含量的方法及原理。

2. 熟悉紫外分光光度计的使用。

【实验原理】　考马斯亮蓝 G-250 存在着两种不同的颜色，红色和蓝色。它和蛋白质通过范德瓦耳斯力结合，染料与蛋白质结合后颜色由红色转变成蓝色，最大吸收峰从 465nm 变成 595nm，通过测定 595nm 处的光吸收的增加量可知与其结合蛋白质的量。应用考马斯亮蓝法的优点：①灵敏度高，据估计比 Lowry 法约高 4 倍，其最低蛋白质检测量可达 1μg。

②测定速度快、简便，只需一种试剂。③干扰物质少。

【实验内容与方法】

1. 取试管 3 支、编号，按表 2-4 操作。

表 2-4 考马斯亮蓝法测定蛋白质含量

试剂（ml）	空白管	标准管	样品管
生理盐水		0.1	
标准蛋白溶液			0.1
样品			0.1
考马斯亮蓝试剂	5.0	5.0	5.0

2. 混匀，室温放置 5min，在波长 595nm 处，以空白管调零点。测定各管的吸光度值。

3. 计算

$$\frac{\text{OD样品}}{\text{OD标准}} \times 50 = \text{样品中蛋白质的含量} \mu g/ml$$

【实验准备】

1. 考马斯亮蓝试剂　称取考马斯亮蓝 G-250 100mg，加 95%乙醇溶液 50ml，使之溶解，再加入 85%磷酸溶液 100ml，加水至 1000ml。混匀，避光放置过夜，用两层滤纸过滤，滤液用棕色瓶保存，至少可保存 2 周。

2. 标准蛋白溶液　50μg/ml。

3. 仪器及玻璃器皿　721 分光光度计，试管 10 支，刻度吸管 10ml、15ml、1ml、0.1ml 各 1 支，普通玻璃比色杯 4 个。

实验四　紫外分光光度法测定蛋白质含量

【实验目的】

1. 掌握紫外分光光度法测定蛋白质含量的原理。

2. 熟悉紫外分光光度计的使用。

【实验原理】　蛋白质分子中含有的酪氨酸、色氨酸等芳香族氨基酸残基的苯环含有共轭双键，使蛋白质具有吸收紫外光的性质，吸收高峰在 280nm 波长处。由于各种蛋白质所含芳香族氨基酸的量相差很少，因此在此波长范围内。吸收峰的吸光度值与其浓度成正比，可作定量测定。由于各种蛋白质中芳香族氨基酸含量的不同，因而此法适于测定与所采用的标准蛋白质的氨基酸组成相似的蛋白质，以减少误差。

一般核酸在 280nm 波长处也有吸收，对蛋白质测定有干扰作用，但核酸的吸收高峰在 260nm，因此溶液中同时存在核酸时，必须同时测定 A_{260} 和 A_{280}，通过计算消除核酸对蛋白质的影响而算出蛋白质的含量。

【实验内容与方法】

1. 280nm 的光吸收法　因蛋白质分子中的酪氨酸、色氨酸和苯丙氨酸在 280nm 处具有最大吸收，且各种蛋白质的这三种氨基酸含量差别不大，因此测定蛋白质溶液在 280nm

处的吸光度值是最常用的紫外吸收法。

（1）标准蛋白质溶液：任选一种蛋白质溶液，经凯氏定氮法测定蛋白质的含量，用生理盐水稀释至浓度为 1mg/ml。

（2）取试管 6 支，编号，按表 2-5 进行操作。

表 2-5　紫外吸收法标准曲线

试剂（ml）	管号					
	1	2	3	4	5	6
标准蛋白质溶液	0.5	1.0	1.5	2.0	2.5	0
生理盐水	3.5	3.0	2.5	2.0	1.5	4.0

混匀后，盛于石英杯中，用紫外分光光度计，以第 6 管调零点，在 280nm 波长下测定各管吸光度，以各管的光密度值为纵坐标，蛋白质浓度为横坐标绘制标准曲线图。

（3）样品测定：用生理盐水将待测样品的蛋白质浓度稀释成大约 1mg/ml，取标本 1.0ml，加生理盐水 3.0ml，混匀，按上述方法测其 A_{280}，根据标准曲线得出蛋白质的浓度。

2. 260nm 和 280nm 的吸收差法　核酸对此处光有很强的吸收，在 280nm 处的光吸收比蛋白质强 10 倍（每克），但核酸在 260nm 处的吸收更强，其吸收高峰在 260nm 附近。核酸在 260nm 处的消光系数是 280nm 处的 2 倍，而蛋白质则相反，280nm 紫外吸收值大于 260nm 吸收值。通常：

纯蛋白质的光吸收比值：$A_{280}/A_{260} \approx 1.8$。

纯核酸的光吸收比值：$A_{280}/A_{260} \approx 0.5$。

含有核酸的蛋白质溶液，可分别测定其 A_{280} 和 A_{260}，由此吸收差值，用下面的公式，即可计算出蛋白质的浓度。

$$蛋白质浓度（mg/ml）=1.45A_{280}-0.74A_{260}（mg/ml）$$

3. 215nm 与 225nm 的吸收差法　蛋白质的稀溶液由于含量低而不能使用 280nm 的光吸收测定时，可用 215nm 与 225nm 吸收值之差，通过标准曲线法来测定蛋白质稀溶液的浓度。用已知浓度的标准蛋白质溶液，配制成 20～100μg/ml 的一系列蛋白质溶液，取一定量分别测定 215nm 与 225nm 的吸光度值，并计算出吸收差：

$$吸收差 \Delta=A_{215}-A_{225}$$

以吸收差 Δ 为纵坐标，蛋白质浓度为横坐标，绘出标准曲线。再测出未知样品的吸收差，即可由标准曲线上查出未知样品的蛋白质浓度。

4. 肽键测定法　蛋白质溶液在 238nm 的光吸收处的强弱，与肽键的多少成正比。用已知浓度的标准蛋白质溶液，配制成 50～500μg/ml 的一系列蛋白质溶液，取一定量测定 238nm 的吸光度值 A_{238}，以 A_{238} 为纵坐标，蛋白质含量为横坐标，绘制出标准曲线。未知样品的浓度即可由标准曲线求得。

本方法比 280nm 的光吸收法灵敏，但多种有机物，如醇、酮、醛、有机酸、酰胺类和过氧化物等都有干扰作用，所以最好用无机盐、无机碱和水溶液进行测定。若含有有机溶剂，可将样品蒸干，或用其他方法除去干扰物质，然后用水、稀酸和稀碱溶解后再作测定。

【实验准备】　紫外分光光度计，坐标纸。

【思考题】

1. 分光光度法的原理依据的是什么定律？

2. 使用分光光度计时应注意什么？

3. 比较本节以上几种蛋白质的测定方法及原理。

4. 考马斯亮蓝法测定蛋白质的优缺点是什么？

5. Folin-酚试剂法测定蛋白质的原理是什么？

6. 比较 5 种蛋白质测定方法。

（吴伟芳　陈蔚文）

第二节　层析分离纯化实验

层析技术采用固定相和流动相，利用不同物质理化性质的差异，在流动相推动物质通过固定相的过程中加以分离。依据不同的分离原理，层析技术可以分为凝胶层析、离子交换层析、吸附层析、分配层析和亲和层析等。该部分实验主要介绍凝胶层析和离子交换层析的应用。

实验五　血清 γ-球蛋白的分离纯化与鉴定

【实验目的】

1. 了解蛋白质分离提纯的总体思路。

2. 掌握盐析法、凝胶层析和离子交换层析的实验原理及操作技术。

【实验原理】

1. 蛋白质的粗提——盐析法　在蛋白质溶液中加入大量中性盐，以破坏蛋白质的胶体性，使蛋白质从溶液中沉淀析出的方法称为盐析。常用的中性盐有硫酸铵、硫酸钠等。由于各种蛋白质的颗粒大小和亲水程度不同，故盐析所需的盐浓度也不一样。因此，调节盐浓度可使不同的蛋白质沉淀，从而达到分离的目的。例如，血清中的清蛋白在饱和硫酸铵溶液中可沉淀析出，而血清球蛋白在半饱和硫酸铵溶液中易沉淀。盐析沉淀的蛋白质加水降低盐浓度可以复溶。

本实验用半饱和硫酸铵盐析法分离血清中的 γ-球蛋白。

2. 脱盐——凝胶层析法　盐析分离的蛋白质溶液中含有大量盐离子，必须先拖延才能方便进一步的纯化和检测。脱盐有多种方法，本实验采用凝胶层析方法脱盐。

凝胶层析法是混合物随流动相流经作为固定相的凝胶层析柱时，因不同物质分子大小不同而导致各分子的移动速度不同，从而使混合物中各物质得到分离的方法。一般认为混合物缓慢流经凝胶层析柱时，混合物中各物质同时进行两种不同的运动，垂直向下移动和不定向的扩散运动。大分子物质（如蛋白质）直径大于凝胶颗粒孔径不能进入凝胶颗粒网孔，而小分子物质（如无机盐）因直径小于凝胶颗粒孔径可以不定向扩散进入凝胶颗粒网孔之中，因此小分子物质流出的路程较大分子更长，从而使混合物中各组分按分子大小不同的顺序流出。例如，盐析后的蛋白质溶液进行凝胶层析则大分子的蛋白质先流出，由此可获得脱盐的蛋白质溶液。

3. 纯化——离子交换法 半饱和硫酸铵盐析时会使包括 γ-球蛋白在内的球蛋白都析出，经凝胶层析脱盐的蛋白质溶液需用离子交换法进一步去除 γ-球蛋白以外的球蛋白。

本实验采用 DEAE（二乙氨乙基）-纤维素作为离子交换层析的固定相。DEAE-纤维素是一种阴离子交换剂，其带电形式为[—O—$C_2H_4N^+$（C_2H_3）$_2$H]。溶液中带负电荷的物质可与其结合，带正电荷的物质则不能，从而达到分离纯化的目的。蛋白质是两性电解质，在 pH 6.5 时清蛋白及 α_1、α_2、β 球蛋白均带负电荷（清蛋白的 pI 为 pH 4.9，α_1、α_2、β 球蛋白 pI 均小于 pH 6.0），因此能与带正电荷的 DEAE-纤维素结合，而 γ-球蛋白因其 pI=7.3（> 6.5）而带正电荷，不能与 DEAE-纤维素结合，从离子交换柱中流出，因此将 γ-球蛋白与其他球蛋白分离。

【实验内容与方法】

1. 盐析 取血清 1.0ml 于小试管中，边摇边缓慢逐滴加入 1.0ml pH7.2 饱和（NH_4）$_2SO_4$ 溶液。静置 10min 后，3000r/min 离心 10min。倾去含有清蛋白的上清液，沉淀中含有球蛋白。于沉淀中加 0.5ml 洗脱液搅拌溶解，即为粗提的球蛋白溶液。

2. 脱盐

（1）装柱：取 1.5cm×15cm 层析柱一支，将层析柱垂直夹于支架上，先加入蒸馏水约 10ml。打开层析柱下端的螺旋夹，排除底部无效腔气泡，至剩余液体 2～3cm 柱高关闭出口。再将已溶胀好的凝胶边搅拌边加入层析柱中，柱内不得有气泡，柱床必须是连续的，凝胶面要平整，可在凝胶表面加一圆形滤纸片，以免加入液体时冲起胶粒。用螺旋夹控制流速为每分钟 20～40 滴，用洗脱缓冲液流洗平衡几分钟，即可使用。

（2）上样：待层析柱上端的液面刚好下降到凝胶表面时（切勿进入空气），将螺旋夹拧紧。将盐析所得的球蛋白溶液用滴管贴层析柱内壁小心加入层析柱内，不要破坏柱床表面。打开螺旋夹，收集流出的液体。当蛋白质溶液恰好完全进入凝胶柱内时，用约 1ml 洗脱缓冲液小心冲洗柱壁上的残留蛋白质，然后用洗脱缓冲液流洗、收集。

（3）收集：收集液体时，需要检测蛋白质是否流出和流尽。取一滴收集液用 20%磺基水杨酸检测，观察有无蛋白质流出（磺基水杨酸可使蛋白质变性，若有蛋白质流出则呈现混浊）。如证明有蛋白质流出时，则另取一试管收集蛋白质溶液，每收集 1ml 换一支试管，并不断用磺基水杨酸检测，直至检测呈阴性为止。将蛋白质溶液合并，即为脱盐的球蛋白溶液，留待进一步纯化。然后继续收集洗脱液体，检查硫酸铵的流出。取 1ml 洗脱液加纳氏试剂应用液 5ml 混匀，铵盐与纳氏试剂中碘化钾汞复盐作用形成棕黄色碘化双汞铵。

3. 纯化

（1）装柱：将处理好的 DEAE-纤维素按照上述 2（1）凝胶装柱方法进行。

（2）上样：将脱盐的球蛋白溶液上柱，方法与上述脱盐方法相同。同样用磺柳酸检测有无蛋白质流出，待有蛋白质流出时开始收集液体，即为纯化的 γ-球蛋白溶液。留待进一步浓缩和检测。

4. 浓缩 测量纯化的 γ-球蛋白溶液体积，每 ml 加 0.25g 交联葡聚糖凝胶 G-25 干胶，用力振摇 2～3min。3000r/min 离心 5min。上清液即为浓缩的 γ-球蛋白溶液，用滴管吸至另一小试管，留待电泳鉴定（参照实验八 醋酸纤维素薄膜电泳）。

【实验准备】

1. 洗脱液

（1）凝胶层析洗脱液：取 pH 7.4 0.01 mol/L 磷酸盐缓冲液 1000ml 加 NaCl 9g 定容即可。

（2）离子交换层析洗脱液：称取 NH_4Ac 23.13g，加蒸馏水约 800ml 溶解。用稀氨水或稀 HAc 调 pH 至 6.5，再加水至 1000ml 即为 0.3mol/L pH 6.5 NH_4Ac。将其用蒸馏水稀释 15 倍，为 0.02mol/L NH_4Ac 洗脱液。

2. 饱和（NH_4）$_2SO_4$ 溶液：称固体（NH_4）$_2SO_4$ 850g 加于 1000ml 蒸馏水中，在 70～80℃下搅拌促溶，室温下放置过夜，瓶底析出白色结晶，即达饱和。

3. pH 7.2 饱和（NH_4）$_2SO_4$ 溶液 用稀氨水溶液将饱和（NH_4）$_2SO_4$ 调至 pH 7.2。

4. 凝胶准备 称取交联葡聚糖凝胶 G-25 6.0g 于小烧杯中，加水约 100ml，用玻璃棒轻轻搅匀，置于 90～100℃水浴中，不断搅动使气泡逸出，1h 后取出烧杯，待凝胶大部分下沉后，弃去含有细微悬浮凝胶颗粒的上层液体，加水约 100ml 轻轻搅动片刻，再弃去含有细微颗粒的上层液体。

5. DEAE-纤维素处理 称取 DEAE-纤维素 3.0g，加 0.5mol/L HCl 45ml，搅拌后放置 30min。加蒸馏水 250ml 搅匀，待纤维素大部分下沉后弃去含有细微粒的上层液体。如此反复 2～3 次，用蒸馏水洗涤液体至 pH 4.0。再加 45ml 0.5mol/L NaOH 溶液，搅拌均匀后放置 30min，倾去上层液体。再用蒸馏水洗涤至 pH 7.0，弃上层液体后加 0.02mol/L pH 6.5NH_4Ac 溶液约 200ml，再用 1.0mol/LHAc 调至 pH 6.5，留待装柱。

6. 纳氏试剂 取碘化钾 150g，碘 110g，放入 250ml 锥形瓶中，加水 100ml，再加汞 150g，极力摇动 7～15min 至其完全溶解为止，此时温度逐渐升高，待红色碘溶液退色呈现浅棕红色于流水下冷却，继续小心摇动，仔细观察至呈草黄绿色为止（勿摇过分），将溶液倒入 200ml 量筒中。沉淀用水洗涤数次，将洗涤液体一并倒入，然后加蒸馏水至 2000ml，混匀。取上述溶液 300ml 加入 10% NaOH 溶液 1400ml，再加水 300ml，混匀，即为纳氏试剂。

7. 凝胶再生与保存 凝胶层析柱可重复使用，每次用完后用洗脱缓冲液进行流洗，留待再用。为防止凝胶霉变，可用 0.02%NaN_3 溶液流洗后再放置。如长时间不用，将凝胶由柱内倒出，加 NaN_3 至 0.02%湿态保存于 4℃冰箱内，或保存于 20%乙醇溶液中，注意严防因低温（低于 4℃）冻结胶粒而致其损坏。

8. DEAE-纤维素再生与保存 将用过的层析柱先用 1.5mol/L NaCl-0.3mol NH_4Ac 流洗几遍，再用 0.02mol/L pH 6.5 NH_4Ac 溶液洗涤平衡后即可重复使用。

9. 仪器及玻璃器皿 离心机，层析柱，玻片，滴管。

【注意事项】

1. 凝胶处理期间，必须小心用倾泻法除去细小颗粒。这样可使凝胶颗粒大小均匀，流速稳定，分离效果好。

2. 装柱是层析操作中最重要的一步。为使柱床装得均匀，务必做到凝胶悬液不稀不厚，一般浓度为 1:1。进样及洗脱时勿使床面暴露在空气中，否则柱床会出现气泡或分层现象；加样时必须均匀，切勿搅动床面，否则会影响分离效果。

3. 凝胶储存 凝胶使用后如短期不用，为防止凝胶发霉可加防腐剂如 0.02% NaN_3。保存于 4℃冰箱内。若长期不用，应脱水干燥保存。脱水方法：将膨胀凝胶用水洗净。用多孔漏斗抽干后，逐次更换由稀到浓的乙醇溶液浸泡若干时间，最后一次用95%乙醇溶液浸泡脱水，然后用多孔漏斗抽干后，于60～80℃烘干储存。

4. 除用凝胶层析法去除无机盐类外，最常用的去盐法就是透析。细的透析袋效率高，所需时间短。将透析袋一端折叠，用橡皮筋结扎，试验是否逸漏，然后倒入待透析的蛋白质溶液。勿装太满，将袋的上端也结扎好，即可进行透析。开始可用流动的自来水，待大部分盐被透析出后，再改为生理盐水、缓冲液或蒸馏水。透析最好在较低的温度下，并在磁力搅拌器上进行。此法简单，易操作，仪器及试剂要求不高，但不如凝胶层析法效率高。

5. 浓缩γ-球蛋白粗提液除上述方法外还可用透析袋浓缩。将待浓缩的蛋白质溶液放入较细的透析袋中，置入搪瓷盘内，透析袋周围可撒上聚乙二醇6000（PEG6000）、聚维酮或蔗糖。以上物质在使用后（吸了大量水）都可以通过加温及吹风而回收。将装有蛋白质溶液的透析袋悬挂起来，用电风扇高速吹风（10℃以下），也可达到浓缩目的。以上两法虽不如葡聚糖凝胶G-25干胶快，但价格较便宜，方法也不烦琐。

层析操作技术
【视频资料】请扫描上方二维码观看层析操作技术。

【思考题】
1. 盐析的原理是什么？操作时应注意什么？
2. 血清γ-球蛋白分离与纯度鉴定的原理是什么？

实验六　葡聚糖凝胶分离血红蛋白和DNP-胰糜蛋白酶混合液

【实验目的】　掌握葡聚糖凝胶G-50柱层析分离血红蛋白和DNP-胰糜蛋白酶混合液的原理及操作方法。

【实验原理】　本实验采用葡聚糖凝胶G-50层折柱，以蒸馏水为流动相，分离血红蛋白（红色、分子量约为67 000）与DNP-胰糜蛋白酶（胰糜蛋白酶与DNP结合后为黄色，分子量为13 500），根据通过颜色的不同，可观察到血红蛋白洗脱较快，胰糜蛋白酶洗脱较慢。

【实验内容与方法】
1. 凝胶的选择和处理　选用葡聚糖凝胶G-50，处理方法见本章实验五。
2. 装柱　取1cm×20cm层析柱一只，将膨胀好的葡聚糖凝胶G-50装柱（方法见本章实验五），然后加洗脱液。将层析柱垂直安装在支架上，关闭出水口，注入蒸馏水至层析柱顶端3cm处，打开出水口，流洗柱床。
3. 样品制备　血红蛋白溶液0.3ml与DNP-胰糜蛋白酶液0.5ml混匀。
4. 加样与洗脱　打开出口螺旋夹使柱内液体流到床柱表面，关闭出口。小心地把样品用滴管加于柱内成一薄层，切勿搅动柱床表面。打开出口使样品溶液流入凝胶柱内。用0.5～1ml蒸馏水洗凝胶表面层2次（注意：应尽量防止样品的稀释），使样品完全进入凝胶柱内。当蒸馏水流至柱床面时，立即小心加入蒸馏水，以保证凝胶床面不露出液面。调节液体流出的速度，使其保持在10滴/min。观察层析柱内血红蛋白与DNP-胰糜蛋白酶的分离现象，直至红、黄2条色带分开为止。

【实验准备】

1. 血红蛋白溶液 取抗凝血 5ml，离心去掉血浆，用生理盐水洗涤血球 3 次，每次 5ml，并把血球搅起，离心后尽量倒去上清液。加蒸馏水 5ml，混匀，放于冰箱过夜使充分溶血。2000r/min 离心 15min，使红细胞膜破碎沉淀，取透明上清液备用。

2. DNP-胰蛋白酶液 取 20g 胰糜蛋白酶溶于 10%NaHCO₃ 1ml 中，另取 0.05g 二硝基氟苯（DNP）溶于微热的 1ml 95% 乙醇溶液中，充分溶解后，立即倒入上述胰糜蛋白酶溶液中，于沸水浴中煮沸 5min。冷却后加 2 倍量 95% 乙醇，使黄色 DNP-胰糜蛋白酶沉淀，2000r/min 离心 5min。弃去上清液，用少量 95% 乙醇洗沉淀 2 次，所得沉淀溶于 0.5ml 蒸馏水中。

实验七　离子交换层析分离混合氨基酸

【实验目的】

1. 掌握离子交换层析技术的基本原理和方法。

2. 熟悉离子交换层析分离氨基酸的基本原理和操作。

【实验原理】 本实验用磺酸阳离子交换树脂（Dowex 50）分离酸性氨基酸（天冬氨酸）、中性氨基酸（丙氨酸）和碱性氨基酸（赖氨酸）混合液，在特定的 pH 下，它们的解离程度不同，通过改变洗脱液的 pH 或离子强度可分别洗脱分离。

【实验内容与方法】

1. 树脂处理 取树脂 10g，加入 2mol/L HCl 25ml 搅拌，2h 后倒去酸液，用蒸馏水充分洗涤至中性，加 2mol/L NaOH 25ml 至上述树脂中搅匀，2h 后弃碱液，用蒸馏水充分洗至中性，将树脂悬浮在 50ml pH 4.2 柠檬酸缓冲液中，备用。

2. 装柱 取高度与直径比为 10∶1 或 20∶1 层析柱一支，缓冲液为 pH 4.2 柠檬酸缓冲液，装柱（方法见本章实验五）。

3. 加样与收集 取氨基酸混合液 0.2ml 小心加到树脂顶部，打开出口，使其缓慢流入柱内。当液面刚好与树脂表面平齐时，用 0.1 mol/L HCl 6ml 以 1ml/min 的流速洗涤，并开始收集洗脱液，每管 1ml，共收集 6 管，并逐管收存。当 HCl 液面刚好对齐树脂表面时，取 pH 4.2 的柠檬酸缓冲液 3ml 冲洗柱壁，随后用 pH 4.2 的柠檬酸缓冲液洗涤，流速 1ml/min，并注意勿使树脂表面干燥。需收集 15～18 管，移去 pH4.2 缓冲液。待柱内液体刚至树脂平面时，加入 0.1mol/L NaOH 3ml，流速 1ml/min 洗涤，每管 2ml，约收集 6 管。

4. 计算 将收集管按顺序编号，每管加入 0.2 mol/L pH 5.0 的乙酸缓冲液 0.5ml，混匀，各管中再加入茚三酮溶液 0.5ml。然后置沸水浴中煮 10min 取出，溶液呈蓝紫色表示阳性，颜色的深浅表示氨基酸的浓度。

【实验准备】

1. 磺酸阳离子交换树脂

2. 酸碱试剂 2mol/L HCl；2mol/L NaOH；0.1mol/L HCl；0.1mol/L NaOH。

3. 0.1mol/L pH 4.2 柠檬酸缓冲液 取 0.1mol/L 柠檬酸 54ml，0.1mol/L 柠檬酸钠 46ml 混匀。

4. 0.2mol/L pH 5.0 乙酸缓冲液 取 0.2 mol/L NaAc 70ml 与 0.2 mol/L HAc 30ml 混匀。

5. 0.5%茚三酮溶液 取茚三酮 0.5g 溶于 100ml 蒸馏水中。

6. 氨基酸混合液 取丙氨酸、天冬氨酸和赖氨酸各 10mg 溶于 1ml 0.1mol/L HCl 中混匀。

7. 仪器及玻璃器皿　恒温水浴箱，层析柱。

【思考题】　为什么本实验用阳离子交换树脂既分离了酸性氨基酸、中性氨基酸，而又分离了碱性氨基酸，原理是什么？

（徐　霞　苑辉卿）

第三节　电泳分析实验

电泳是指带电颗粒在电场的作用下发生迁移的过程。电泳技术就是利用在电场的作用下，根据待分离样品中各种分子带电性质及分子本身大小、形状等性质的差异，使带电分子产生不同的迁移速度，从而对样品进行分离、鉴定或提纯的技术。许多重要的生物分子，如氨基酸、多肽、蛋白质、核苷酸、核酸等都含有可电离基团，它们在某个特定的 pH 下可以带正电或负电，在电场的作用下，这些带电分子会向着与其所带电荷极性相反的电极方向移动。本节利用醋酸纤维素薄膜电泳、琼脂糖凝胶电泳、聚丙烯酰胺凝胶电泳等技术对不同的蛋白样品进行分离和鉴定。

实验八　血清蛋白质醋酸纤维素薄膜电泳

【实验目的】
1. 学习区带电泳的基本原理。
2. 掌握醋酸纤维素薄膜电泳操作技术。

【实验原理】　血清中各种蛋白质的等电点均低于 pH7.0，在 pH8.6 的缓冲液中它们都电离成负离子，在电场中向正极移动。由于血清中各种蛋白质的等电点不同，在同一 pH 下所带电荷量多少有差异，各种蛋白质分子大小与分子形状也不相同，在同一电场中泳动速度不同。在醋酸纤维素薄膜上进行电泳可将蛋白质分离为 5 条区带，从正极到负极依次为清蛋白及 α_1、α_2、β、γ-球蛋白。经染色、脱色、比色或透明处理后可直接用光密度计扫描，即可计算出血清中各蛋白质组分的相对百分数。如同时用双缩脲法则可测出血清总蛋白浓度，可计算蛋白质组分的绝对浓度。表2-6为人血清蛋白质的等电点及分子量。

表 2-6　人血清蛋白质的等电点及分子量

蛋白质名称	等电点（pI）	分子量
清蛋白	4.88	69 000
α_1-球蛋白	5.60	200 000
α_2-球蛋白	5.60	300 000
β-球蛋白	5.12	90 000~15 000
γ-球蛋白	6.35~7.30	158 000~300 000

【实验内容与方法】
1. 点样　取薄膜切成 2cm×8cm 的小片，在距薄膜无光泽面一端 1.5cm 处用铅笔轻轻画一线，表示点样位置，同时写上编号，以便区别。在巴比妥缓冲液中充分浸透后取出，

用滤纸吸去表面多余水分。取血清 3μl 滴在小滤纸片上，把小滤纸片边缘紧压在铅笔线上，使样品吸到薄膜上，待样品渗入薄膜，无光泽面向下将薄膜两端平贴在电泳槽支架上的纱布上（两端用 4 层纱布作盐桥）。静置 5～10min 使之平衡。

2. 通电 点样端接阴极，接通电源，调节电压为 8～15V/cm，或电流为 0.4～0.6 mA/cm，通电 45～60min，然后关闭电源，停止电泳。

3. 染色 用镊子取出薄膜，直接浸入氨基黑染色液中，染色 2～5min。染色过程中不时晃动，使染色充分。

4. 漂洗 将薄膜取出浸入漂洗液中，漂洗 4～5 次，至薄膜无蛋白区完全脱色为止。取出，用滤纸吸干液体，观察。

5. 透明 将醋酸纤维素薄膜贴于清洁玻璃板上，待干燥后浸于透明液中 2min，取出后即透明，可长期保存。

6. 定量

（1）洗脱法：取试管 6 支并编号。将电泳完毕薄膜按蛋白区带剪开，分别置于试管中，另剪膜薄空白部位的一条放入空白管，各管加 0.4mol/L NaOH 溶液 4ml，充分振摇使其完全洗脱，然后在 620nm 波长下比色，以空白管为对照，读取各管的吸光度值。

计算：吸光度总和 $T=A+\alpha_1+\alpha_2+\beta+\gamma$

各部分蛋白质的百分数：

$$A（清蛋白）\%= A/T\times100\%$$
$$\alpha_1（球蛋白）\%=\alpha_1/T\times100\%$$
$$\alpha_2（球蛋白）\%=\alpha_2/T\times100\%$$
$$\beta（球蛋白）\%= \beta/T\times100\%$$
$$\gamma（球蛋白）\%= \gamma/T\times100\%$$

用此电泳方法测定正常成人血清蛋白时，清蛋白为 57%～72%，α_1-球蛋白为 2%～5%，α_2-球蛋白为 4%～9%，β-球蛋白为 6.5%～12%，γ-球蛋白为 12%～20%。

（2）扫描法：将染色漂洗后的薄膜在空气中完全干燥，浸于透明液中 5～10min，取出贴于玻璃板上。干燥过程中薄膜渐渐透明。然后用自动扫描仪进行扫描，在记录器上自动绘出曲线，并计算出每条区带的蛋白质相对含量。

【实验准备】

1. pH8.6 巴比妥缓冲液 称取巴比妥钠 12.76g，巴比妥 1.66g，用蒸馏水 800ml 加热溶解后，再加蒸馏水定容至 1000ml 混匀。

2. 染色液 取氨基黑 10B 0.5g 溶解于 50ml 乙醇中，再加蒸馏水 40ml 及冰醋酸 10ml 混匀。

3. 漂洗液 95%乙醇：蒸馏水：冰醋酸= 45ml：50ml：5ml。

4. 透明液 95%乙醇：冰醋酸= 80ml：20ml。

5. 0.4mol/L NaOH 溶液。

6. 仪器及器具 分光光度计，电泳仪，电泳槽，染色缸，漂洗缸，镊子，扫描仪。

【注意事项】

1. 电泳图谱分离不清或不整齐最常见的原因：①点样过多；②点不均匀、不整齐、样品触及薄膜边缘；③薄膜过湿，样品扩散；④薄膜未完全浸透或温度过高致薄膜局部干燥或水分蒸发；⑤薄膜与盐桥接触不良；⑥薄膜歪斜、弯曲，与电流方向不平行；⑦缓冲液变质；⑧样品不新鲜等。

2. 血清样品应新鲜，无溶血。

3. 染料问题 用光密度计扫描定量一般用丽春红 S 染色，比色法定量可用丽春红 S 或氨基黑 10B 染色。氨基黑 10B 与蛋白质的结合较其他染料牢固，蛋白带不易脱落，但其对球蛋白的亲和力仅为清蛋白的 80%左右，因此，常导致清蛋白结果偏高，球蛋白偏低。

4. 为了充分保证电泳效果，缓冲液越新鲜越好。缓冲液不用时宜储存于 4℃冰箱内。冷缓冲液可提高区带分辨率，尽可能减少支持物上液体的蒸发，以及防止微生物的生长。每次电泳后应更换槽两侧正负极，缓冲液使用不宜超过 10 次。

5. 洗脱用 NaOH 浓度低于 0.4mol/L，必须在 30min 内比色，否则可能褪色。

【**思考题**】

1. 如何利用人血清蛋白各组分等电点的特点来估计其在 pH8.6 巴比妥缓冲液中移动的相对位置？

2. 简述醋酸纤维素薄膜电泳的原理及优点。

3. 电泳图谱不整齐的原因是什么？

4. 醋酸纤维素薄膜电泳的临床意义是什么？

醋酸纤维素薄膜电泳
【视频资料】请扫描上方二维码观看醋酸纤维薄膜电泳实验操作方法。

实验九 血浆脂蛋白琼脂糖凝胶电泳

【**实验目的**】

1. 掌握琼脂糖凝胶电泳的基本原理及操作要点。

2. 掌握血浆脂蛋白的分类及各类脂蛋白的临床意义。

【**实验原理**】 各种血浆脂蛋白的组成、分子大小不同，在一定条件下分子所带的电荷不同，因此，在同一电场中泳动的速度有快、慢之分，以琼脂糖凝胶为支持物，按其泳动的快慢顺序可分为 α-脂蛋白、前 β-脂蛋白、β-脂蛋白和乳糜微粒 4 条区带（正常人血浆脂蛋白可出现 3 条区带，在原点处无乳糜微粒）(图 2-1)。该方法可应用于高脂蛋白血症分型，为高脂蛋白血症、冠心病、高血压及心肌梗死等疾病的临床诊断提供生化指标。

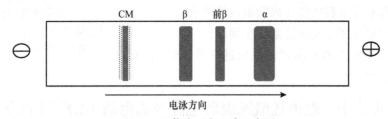

图 2-1 血浆脂蛋白电泳示意图

【**实验内容与方法**】

1. 血浆预染 取血清 0.2ml，加入 1%苏丹黑 B 染色液 0.02ml，混匀，放入 37℃水浴中染色 30min，2000r/min 离心 5min，上清液即为预染血清，分出备用。

2. 制备琼脂糖凝胶板 取清洁载玻片一块平放于桌面上，用吸管吸取已融化的 1%琼脂糖凝胶约 4ml，浇注于载玻片上，静置待凝胶凝固。

3. 加样（采用插滤纸法） 将双层滤纸条（长约 1.2cm，宽约 0.2cm）垂直插入已凝固的凝胶板上，距一端约 2cm，取预染血清 20μl 滴加在两层小滤纸间。

4. 电泳 将凝胶板放入电泳槽中，加样端接电源阴极。凝胶板两端以 4 层纱布为盐桥，轻轻盖贴在凝胶板两端，纱布另一端浸于电泳槽内巴比妥缓冲液中。接通电源，每片凝胶板电流量为 7～8mA，通电约 1h，即可见到分离的脂蛋白区带。

5. 脱盐 将电泳后的凝胶板置于 5%HAc 和 60%乙醇中浸泡脱盐 2h，再置 80℃烘箱内烘干。

6. 浓度测定 用刀片切下凝胶板上的各脂蛋白色带，另外在空白区切一块大小相似的凝胶作为空白对照，分别置于盛有 3.0ml 蒸馏水的试管中。各管置沸水浴中约 5min，使凝胶融化，冷却至室温后在 660nm 处比色，记录吸光度。

各区带光密度总和：$T = D_1 + D_2 + D_3 + D_4$。

$$各脂蛋白的百分数 = \frac{该脂蛋白的吸光度}{T} \times 100\%$$

【实验准备】

1. pH8.6 巴比妥缓冲液 称取巴比妥钠 12.76g，巴比妥 1.66g，用蒸馏水 800ml 加热溶解后，再加蒸馏水至 1000ml 混匀。

2. 1%琼脂糖 用 pH8.6 巴比妥缓冲液配制。

3. 1%苏丹黑染色液 用甲醇配制。

4. 其他试剂 5%HAc，60%乙醇。

5. 仪器 离心机，微波炉，分光光度计，恒温水浴箱，电泳仪，电泳槽，吸量管，载玻片，镊子。

【注意事项】

1. 制板时，载玻片置于水平面上，吸管口垂直于玻片中央，让琼脂糖块均匀快速流出，自然铺满整个玻片。

2. 加样时，血清不能溢于滤纸外。

3. 搭桥时，样品端纱布要小心轻放，不能碰到加样槽，以免样品被吸干或将小槽拉裂。

【思考题】

1. 简述琼脂糖凝胶电泳分离脂蛋白的原理。

2. 脂蛋白电泳操作时应注意哪些问题？

3. 为什么正常人血浆脂蛋白只出现 3 条区带，在原点处无乳糜微粒带？

琼脂糖凝胶板制备

【视频资料】请扫描上方二维码观看琼脂糖凝胶板制备方法。

实验十 聚丙烯酰胺凝胶电泳分离血清 LDH 同工酶

【实验目的】

1. 掌握乳酸脱氢酶同工酶的分类。

2. 了解各种乳酸脱氢酶同工酶的临床意义。

【实验原理】 聚丙烯酰胺凝胶电泳（polyacrylamide gel electrophorsis，PAGE）是由丙烯酰胺单体先在催化剂过硫酸铵和加速剂四甲基乙二胺（TEMED）作用下，聚合成长链，交联剂亚甲基双丙烯酰胺（Bis）使其发生交联而形成凝胶。聚合链的长度与丙烯酰胺的浓度有关，交联度由 Bis 和丙烯酰胺的比例决定，比值越大，网孔越小，越有利于分离较小的分子，可根据网孔大小进行样品分离，因此聚丙烯酰胺凝胶电泳常用于分析蛋白质、DNA 等生物分子。

乳酸脱氢酶（lactate dehydrogenase，LDH）是分子结构组成不同，能催化同一种化学反应的一组酶，该酶是由 H 和 M 两种亚基组成的四聚体，该酶是糖酵解过程中的重要酶类。其作用是催化丙酮酸与乳酸的相互转化。LDH 由几种理化性质及免疫学特性不同，而催化功能相同的蛋白质分子组成，统称为乳酸脱氢酶同工酶。该酶在 pH>pI 的条件下电泳，各种同工酶的泳动速度不同，从阴极向阳极依次排列为 LDH5、LDH4、LDH3、LDH2、LDH1。

本实验以乳酸钠为基质，在辅酶 I（NAD$^+$）的存在下，LDH 能使乳酸钠脱氢生成丙酮酸，而 NAD$^+$还原成 NADH+H$^+$，NADH+H$^+$可将氢传递给吩嗪二甲酯硫酸盐（PMS），生成 PMSH$_2$，PMSH$_2$可使黄色的氯化硝基四氮唑蓝（NBT）还原生成蓝紫色的 NBTH。

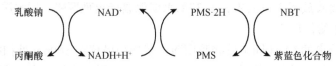

【实验内容与方法】

1. 制胶 首先是夹心式凝胶板的组装，取干净玻璃板 2 块用硅烷剂硅化后（或用 95% 乙醇擦干净），将密封硅胶框放在平玻璃（长板）上，然后将凹玻璃（短板）与平玻璃板重叠，对齐，将其放入电泳槽本体，插入斜插板固定，即可灌胶。用细长滴管取凝胶沿 2 块玻璃板中间缝隙一端灌入凝胶，胶的高度约距短玻璃板上端 0.8cm 处，再将梳子插入凝胶，待凝胶聚合后，轻轻取下梳子，抽出斜插固定板，缓慢去掉密封胶管，再将凝胶夹层玻璃凹面朝里置及电泳槽，插入斜插板，将缓冲液加至内槽玻璃凹口以上，距平玻璃上沿 3mm 处即可电泳（各部件见图 2-2，此电泳槽本体上可同时安装 2 块凝胶板，如果只走一块胶时，需要用一块有机玻璃板将本体另一侧封住，插入斜插板固定，使上、下槽分隔开）。

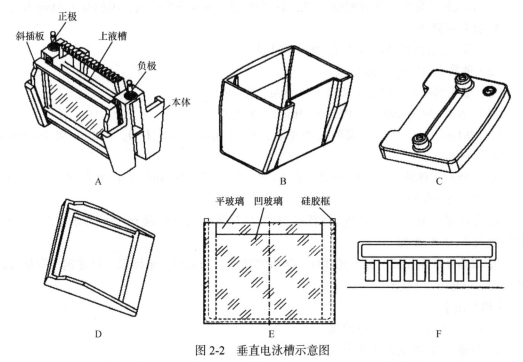

图 2-2　垂直电泳槽示意图

A. 电极架；B. 电泳槽；C. 电泳槽盖；D. 挡板；E. 玻璃板；F. 制胶梳子

2. 凝胶配制 取 TEMED 缓冲液 1.5ml，30%丙烯酰胺-亚甲基双丙烯酰胺（Acr-Bis）4ml，水 6ml，0.14%过硫酸铵 6ml 混匀。

3. 加样 每凹口加样 20μl（样品：血清 1 份，40%蔗糖 6 份及少量溴酚蓝混匀），用电极缓冲液将凹口注满。

4. 电泳 盖好盖子，接通电源，调电压为 150V 以下进行电泳，待染料迁移至距胶下端约 5mm 处，停止电泳。

5. 取胶 电泳结束，关闭电源并按住本体提手打开上盖，拔掉固定板，取出玻璃板，用刀片背面轻轻撬动两块玻璃板空隙处，可将胶面与一块玻璃板分开，将胶板放入染色盘内。

6. 染色 将凝胶放于染色液中，于 37℃水浴保温待出现区带，用水洗去染色液，加入 7.5%乙酸溶液终止酶促反应。

7. 扫描 将分离的 LDH 同工酶凝胶用薄层层析扫描仪在 560nm 处扫描。

8. 血清 LDH 同工酶检测的临床意义 血清 LDH 同工酶的正常值为 LDH_1 32.7%、LDH_2 45.1%、LDH_3 18.5%、LDH_4 2.9%、LDH_5 0.8%。不同组织中 LDH 同工酶谱不一样，临床上可根据酶谱的变化协助诊断，如当心肌梗死时 LDH_1 明显升高，肝脏病变时以 LDH_5 增高为主。当肺梗死或淋巴瘤时 LDH_3 升高，当胆汁梗阻时可见 LDH_4 升高。故血清中 LDH 同工酶的测定对诊断疾病具有一定的参考价值。

【实验准备】

1. TEMED 缓冲液 1mol/L 盐酸 48ml，Tris 36.6g，TEMED 0.23ml，水 50ml，混匀后调 pH 至 8.9，加水至 100ml，用棕色瓶于 4℃保存。

2. 30%Acr-Bis 取 Acr 30g，Bis 0.8g 加水定容至 100ml，过滤，用棕色瓶于 4℃保存。

3. 0.14%过硫酸铵（新鲜配制），7.5%乙酸溶液，40%蔗糖溶液，溴酚蓝（20mg/L）。

4. 显色剂储存液

（1）D，L-乳酸钠 9ml 加水至 50ml，混匀。

（2）辅酶Ⅰ 10mg/ml 水溶液。

（3）氯化硝基四氮唑蓝（NBT）：1mg/ml 水溶液。

（4）吩嗪二甲酯硫酸盐（PMS）：1mg/ml 水溶液。

（5）0.1mol/L（pH7.4）磷酸盐缓冲液：取 0.1mol/L Na_2HPO_3 80.2ml 与 0.1mol/L NaH_2PO_3 19.8ml 混匀。

5. 显色剂工作液 取显色剂储存液（1）、（2）、（3）各 3ml，（4）0.75ml，（5）15ml 混匀。用时新鲜配制。

6. 电极缓冲液 取 Tris6.0g，甘氨酸 28.8g 加蒸馏水 900ml，调 pH 为 8.4 加水至 1000ml 混匀放入 4℃冰箱保存。

7. 仪器及玻璃器皿 分光光度计，恒温水浴箱，扫描仪，电泳仪，电泳槽，吸量管，加样器，染色缸，脱色缸。

【思考题】

1. 简述 LDH 测定的显色原理。

2. 简述 LDH 测定的临床意义。

实验十一　SDS-PAGE 测定蛋白质分子量

【实验目的】
1. 掌握 SDS-PAGE 凝胶电泳法测定蛋白质分子量的基本原理。

2. 了解基本操作及注意事项。

【实验原理】　聚丙烯酰胺凝胶中加入变性剂称为变性聚丙烯酰胺凝胶。常用的变性剂有去污剂、尿素等。加入阴离子去污剂 SDS 聚丙烯酰胺凝胶（SDS-PAGE）是最为常用的、根据分子量大小分离蛋白质的凝胶电泳，因为 SDS 可与蛋白质作用，破坏蛋白质分子的非共价键，使蛋白质变性，失去原有的空间构象，形成带负电荷的 SDS-蛋白质复合物。而各种蛋白质分子相互间只保持着分子大小的差异，彼此间原有的电荷差异被消除或降低。当 SDS 被引入聚丙烯酰胺凝胶系统进行电泳时，样品中蛋白质原有的电荷差异已不起作用，蛋白质分子在电场中迁移速度仅取决于各自分子大小。SDS 与蛋白质的结合按重量比的关系进行。当 SDS 浓度大于 1mmol/L 时，大多数蛋白质的 SDS 结合比例为 1.4g SDS：1g 蛋白质。当蛋白质的分子量在 $12 \times 10^3 \sim 165 \times 10^3$ 时，蛋白质的迁移率和分子量的对数成直线关系。

采用本法测定蛋白质的分子量时，必须将全部二硫键打开，以利于和 SDS 充分结合，否则会因蛋白质和 SDS 的结合减少而结果偏低。因此在实验中同时加入巯基乙醇作为强还原剂，可使蛋白质分子中的二硫键保持还原状态，有利于蛋白质和 SDS 定量结合。

【实验内容与方法】
1. 制胶　首先是夹心式凝胶板的组装，取干净玻璃板 2 块用硅烷剂硅化后（或用 95% 乙醇擦干净），将密封硅胶框放在平玻璃（长板）上，然后将凹玻璃（短板）与平玻璃板重叠，对齐，将其放入电泳槽本体，插入斜插板固定，即可灌胶。用细长滴管取凝胶沿 2 块玻璃板中间缝隙一端灌入凝胶，胶的高度约距短玻璃板上端 0.8cm 处，再将梳子插入凝胶，待凝胶聚合后，轻轻取下梳子，抽出斜插固定板，缓慢去掉密封胶管，再将凝胶夹层玻璃凹面朝里置及电泳槽，插入斜插板，将缓冲液加至内槽玻璃凹口以上，距平玻璃上沿 3mm 处即可电泳（各部件见图 8-1，此电泳槽本体上可同时安装 2 块凝胶板，插入斜插板固定，使上、下槽分隔开）。

2. 凝胶配制　见表 2-7 凝胶制备方法。

3. 样品处理　将样品溶解在样品缓冲液中（蛋白质浓度为 0.05～1mg/ml），100℃水浴中加热 2～5min，或 37℃保温 2h。

4. 加样　用微量加样器在玻璃板间的凹型凝胶样品槽内上样 20μl（标准蛋白质或未知蛋白质）。

表 2-7　凝胶的制备方法

试剂（ml）	6%	8%	10%	12%	15%
蒸馏水	5.3	4.6	4.03.3	2.3	
30%Acr-Bis	2.0	2.7	3.3	4.0	5.0
1.5mmol/LTris（pH8.8）	2.5	2.5	2.5	2.5	2.5
10%SDS	0.1	0.1	0.1	0.1	0.1
10%过硫酸铵	0.1	0.1	0.1	0.1	0.1
1%TEMED	0.008	0.006	0.004	0.004	0.004

5. 电泳 盖好盖子，接通电源，调电压为 150V 以下进行电泳，待染料迁移至距胶下端约 1cm 处（图 2-3 标准蛋白质在 SDS 凝胶上的分离示意图），停止电泳。

6. 取胶 电泳结束，关闭电源并按住本体提手打开上盖，拔掉固定板，取出玻璃板，用刀片背面轻轻撬动两块玻璃板空隙处，可将胶面与一块玻璃板分开，将胶板放入染色盘内。

7. 染色、脱色 将凝胶放入染色液中，37℃保温 30min 后倾出染色液，用水洗凝胶数次后加入脱色液即可。

8. M_r 的计算 通常以相对迁移率 M_r 来表示迁移率，计算方法如下：用直尺分别量出样品区带中心及铜丝与凝胶顶端的距离，按下式计算

$$相对迁移率 M_r = \frac{样品迁移距离(cm)}{染料迁移距离(cm)}$$

以标准蛋白质 M_r 的对数相对迁移率作图，得到标准曲线，根据待测样品的相对迁移率，从标准曲线上查出其 M_r。

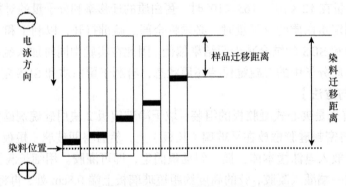

图 2-3 标准蛋白质在 SDS 凝胶上的分离示意图

【实验准备】

1. 蛋白质 细胞色素 C；胰凝乳蛋白酶原 A；胃蛋白酶；卵清蛋白；牛血清清蛋白。

2. 0.1mol/L（pH7.2）磷酸盐缓冲液 取 0.1mol/L Na_2HPO_4 72.0ml 与 0.1mol/L NaH_2PO_4 28.0ml 混匀。

3. 样品溶解液 0.1mol/L（pH7.2）磷酸盐缓冲液，内含 1% SDS，1% 巯基乙醇，10% 甘油，0.02% 溴酚蓝。用来溶解标准蛋白质及待测蛋白质样品。配制方法如下（表 2-8）：

表 2-8 样品溶解液配制方法

SDS	100mg
巯基乙醇	0.1ml
甘油	1ml
溴酚蓝	2mg
0.1mol/L（pH7.2）磷酸盐缓冲液	0.5ml
加蒸馏水至总体积	10ml

4. 电极缓冲液 取 SDS 1g 加 0.1mol/L pH7.2 磷酸盐缓冲液 1000ml。

5. 10%SDS 溶液

6. 1.5mol/L Tris-HCl 缓冲液（pH8.8）

7. 染色液 取考马斯亮蓝 R-250 0.25g，加 50%甲醇 450ml，冰醋酸 50ml 混匀。

8. 脱色液 冰醋酸 75ml，水 875ml，甲醇 50ml 混匀。

9. 标准蛋白质（纯品）（表 2-9）

表 2-9 标准蛋白质

标准蛋白质	M_r	标准蛋白质	M_r
细胞色素 c（马心）	12 500	牛血清清蛋白	67 000
胰凝乳蛋白酶原 A（牛胰）	25 000	兔磷酸化酶 B	97 000
胃蛋白酶（猪胃）	35 000	钙调素结合蛋白	130 000
卵清蛋白（鸡卵）	43 000	肌球蛋白重链	200 000

10. 仪器及玻璃器皿 分光光度计，恒温水浴箱，电泳仪，电泳槽，染色缸，脱色缸，吸量管，微量加样器，镊子。

11. 应用

（1）用于测定蛋白质的分子量。

（2）用于蛋白质混合组分的分离及亚组分的分析。

（3）可从胶中把分离的物质收获洗脱下来，进行氨基酸序列、酶解图谱及抗原性质的研究。

【注意事项】

1. SDS 纯度 在 SDS-PAGE 中，需要纯度高的 SDS。

2. SDS 与蛋白质的结合量 当 SDS 单体浓度在 1mmol/L 时，1g 蛋白质需与 1.4gSDS 结合才能生成 SDS-蛋白复合物。巯基乙醇可使蛋白质间的二硫键还原，使 SDS 易与蛋白质结合。在样品溶解液中，SDS 的量至少比蛋白质的量高 3 倍以上，低于这个比例，可能影响样品的迁移率，因此，SDS 用量约为样品量的 10 倍以上。

SDS-PAGE 凝胶电泳

【视频资料】请扫描上方二维码观看 SDS-PAGE 凝胶电泳实验操作方法。

【思考题】

1. SDS-PAGE 测定蛋白质分子量的主要原理？

2. 什么是 Mr?

实验十二 等电聚焦法测定蛋白质等电点

【虚拟实验】

1. 登录虚拟实验平台（http://mvl.sdu.edu.cn/virlab/），选择《蛋白质变性与 SDS-PAGE 电泳》模块。

2. 实验目的 学习 SDS-PAGE 电泳的基本原理、实验方法和操作注意事项，学习 PAGE 胶制备方法。

3. 观看实验录像 学习 PAGE 胶制备、SDS-PAGE 电泳需准备的仪器、器材、试剂、操作方法和注意事项。

4. 虚拟实验操作　根据页面提示，选择所需实验仪器、器材、试剂，进行 SDS-PAGE 电泳实验操作，观察并记录实验结果。

【实验目的】　掌握等电聚焦电泳的基本原理。

【实验原理】　等电聚焦电泳是利用生物大分子具有两性电解质的性质，在不同 pH 环境中所带净电荷不同，当 pH=pI 时净电荷等于零，此时蛋白质分子在电场中的迁移率等于零，另外当在凝胶中加入两性电解质载体时，由于其结构特点，在电场作用下形成不同的自然 pH 梯度，使具有两性电解质的生物分子在其中进行泳动，最后聚集在与各自 pI 相应的 pH 区域，并可测其等电点，从而达到分离的目的。

蛋白质分子是典型的两性电解质分子，在大于其等电点的 pH 环境中解离成带负电荷的阴离子，向电场的正极泳动，在小于其等电点的 pH 环境中解离成带正电荷的阳离子，向电场的负极泳动。这种泳动只有在等于其等电点的 pH 环境中，即蛋白质所带的净电荷为零时才能停止，如果在一个有 pH 梯度的环境中，对各种不同等电点的蛋白质混合样品进行电泳，则在电场作用下，无论这些蛋白质分子的原始分布如何，各种蛋白质分子将按照它们各自的等电点大小在 pH 梯度中相对应的位置处聚集，经过一定时间的电泳后，不同等电点的蛋白质分子便分别聚集于不同的位置。这种按等电点的大小、生物分子在 pH 梯度的某一相应位置上进行聚焦的行为就称为"等电聚焦"。等电聚焦的特点在于它利用一种称为两性电解质载体的物质在电场中构成的连续 pH 梯度，使蛋白质或其他具有两性电解质性质的样品进行聚焦，从而达到分离、测定和鉴定的目的。

两性电解质载体是许多异构和同系物的混合物，它们是一系列多羧基多氨基脂肪族化合物，分子量在 300～1000。两性电解质在直流电场的作用下，能形成一个从正极到负极 pH 逐渐升高的平滑连续的 pH 梯度。不同的 pH 两性电解质的含量与 pI 的分布越均匀，则 pH 梯度的线性就越好。对两性电解质的要求是缓冲力强，具有良好的导电性，分子量小，不干扰被分析的样品等。

在聚焦过程中和聚焦结束取消了外加电场后，保持 pH 梯度的稳定是极为重要的。为了防止扩散，稳定 pH 梯度，就必须加入一种抗对流和抗扩散的支持介质，最常用的这种支持介质就是聚丙烯酰胺凝胶。当进行聚丙烯酰胺凝胶等电聚焦电泳时，凝胶内即产生 pH 梯度，当蛋白质样品电泳到凝胶内某一部位时，此部位的 pH 正好等于该蛋白质的等电点，该蛋白质即聚焦成一条区带，只要测出此区带所处部位的 pH，即为其等电点。一般电泳时间越长，蛋白质聚焦的区带就越集中，越狭窄，因而分辨率就越高，分离的效果就越好。

【实验内容与方法】

1. 准备凝胶板　将凝胶模具安装好，玻璃板用硅烷剂硅烷化，调好水平。

2. 凝胶配制　取 30%Acr-Bis 5.3ml，8mol/L 尿素 16ml，20%两性电解质（pH3.5～10）1.5ml，18%过硫酸铵 70μl，TEMED 20μl，轻轻混匀，立即灌板。

3. 灌板　将凝胶液向膜框内倾倒，边倒边向前平推玻璃板（硅烷化面向下），赶走气泡，在玻璃板上面压一金属块，放置约 1h，待凝胶聚合后，用刀片背面在玻璃板与模框之间轻轻撬动，可将玻璃板与模框分开，去掉模框，取出凝胶板，放入电泳槽内冷却板上（为使凝胶板与冷却板完全附贴，可在二者之间加少量液状石蜡以赶走气泡）。

4. 加样　将小滤纸片放在刻度模板上，样品加在小滤纸片上，加样量为 20μl（含蛋白质 50～150μg)。

5. 电泳 阴极放浸透 1mol/L NaOH 溶液滤纸条，阳极放浸透 1mol/L H_3PO_4 溶液滤纸条，打开电源，调节功率为 25W，电压为 700V，电流为 50mA，通电 30min 后去掉加样滤纸片，再继续电泳至 180min，停止电泳。

6. 测定

（1）聚焦后，用表面电极测 pH，从阳极到阴极每隔 1cm 在凝胶上测一 pH，以凝胶距离为横坐标，pH 为纵坐标，绘出标准 pH 梯度曲线图。查出未知样品等电点。

（2）对有色样品不必测 pH 梯度，用表面电极直接测定区带处的 pH。

7. 染色 将凝胶放入染色液中 60℃水浴，10min，可见清晰着色区带。

8. 脱色和保存 将染色液倒掉，放脱色液中进行脱色，至背景清晰后，再放入保存液中。

【实验准备】

1. 试剂

（1）30%Acr-Bis：取 Acr 30g，Bis 0.8g 加水 50ml 溶解后，再加水至 100ml 定容，装入棕色瓶置于 4℃冰箱中保存。

（2）18%过硫酸铵（用时新鲜配制），8mol/L 尿素，20%两性电解质（pH3.5～10.0），TEMED，1mol/L NaOH 溶液，1mol /L H_3PO_4 溶液，液状石蜡。

（3）标准蛋白质及未知样品溶液（2mg/ml）。

（4）染色液：取考马斯亮蓝 R-250 0.35g，溶于 300ml 脱色液中。

（5）脱色液：取冰醋酸 160ml，乙醇 500ml，加水至 2000ml 混匀。

（6）保存液：取甘油 30ml，加脱色液至 300ml。

2. 仪器及玻璃器皿 分光光度计，pH 计，电泳仪，电泳槽，染色缸，脱色缸，吸量管，加样器，镊子。

【思考题】

1. 简述等电聚焦的原理。

2. 做好该实验应注意哪些问题？

（王 伟 徐 霞 陈蔚文）

第四节 酶 学 实 验

酶促反应的速率受到很多因素的影响，其中 pH、温度、紫外线、重金属盐、抑制剂、激活剂等通过影响酶的活性来影响酶促反应的速率；酶的浓度、底物浓度等虽不会影响酶活性，但仍可以影响酶促反应的速率。本节分别针对 pH、温度、底物浓度、抑制剂对酶促反应的影响进行实验研究。

实验十三 pH 对酶促反应速度的影响

【实验目的】

1. 掌握 pH 对酶促反应速度的影响。

2. 了解测定酶活性的原理，掌握操作方法。

【实验原理】 酶的本质是蛋白质，只有当酶蛋白处于一定的构象及电荷状态，才有利于酶与底物的结合催化，使酶促反应最强，因此，酶活性会受溶液 pH 的影响。此外，溶液 pH 还可影响底物或辅基的解离程度从而改变酶的催化活性。当其他作用条件不变时，通常只有在一定的 pH 范围内，才表现其催化活性，而且在某一 pH 时，酶的催化活性达最大值，这一 pH 称为酶的最适 pH。不同的酶，最适 pH 不同。体内大多数酶的最适 pH 在 6.5~8.0，但也有例外，如磷酸酶，碱性磷酸酶的最适 pH 为 8.6~10.0，酸性磷酸酶的最适 pH 则小于 6.5，常在 5.0 左右。

碱性磷酸酶（alkaline phosphatase，AKP）的专一性较差，能水解多种磷酸盐，且对于不同的底物，或在不同缓冲液体系中，其最适 pH 可以有所差异。测定碱性磷酸酶活性的方法有很多。本实验采用磷酸苯二钠法，在不同 pH 的甘氨酸缓冲液条件下，测定 AKP 活性，从而确定其最适 pH。该法以磷酸苯二钠为底物，其被碱性磷酸酶水解后产生游离酚和磷酸盐，酚与 4-氨基安替比林作用，经铁氰化钾氧化，可生成红色的醌衍生物。根据红色的深浅可用比色法测出酚的含量，从而间接计算出酶的活性大小。反应式如下：

【实验内容与方法】

1. 取小试管 6 支，编号，按表 2-10 操作。

表 2-10 pH 对酶促反应速度的影响检测

试剂（ml）	管号					
	1	2	3	4	5	6
不同 pH 甘氨酸缓冲液	pH 8.0	pH 9.0	pH 10.0	pH 11.0	pH 12.0	—
	1.0	1.0	1.0	1.0	1.0	—
蒸馏水	—	—	—	—	—	1.0
0.04mol/L 基质液	1.0	1.0	1.0	1.0	1.0	1.0
置 37℃水浴保温 15min						
酶液	1.0	1.0	1.0	1.0	1.0	1.0

2. 立即混匀，置于 37℃水浴中，保温 15min。

3. 保温结束，各管分别加 0.2mol/L NaOH 溶液 1ml 终止反应。

4. 各管分别加入 0.3% 4-氨基安替比林 1.0ml 和 0.5% 铁氰化钾溶液 2.0ml，充分混匀，室温放置 10min，以 6 号管调零点，在 510nm 波长下测定各管的吸光度值。

【实验准备】

1. 试剂

（1）甘氨酸缓冲液：称取 15.01g 甘氨酸用蒸馏水溶解，定容至 1000ml，此液为 0.2mol/L 甘氨酸溶液。按表 2-11 加入 0.2mol/L 甘氨酸溶液和 0.2mol/L NaOH 溶液，混匀后加蒸馏水至终体积为 120ml，混匀后用 pH 计校正 pH。

表 2-11 甘氨酸缓冲液的配制

pH	0.2mol/L 甘氨酸溶液（ml）	0.2mol/L NaOH 溶液（ml）
8.0	50	1.0
9.0	50	7.5
10.0	50	31.0
11.0	50	48.0
12.0	50	61.0

（2）酶液：称取碱性磷酸酶纯品 5mg，用 pH8.8 的 Tris 缓冲液溶解，定容至 100ml 混匀。

（3）0.04mol/L 基质液：称取磷酸苯二钠 10.16g，用煮沸冷却的蒸馏水溶解，定容至 1000ml。加氯仿 4ml 防腐，盛于棕色瓶中，4℃冰箱中保存，可用 1 周。

（4）碳酸盐缓冲液（pH10.0）：称取无水碳酸钠 6.36g、碳酸氢钠 3.36g 用蒸馏水溶解，定容至 1000ml，即为 0.1mol/L pH10.0（37℃时）碳酸盐缓冲液。

（5）0.3% 4-氨基安替比林：称取 4-氨基安替比林 3g，用蒸馏水溶解，定容至 1000ml，置于棕色瓶中，4℃冰箱保存。

（6）0.5% 铁氰化钾溶液：需新鲜配制，称取 5g 铁氰化钾、15g 硼酸，各溶于 400ml 蒸馏水中，溶解后两液混合，加蒸馏水定容至 1000ml，置于棕色瓶中。

（7）酚标准液

1）酚标准储存液的配制：称取结晶酚 1.5g，溶于 0.1mol/L HCl 溶液 1000ml 中，浓度约为 1mg/ml。

2）酚标准液的标定：准确吸取上述酚标准储存液 25ml，置于 250ml 带塞锥形瓶中，加 0.1mol/L NaOH 溶液 50ml，加热至 65℃，再加 0.1mol/L 碘溶液 25ml，塞紧，在室温下放置 30min，加浓盐酸 5ml，用 0.1mol/L 硫代硫酸钠（已标定）溶液滴定至溶液呈浅黄色，再加入 0.5%淀粉指示剂 1ml 继续滴定至蓝色消失为止。以蒸馏水代替酚标准液做空白标定，方法同上。由下列化学反应式：

$$3I_2+C_6H_5OH \rightarrow C_6H_2I_3OH+3HI$$
$$I_2+2Na_2S_2O_3 \rightarrow 2NaI+Na_2S_4O_6$$

可知 3 分子碘（3×254g）能与 1 分子酚（94g）反应，因此每毫升的 0.1mol/L 碘溶液（含碘 12.7mg），相当于酚的毫克数为：

$$12.7 \times \frac{94}{3 \times 254}=1.567(mg)$$

因硫代硫酸钠溶液与碘溶液的浓度约为 0.1 mol/L，设用于滴定剩余碘的硫代硫酸钠为 X_1，空白滴定为 X_2，则实际与酚反应的碘溶液为 X_2-X_1，因而 $1.567 \times (X_2-X_1)=$酚（mg/25ml）。若 25ml 中的酚含量多于 25mg，则用 0.1 mol/L HCl 溶液适当稀释至 1mg/ml。此溶液于 4℃

可保存 1 年。

3）酚标准应用液：精确吸取酚标准液 10ml，用蒸馏水稀释至 100ml，在 4℃时可保存 1 个月。

4）标定酚标准液需下列试剂

A. 0.1mol/L 硫代硫酸钠溶液：称取硫代硫酸钠 25g，溶于 950ml 煮沸的蒸馏水中，继续煮沸数分钟，冷却后用新煮沸过的冷蒸馏水定容至 1000ml，再以 0.1mol/L 碘化钾标定其浓度。

B. 0.1mol/L 碘化钾溶液：将碘化钾在 120℃烘箱中烘 6h，放于干燥器内冷却至室温，精确称取 0.8918g，先以适量蒸馏水溶解，移入 250ml 容量瓶中，继续加蒸馏水定容。

C. 0.5%淀粉指示剂：称取可溶性淀粉 1g，加少量蒸馏水搅匀，再倾入 200ml 煮沸的蒸馏水中，充分搅匀，冷却后即可使用。

D. 0.1mol/L 碘溶液：称取 13g 碘及 40g 碘化钾，置研钵内，加少量蒸馏水研磨至完全溶解，然后加蒸馏水稀释至 1000ml，储于棕色瓶中，再用已准确标定过浓度的硫代硫酸钠溶液标定其浓度。

E. 硫代硫酸钠溶液的标定：取 150ml 锥形瓶一支，加蒸馏水 25ml，碘化钾 2g，碳酸氢钠 0.5g 及 2mol/L HCl 溶液 10ml。准确吸取 0.1mol/L 碘化钾溶液 25ml，加入锥形瓶中，立即以硫代硫酸钠溶液滴定至浅黄色，再加入 0.5%淀粉指示剂 1ml，立即以硫代硫酸钠溶液滴定至无色。另以蒸馏水代替碘化钾溶液空白滴定，方法同上。空白用去硫代硫酸钠的毫升数为 X_1，标定 0.1mol/L 碘化钾用去硫代硫酸钠溶液的毫升数为 X_2。

$$硫代硫酸钠的当量浓度 = \frac{25 \times 0.1}{X_2 - X_1}$$

5）制备标准曲线：取试管 6 支，分别取标准酚溶液（每毫升含 0.1mg 酚）0、0.05ml、0.1ml、0.2ml、0.3ml、0.4ml，加蒸馏水稀释至 2.0ml 后，在 37℃水浴中保温 5min，然后加入 0.5mol/L NaOH 溶液 1.0ml，0.3% 4-氨基安替比林溶液 1.0ml，0.5%铁氰化钾溶液 2ml，混匀后室温放置 17min，510nm 波长下比色，并绘制标准曲线。各管酚含量分别为 0、5μg、10μg、20μg、30μg、40μg。

2. 实验设备 电动匀浆机，pH 计，恒温水浴箱，分光光度计，离心机。

实验十四　温度对酶促反应速度的影响

【实验目的】
1. 掌握温度对酶促反应速度的影响。
2. 了解温度对酶促反应速度影响的测定方法。

【实验原理】　温度升高对酶促反应产生两种相反的效应：一方面为反应速度随温度升高而加快，另一方面酶蛋白变性失活的速度随温度升高也迅速增加，从而使反应速度减慢。这两种效应综合的结果表现为在某一温度范围内酶促反应速度最大，则此温度为酶的最适温度。低于最适温度时，反应速度随温度升高而增加成为主要因素，变性失活是次要的；而高于最适温度时，变性失活上升为主要因素，结果反应速度逐渐减慢，酶一般在 50~60℃以上活性明显降低，80℃以上绝大多数酶丧失全部活性。应该指出，体外实验时酶的最适温度会随着保温时间的长短有所变化。

本实验以碱性磷酸酶为例，在不同温度下保温一定时间，观察酶活性的差别。

【实验内容与方法】

1. 取小试管 5 支，编号，按表 2-12 操作。

表 2-12　不同温度对酶活性影响的检测

试剂（ml）	管号				
	1	2	3	4	5
0.1mol/L pH10.0 碳酸盐缓冲液	1.0	1.0	1.0	1.0	1.0
0.04mol/L 基质液	1.0	1.0	1.0	1.0	1.0
预温 5min	冰浴	室温	37℃	75℃	室温
血清或酶液	0.1	0.1	0.1	0.1	—
保温 15min	冰浴	室温	37℃	75℃	室温

注：加入酶液后，立即混匀，再置各温度下保温。

2. 保温结束后，立即加入 0.2mol/L NaOH 溶液 1ml 终止反应。

3. 各管再分别加入 0.3% 4-氨基安替比林 1.0ml 及 0.5% 铁氰化钾溶液 2.0ml，充分混匀，室温下放置 10min。

4. 比较各管颜色之深浅，用 + → + + + + 表示，观察哪一温度下酶活性最强。

实验十五　底物浓度对酶促反应速度的影响
——碱性磷酸酶米氏常数的测定

【实验目的】

1. 掌握有关酶促反应动力学基本知识。

2. 了解利用双倒数法测定酶 K_m 值的原理。

【实验原理】　在温度、pH 及酶浓度恒定的条件下，底物浓度对酶的催化作用有很大的影响。在一般情况下，当底物浓度很低时，酶促反应的速度（V）随底物浓度[S]的增加而迅速加快，但当底物浓度继续增加时，反应速度的增加率就比较小，当底物浓度增加到某种程度时，反应速度达到一个极限值（最大速度 V_m），如图 2-4 所示。

底物浓度和反应速度的这种关系可用下列 Michaelis-Menten 方程式表示：

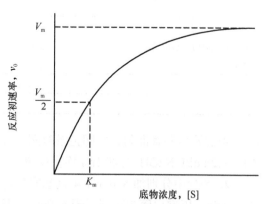

图 2-4　底物浓度对酶促反应速度的影响

$$v = \frac{V_m[S]}{K_m + [S]} \quad 或 \quad K_m = [S]\left(\frac{V_m}{v} - 1\right)$$

式中 V_m 是最大反应速度，K_m 代表米氏常数，当 $v = \frac{1}{2}V_m$ 时，$K_m = [S]$。

所以米氏常数是反应速度（v）等于最大速度（V_m）一半时的底物浓度。K_m 是酶的特征性常数，测定 K_m 是研究酶的一种重要方法，大多数酶的 K_m 值在 0.01～100mmol/L。但是在一般情况下，根据实验结果绘制成上述直角双曲线，却难以正确求得 K_m 和 V_m 值。如果将 Michaeclis-Menten 方程式换成 Lineweaver-Burk 方程式：

$$\frac{1}{v} = \frac{K_m + [S]}{V_m [S]} \quad 或 \quad \frac{1}{v} = \frac{K_m}{V_m} \times \frac{1}{[S]} + \frac{1}{V_m}$$

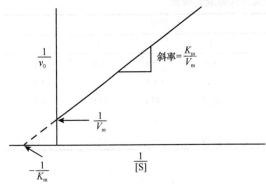

则此方程式为一直线方程式。故用反应速度的倒数和底物浓度的倒数来制图，则易正确求得该酶的 K_m 值和 V_m 值。

以 $\frac{1}{[S]}$ 和 $\frac{1}{v}$ 分别为横坐标和纵坐标作图，可以得出图 2-5。

图中 $\frac{K_m}{V_m}$ 为该直线的斜率，而直线与纵

图 2-5　酶反应速度倒数与底物浓度倒数的关系曲线

坐标的交点为 $\frac{1}{V_m}$，直线与横坐标的交点为

$-\frac{1}{K_m}$，因此，可以在作图后，将该直线延长，根据其在横轴上的截距，计算该酶的 K_m 值。

本实验以碱性磷酸酶为例，测定不同浓度底物时的酶活性，再根据 Lineweaver-Burk 法作图，计算其 K_m 值。碱性磷酸酶活性测定原理同前。

【实验内容与方法】

1. 取试管 6 支，编号，按表 2-13 操作。

表 2-13　底物浓度对酶促反应速度的影响检测

试剂（ml）	管号					
	1	2	3	4	5	6
0.04mol/L 基质液	0.1	0.2	0.3	0.4	0.8	0
0.1mol/L pH10.0 碳酸缓冲液	0.7	0.7	0.7	0.7	0.7	0.7
蒸馏水	1.1	1.0	0.9	0.8	0.4	1.2
37℃水浴保温 5min						
酶液	0.1	0.1	0.1	0.1	0.1	0.1

加酶液后各管混匀，立即记录时间，各管在 37℃水浴中保温 15min，保温结束，立即加入 0.2mol/L NaOH 溶液 1ml 终止反应。

2. 各管中分别加入 0.3% 4-氨基安替比林 1.0ml，0.5%铁氰化钾 2.0ml，充分混匀，放置 10min，以空白管为对照，于 510nm 波长处测定吸光度值。

3. 酶活性计算及 K_m 求取

（1）在 37℃下保温 15min 产生 1mg 酚为 1 个酶活性单位，从标准曲线查出释放的酚量（μg），以此计算出各管的酶活性（V）。

（2）以酶活性单位（V）的倒数 $1/V$ 为纵坐标，以底物浓度[S]的倒数 $1/[S]$ 为横坐标，在坐标纸上描点并连接成线，求该酶的 K_m 值。

实验十六 抑制剂对酶促反应速度的影响

【实验目的】

1. 掌握抑制剂对酶的 K_m 值和最大反应速度（V_m）的影响。

2. 了解如何通过酶促反应动力学实验判断抑制类型。

【实验原理】 凡能降低酶的活性，甚至使酶完全丧失活性的物质，称为酶的抑制剂。酶的特异性抑制剂大致上分为可逆性和不可逆性两大类。可逆性抑制又分为竞争性抑制和非竞争性抑制等。

竞争性抑制剂的作用特点是使该酶的 K_m 值增大，但对酶促反应的最大速度 V_m 值无影响。按 Michaelis-Menten 方程式推导，竞争性抑制剂存在时，底物浓度与酶促反应速度的动力学关系如下式所示：

$$v = \frac{V_m[S]}{K_m\left(1 + -\dfrac{[I]}{K_i}\right) + [S]} \quad ; \quad 即 \quad \frac{1}{v} = \frac{K_m}{V_m}\left(1 + \frac{[I]}{K_i}\right)\frac{1}{[S]} + \frac{1}{V_m}$$

式中，[I]为抑制剂浓度，K_i 为抑制常数，即酶-抑制剂复合物的离解常数。如以 $\dfrac{1}{v}$ 对 $\dfrac{1}{[S]}$ 作图，可得到图 2-6。

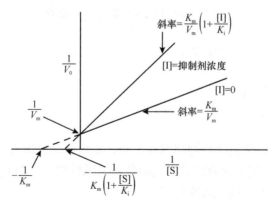

图 2-6 竞争性抑制剂对 K_m 的影响

A：有抑制剂斜率 $= \left(1 + \dfrac{[I]}{K_i}\right)\dfrac{K_m}{V_m}$

B：无抑制剂斜率 $= \dfrac{K_m}{V_m}$

C：截距 $= \dfrac{-1}{K_m\left(1 + \dfrac{[I]}{K_i}\right)}$

由图可见，在竞争性抑制剂存在时，直线斜率增大，但仍以相同的截距与纵轴相交，故最大速度 V_m 不因抑制剂的存在而改变，同时，当有竞争性抑制剂存在时，直线系以不同的截距与横轴相交，即其 K_m 值将比无抑制剂时的 K_m 值大，加大的数值相当于在横轴上截距增加的量。

非竞争性抑制剂的作用特点是不影响[S]与酶的结合，故其 K_m 值不变，然而却能降低其最大速度V_m，按 Michaelis-Menten 方程式推导，非竞争性抑制剂存在时，底物浓度与酶促反应速度的动力学关系如下式所示：

$$v = \frac{V_m}{\left(1 + \dfrac{[I]}{K_i}\right)\left(1 + \dfrac{K_m}{[S]}\right)} \; ; \; 即 \quad \frac{1}{v} = \left(1 + \frac{[I]}{K_i}\right)\left(\frac{K_m}{V_m} \cdot \frac{1}{[S]} + \frac{1}{V_m}\right)$$

如以 $\dfrac{1}{v}$ 对 $\dfrac{1}{[S]}$ 作图，可得到图 2-7。

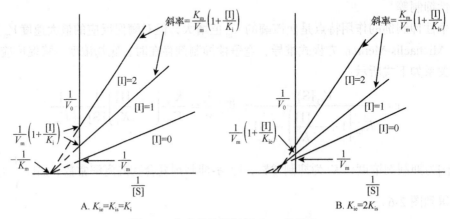

图 2-7　非竞争性抑制剂对 V_m 的影响

A：有抑制剂斜率 $= \left(1 + \dfrac{[I]}{K_i}\right)\dfrac{K_m}{V_m}$

B：无抑制剂斜率 $= \dfrac{K_m}{V_m}$

C：截距 $= \dfrac{1}{V_m}\left(1 + \dfrac{[I]}{K_i}\right)$

从图中可以看出，在非竞争性抑制剂存在时，直线斜率也增大，但以相同的截距与横轴相交，故 K_m 值不变。同时该直线以不同的截距与纵轴相交，即 V_m 值变小。不管底物浓度多大，也不能达到原来的最大速度 V_m。

本实验观察无机磷酸盐对碱性磷酸酶的抑制作用。碱性磷酸酶活性测定原理同前。

【实验内容与方法】　以上两种抑制作用只是抑制剂不同，其他操作完全相同。

1. 取试管 6 支，编号，按表 2-14 操作。

表 2-14　抑制剂对酶促反应速度的影响检测

试剂（ml）	管号					
	1	2	3	4	5	6
0.04mol/L 基质液	0.1	0.2	0.3	0.4	0.8	0
0.04mol/L 磷酸氢二钠	0.1	0.1	0.1	0.1	0.1	0.1
0.1mol/L pH10.0 碳酸缓冲液	0.7	0.7	0.7	0.7	0.7	0.7
蒸馏水	1.1	1.0	0.9	0.8	0.4	1.2
37℃水浴保温 5min						
酶液	0.1	0.1	0.1	0.1	0.1	0.1

2. 加酶液后各管混匀,立即记录时间,在 37℃水浴中保温 15min 后,立即加入 0.2mol/L NaOH 溶液 1ml 以终止反应。

3. 各管中分别加入 0.3% 4-氨基安替比林 1.0ml,0.5%铁氰化钾溶液 2.0ml,充分混匀,室温放置 10min。以空白管为对照,于 510nm 波长处测定吸光度值。

4. 作图 以酶活性单位(V)的倒数 $1/V$ 为纵坐标,以底物浓度[S]的倒数 $1/[S]$ 为横坐标,在坐标纸上描点并连接各点,求该酶的 K_m 值,说明该抑制剂属于何种类型。

【实验准备】 0.04mol/L 磷酸氢二钠溶液:称取 $Na_2HPO_4 \cdot 12H_2O$ 14.3g,以 0.1mol/L pH10 碳酸盐缓冲液溶解,定容至 1000ml 混匀。

【思考题】

1. 什么是酶的 K_m 值及其影响 K_m 值的因素?

2. 加入酶前,为什么要先用 37℃水浴保温 5min?

3. 在操作中有两次要 37℃水浴保温,先为 5min,后为 15min,这两次保温时间如果不准确,对实验结果将会产生什么影响?

实验十七 酶的提取及比活性测定

酶的提取纯化是酶学实验的基本技术。酶的本质是蛋白质,因此酶的分离提纯方法常采用分离提纯蛋白质的方法。无论是分离提纯酶还是蛋白质,制备的原料必须新鲜,该酶含量必须丰富。对于体液中的酶一般可直接提取,而组织细胞内的酶则必须先破碎细胞,然后再用一定的试剂提取,目前用于破碎组织细胞的方法主要有采用玻璃匀浆器、组织捣碎器、分散器、超声波等进行机械破碎,或低渗、酶消化、冻融、有机溶剂去垢剂处理等化学法。细胞破碎后,分离纯化酶或蛋白质采取何种方法,主要由该蛋白质的理化性质来决定。一般多采用中性盐沉淀法(如硫酸铵盐析等)、有机溶剂沉淀法(如乙醇、丙酮、乙醚、正丁醇等提取)、层析法(如离子交换层析、吸附层析、分子筛层析、亲和层析等)、电泳法(制备型聚丙烯酰胺凝胶电泳、等电聚焦电泳等),通常要多种方法配合使用,才能得到纯净的蛋白质或酶。

酶提取纯化的原则是初期采用比较粗而简单的方法,后期采用高分辨率而费时的方法。例如,中性盐沉淀法是一种比较粗的分离方法,可从大量的材料中对酶或蛋白质进行初步分离,但由于含盐多,分离后需要进行透析。而柱层析与电泳不能用于大规模的制备,因此这一类方法往往放在分离纯化的最后阶段,但是如果能够一开始就采用高分辨率的方法,如亲和层析法,那么一下子就可以除去大量杂质,而且可以使样品体积大大缩小。因此究竟采用何种方法还要根据具体情况来确定。

在分离纯化酶的过程中,一个非常困难而十分重要的问题就是要保护酶的活性,不使酶在纯化的过程中失活,因此酶提取纯化时一定要注意以下问题。

1. pH 在相当多的情况下,酶作用的最适 pH 不一定就是酶最稳定的 pH。两者可能相差 1 个以上的 pH 单位。根据不同的情况选择合适 pH 和合适缓冲容量的缓冲溶液,对于稳定酶十分重要。

2. 温度 一般来说,在 0℃时,酶比较稳定,所以提取纯化酶的操作都是在 0~4℃进行(如用有机溶剂沉淀法应预先将有机溶剂预冷,因其提取时会产生大量的热)。但也有例外，如丙酮酸羟化酶，在 0℃时，很不稳定，而在 26℃时最稳定。有些酶可能需要温度低至-20℃或-70℃才能保留其活性，也有些酶溶液经冻融处理往往是十分有害的。

3. 氧化 通常大多数酶和蛋白质含有相当数目的游离巯基，这些巯基中可能有一个以上是属于必需基团的。如果这些巯基被氧化，形成分子内或分子间的二硫键，常常导致酶活性的丧失。在酶纯化过程中，要防止巯基的氧化，可加入一定量的还原剂如 β-巯基乙醇、半胱氨酸、谷胱甘肽、二硫苏糖醇（DTT）等。在酶提取液中加入以上还原剂至终浓度为 $10^{-4}mol/L \sim 5\times10^{-3}mol/L$，即可有效防止酶蛋白中巯基的氧化。

4. 重金属离子的污染 巯基除了可被氧化以外，还可能与铅、铁、铜等重金属离子发生作用而丧失活性，这些重金属离子的主要来源是所使用的试剂、试剂配制用蒸馏水、透析时采用的透析袋、离子交换树脂等。所以提取纯化酶时配制试剂所用的水最好是无离子水或重蒸水。试剂和离子交换树脂中的重金属离子，可以用 $1\times10^{-4}\sim3\times10^{-4}mol/L$ 的 EDTA（乙二胺四乙酸）来螯合，透析袋也可用 0.5 mol/L EDTA 溶液处理。通常在酶提取液中也常加入少量的 EDTA，以螯合纯化过程中可能混入的重金属离子，来保护酶分子上的巯基。

5. 蛋白酶的污染 在酶的纯化过程中，另一个难题就是蛋白酶的污染。在细胞破碎后，细胞内的蛋白酶会从溶酶体中释放出来，有可能水解破坏所要分离的酶。因此，为了防止蛋白酶的破坏作用，在纯化过程中常使用一些蛋白酶的抑制剂来保护纯化的酶。选择有效的蛋白酶抑制剂对于蛋白纯化路线设计来讲显得尤为重要，蛋白酶抑制剂种类繁多，常用的蛋白酶抑制剂有 PMSF（苯甲基磺酰氟）、DFP（二异丙基氟磷酸）或胰蛋白酶抑制剂等。而且由于一种蛋白酶抑制剂只对某一类蛋白酶起作用，因此通常建议复合使用蛋白酶抑制剂，如广谱蛋白酶抑制剂鸡尾酒（cocktail）配方。

6. 介质的极性和离子强度 在纯化酶的过程中，必须根据酶的性质来选择所用的介质。有些酶要求疏水环境，可以用蔗糖、甘油等降低溶液的极性，以获得可稳定保存的酶溶液，蔗糖、甘油的常用浓度一般为 1%～10%（V/V），针对某种酶的适宜浓度必须经预实验优化。另一方面，亦有少数酶需要高离子强度的极性介质才能保持其活性，可采用 KCl、NaCl、NH_4Cl 或（NH_4）$_2SO_4$ 等来提高溶液的离子强度。

酶的提取与纯化成功与否一般需经两个指标来评估：①酶的纯度；②酶的回收效率或酶的得率。酶的纯度一般用比活性代表。比活性是指单位重量蛋白质样品中所含酶的活性单位。随着酶的逐步纯化其比活性也随之逐步升高。故测定酶的比活性，可以鉴定酶的纯化程度，也可检验纯化步骤是否正确。

根据国际酶学委员会规定，酶的比活性以每毫克蛋白质具有酶的活性单位来表示。因此，测定样品的比活性必须测定：①每毫升样品中酶的活性单位；②每毫升样品中的蛋白质毫克数，然后两者相除计算酶的比活性。酶的提取纯化过程中，除了杂蛋白被逐步去除，不可避免地要伴随部分酶的损失，在保证纯度的前提下，应尽可能提高酶的得率，一般有经验的实验人员可达到 50%～60% 的得率。若酶的得率过低，即使纯度很高，但实验成本大大提高，是很不合算的。

一、碱性磷酸酶的提取和分离

【实验目的】 掌握酶提取纯化的方法和技术及应注意的问题。

【实验原理】 本实验采取有机溶剂沉淀法从肝匀浆中提取分离碱性磷酸酶（alkaline phosphatase，AKP）。乙醇、丙酮、正丁醇等有机溶剂可以降低酶的溶解度，这是由于两方面的作用：一是有机溶剂降低了溶液的介电常数，使带有相反电荷的酶蛋白表面残基之间的吸引力增加，导致酶蛋白凝集而易从溶液中沉淀出来；二是此类有机溶剂也溶解于水，与水分子结合，导致蛋白质的脱水作用，进一步加强酶蛋白沉淀析出。

在制备肝匀浆时采用低浓度乙酸钠，可以达到低渗破膜的作用，而乙酸镁则有保护和稳定 AKP 的作用。匀浆液中加入正丁醇能使部分杂蛋白变性，再经离心沉淀除去。含 AKP 的下清液可再进一步用冷丙酮和冷乙醇进行分离纯化。根据 AKP 在终浓度为 33% 的丙酮或 30% 的乙醇中溶解，而在终浓度为 50% 的丙酮或 60% 的乙醇中不溶的性质，采用离心的方法重复分离提取，可使 AKP 达到部分纯化。

因为在室温下有机溶剂能使大多数酶失活，因此要注意分离提纯实验必须在低温下进行。有机溶剂应预冷，加入有机溶剂时要慢慢滴加，并充分搅拌，避免局部浓度过高或放出大量的热，以致酶蛋白变性。有机溶剂法析出的沉淀一般容易在离心时沉降，因此可采用短时间的离心以分离沉淀，最好立即将沉淀溶于适量的冷水或缓冲液中，以避免酶活力的丧失。

另外，用有机溶剂法进行分离时，除应注意 pH 及蛋白浓度外，溶液的离子强度也是一个重要因素，一般在离子强度为 0.05 或稍低时为好。

【实验内容与方法】

1. 取新鲜肝组织 25g，剪碎后，置于电动匀浆机中，按 1∶3 的比例（$W:V$）加入 75ml 0.01mol/L 乙酸镁-0.01mol/L 乙酸钠制成匀浆。取 4ml 肝匀浆，此为 A 液。

另取干净小试管 2 支，编号为 A1、A2。A1 管中加 A 液 0.1ml，pH8.8 Tris 缓冲液 1.9ml，混匀，待测酶的比活性。A2 管中加 A 液 0.1ml，生理盐水 4.9ml，待测蛋白质浓度。

2. 向剩余 A 液中（3.8ml）加正丁醇 2ml，用玻璃棒充分搅拌约 2min，室温放置 30min，2500r/min 离心 5min，用长吸管小心地穿过蛋白质沉淀层吸取下层清液置于另一干净的小试管中。注意：蛋白质沉淀层较脆易破碎，尽量避免将蛋白质沉淀吸入下层清液中。

3. 向下层清液中加入等体积丙酮，立即混匀，2000r/min 离心 5min，弃上清液。沉淀中加入 0.5mol/L 乙酸镁 2ml，搅拌使沉淀溶解，混匀，记录体积（约 2.2ml），此为 B 液。

另取干净小试管 2 支，编号为 B1、B2。B1 管内加 B 液 0.1ml，pH8.8 Tris 缓冲液 1.9ml，混匀，待测酶的比活性。B2 管中加 B 液 0.1ml，生理盐水 0.9ml，待测蛋白质浓度。

4. 记录剩余 B 液体积（约 2ml），按下式计算后加入 95% 冷乙醇，使乙醇终浓度为 30%。

$$30\%(\text{B液体积} + X) = 95\% \times X \Rightarrow X = \frac{30\%\text{B液体积}}{95\% - 30\%} = 0.462\text{B液体积}$$

混匀后立即以 2500r/min 离心 5min，将上清液倒入另一刻度小试管中，记录体积，再加入 95% 冷乙醇，使乙醇终浓度达到 60%。计算公式如下：

$$60\%(\text{上清液体积} + X) - 30\%\text{上清液体积} = 95\%X$$

$$X = \frac{(60\% - 30\%)\text{上清液体积}}{95\% - 60\%} = 0.867\text{上清液体积}$$

混匀后立即以 2500r/min 离心 5min，弃上清液。

5. 沉淀中加 0.01mol/L 乙酸镁-0.01mol/L 乙酸钠溶液 2ml，充分搅拌，使其完全溶解，混匀，记录体积（约 2ml），此为 C 液。

另取干净小试管 2 支，编号为 C1、C2。C1 管内加 C 液 0.1ml，pH8.8 Tris 缓冲液 1.9ml，混匀，待测酶的比活性。C2 管中加 C 液 0.1ml，生理盐水 0.1ml，待测蛋白质浓度。

【实验准备】

1. 试剂

（1）0.5mol/L 乙酸镁溶液：称取乙酸镁（分子量 214.45）107.25g 溶于水中，定容至 1000ml 混匀。

（2）0.1mol/L 乙酸钠溶液：称取乙酸钠（分子量 82.03g）8.2g 溶于水中，定容至 1000ml 混匀。

（3）0.01mol/L 乙酸镁-0.01mol/L 乙酸钠溶液：取 0.5mol/L 乙酸镁溶液 20ml 与 0.1mol/L 乙酸钠溶液 100ml 混匀后，加水定容至 1000ml。

（4）0.1mol/L pH8.8 的 Tris 缓冲液：取 Tris 12.1g 用水溶解后，定容至 1000ml，即为 0.1mol/L Tris 溶液。取乙酸镁 21.45g 溶于水中，定容至 1000ml，即为 0.1mol/L 乙酸镁溶液。取 0.1mol/L Tris 溶液 100ml，加水约 600ml，再加 0.1mol/L 乙酸镁溶液 100ml，混合后用 1% 乙酸调节 pH 至 8.8，最后加水定容至 1000ml 即可。

2. 器材 电动匀浆器，恒温水浴箱，分光光度计，离心机。

【注意事项】

1. 高浓度有机溶剂易引起蛋白质变性失活，操作必须在低温下进行；在加入有机溶剂时注意搅拌均匀以避免局部浓度过大，并应立即离心，不宜放置过久。

2. 由有机溶剂析出的沉淀一般比盐析法所得沉淀易过滤，易离心沉降，分离后的蛋白质沉淀应立即用水或缓冲液溶解，以降低有机溶剂浓度。

3. 一般在用有机溶剂沉淀时中性盐的浓度应在 0.05mol/L 左右，过多可导致沉淀不完全。

4. 各步中加入有机溶剂的量要计算准确，否则会影响实验结果。

二、碱性磷酸酶的比活性测定

【实验目的】 了解测定碱性磷酸酶活性的原理和方法。

【实验原理】 首先本实验采用磷酸苯二钠法测定碱性磷酸酶活性，实验原理见本章实验十四。根据生成的红色深浅可测出酚的含量，从而计算酶的活性。在 37℃下保温 15min 生成 1mg 酚为一个酶活性单位。然后根据蛋白质的含量求得酶的比活性。

【实验内容与方法】

1. 碱性磷酸酶活性测定

（1）取试管 5 支，编号，按表 2-15 操作。

表 2-15　碱性磷酸酶活性测定

试剂（ml）	空白管	标准管	A1 管	B1 管	C1 管
0.04mol/L 基质液	1.0	1.0	1.0	1.0	1.0
pH10 碳酸盐缓冲液	0.5	0.5	0.5	0.5	0.5
37℃水浴保温 5min					

续表

试剂（ml）	空白管	标准管	A1 管	B1 管	C1 管
蒸馏水	0.1				
酚标准液（0.1mg/ml）		0.1			
测定液			A1 液 0.1	B1 液 0.1	C1 液 0.1
混匀，立即置于37℃水浴保温15min					

（2）保温结束，立即加入 0.2mol/L NaOH 溶液 1.0ml 终止反应。

（3）各管中分别加入 0.3% 4-氨基安替比林 1.0ml，0.5%铁氰化钾 2.0ml，充分混匀，室温静置 10min。以空白管调零，于 510nm 波长处测定吸光度值。

（4）计算：根据下式分别计算 A 液、B 液、C 液的碱性磷酸酶活性。

$$\frac{A_{510}测定液}{A_{510}标准液} \times 0.1 \times 稀释倍数 = 酶活性(U/ml)$$

2. 蛋白质含量测定 可用考马斯亮蓝法或紫外分光光度法测定 A 液、B 液、C 液的蛋白质含量。

（1）取试管 5 支，编号，按表 2-16 操作。

表 2-16 考马斯亮蓝法测定蛋白质含量

试剂（ml）	空白管	标准管	A2 管	B2 管	C2 管
生理盐水	0.1	—	—	—	—
标准蛋白液（0.05mg/ml）	—	0.1	—	—	—
测定液	—	—	A2 液 0.1	B2 液 0.1	C2 液 0.1
考马斯亮蓝试剂	5.0	5.0	5.0	5.0	5.0

（2）混匀，室温放置 5min，在波长 595nm 处，以空白管调零点，测定各管的吸光度值。

（3）计算：根据下式分别计算 A 液、B 液、C 液的蛋白质含量。

$$\frac{A_{595}测定液}{A_{595}标准液} \times 0.05 \times 稀释倍数 = 蛋白质含量(mg/ml)$$

3. 结果处理与分析

（1）比活性计算：

$$酶的比活性 = \frac{样品酶活性(U/ml)}{样品蛋白质含量(mg/ml)}$$

（2）结果处理：

纯化阶段	体积（ml）	酶活性计算				蛋白含量计算			比活性（U/mg）	酶的得率
		A_{510}	稀释倍数	酶活性（U/ml）	酶的总活性（U）	A_{595}	稀释倍数	蛋白浓度（mg/ml）		
A 液	4		（A1）20				（A2）50			100%
B 液	2.2		（B1）20				（B2）10			（B/A）
C 液	2		（C1）20				（C2）2			（C/A）

【思考题】

1. 测定酶的比活性有何意义？

2. 酶的提取及纯化主要有哪些环节？

（陈蔚文）

第五节　物质代谢实验

生物体内不断地进行着各种各样的化学反应（统称物质代谢），借此与周围环境进行物质交换，一方面摄取外界物质，将它们改造成为自身的组成成分，另一方面分解体内物质，产生能量，并将分解的废物排出体外。生物体内的物质代谢过程在酶的催化及神经、体液（激素等）的协调下有序地进行。由于物质代谢过程的不断进行，生命才得以延续。

实验十八　胰岛素对血糖含量的影响

血糖正常含量比较恒定，空腹血糖为 3.9～5.6mmol/L，这是维持各种生理活动所必需，血糖含量的恒定是通过多方因素调节的，激素就是其中重要的一环，胰岛素能使血糖含量下降，本实验目的在于验证这种激素对血糖含量的作用。

【实验目的】　通过对实验家兔在激素注射前、后血糖含量的测定，了解激素对血糖浓度的影响。

【实验原理】　胰岛素是胰岛 B 细胞分泌的一种蛋白类激素，是调节血糖水平的重要激素之一。它能增加肌细胞和脂肪细胞膜对葡萄糖的通透性，促进葡萄糖进入这些细胞，加速葡萄糖的氧化分解，促进糖原合成和转变成其他物质。这些作用的结果反映到血糖水平上是使血糖水平下降（血糖水平是反映糖代谢的指标）。

通过测定家兔注射胰岛素前后血糖含量的变化，了解胰岛素对血糖含量的调节作用。

【实验内容与方法】

1. 取饥饿 12h 以上家兔一只，记录体重。

2. 采血标本：用二甲苯棉球涂擦家兔耳部，使局部血管扩张，然后用刀片纵行切开边缘耳静脉，使血液自然滴入试管中，收集约 2ml，待血液凝固后，分离血清。

3. 按家兔体重，皮下或腹腔注射胰岛素 1.5U/kg，记录注射时间，40min 后，用同样方法取血，分离血清。

4. 分别测定注射胰岛素前后血清中的血糖含量（见血糖测定）。

【思考题】

1. 胰岛素调节血糖的机制是什么？

2. 实验前为什么预先使家兔饥饿？

实验十九　邻甲苯胺法测血糖含量

【实验目的】　掌握邻甲苯胺法测定血糖的原理及方法。

【实验原理】　葡萄糖在浓酸溶液中（加在含有硼酸的冰醋酸溶液中），水浴加热至

100℃左右，脱水生成羟甲基呋喃甲醛（或称羟甲基糠醛），后者能与邻甲苯胺缩合生成蓝绿色的化合物，根据颜色深浅比色测定其含量。

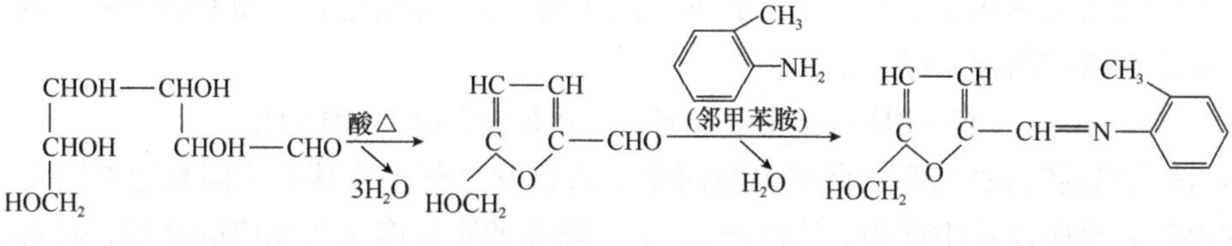

己醛糖　　　　　　　　　　羟甲基糠醛　　　　　　　　　　醛亚胺(蓝色)

【实验内容与方法】

1. 取试管 3 支，编号，按表 2-17 操作。

表 2-17　邻甲苯胺法测定血糖含量

试剂（ml）	测定管	标准管	空白管
血浆	0.1		
糖标准（1mg/ml）		0.1	
蒸馏水			0.1
邻甲苯胺试剂	4.0	4.0	4.0

2. 混匀，沸水浴加热 10min，取出立即置于冷水中冷却。

3. 以空白管调零，在 630nm 波长处测各管吸光度值。

4. **计算**

$$\frac{测定管OD}{标准管OD} \times 标准管浓度 \times \frac{1000}{0.1 \times 180} = 血糖\,mmol/L$$

【实验准备】

1. 试剂

（1）邻甲苯胺试剂：取硫脲 2.5g，溶于 750ml 冰醋酸中，加邻甲苯胺 150ml，2.4%硼酸 100ml，加冰醋酸至 1000ml 混匀。置棕色瓶中，至少可保存 2 个月。邻甲苯胺为略带浅黄色的油状液体，易氧化，故配制前应重蒸馏。

（2）葡萄糖标准液（0.1mg/ml）。

2. 器材　恒温水浴箱，分光光度计，离心机。

【思考题】

1. 简述邻甲苯胺测定血糖的原理。

2. 血糖测定的临床意义主要有哪些？

实验二十　糖酵解中间产物的鉴定

【实验目的】

1. 复习糖酵解的主要中间步骤及其产物。

2. 了解一碘乙酸对 3-磷酸甘油醛脱氢酶的抑制作用。

【实验原理】　将酵母液在一定的介质中（适宜的 pH，必要的金属离子等）进行保温，

在酵母液中酶体系的作用下，酵母液中原来含有的糖就进行酵解反应，当反应进行到生成二分子磷酸丙糖，进一步变化是在 3-磷酸甘油醛脱氢酶催化下进行的，—SH 为 3-磷酸甘油醛脱氢酶的必需基团，加入一碘乙酸可与此酶的—SH 起反应，从而使酶失去活性，酵解反应就停留在磷酸丙糖阶段。

$$酶—SH + ICH_2COOH \rightarrow 酶\ S—CH_2COOH + HI$$

然后以硫酸肼为稳定剂，保护磷酸丙糖不致自发分解，使其不能向其他方向变化，结果磷酸丙糖在反应体系中堆积，从而与 2，4-二硝基苯肼反应生成相应的苯腙，后者在碱性溶液中溶解呈紫红色，可借此鉴定丙糖的生成。

在成腙反应前，溶液必须先碱化并在室温放置 10min，是为了使磷酸丙糖中的磷酸基水解脱去，然后生成的颜色才比较稳定。

【实验内容与方法】

1. 酵母混悬液制备：取新鲜酵母约 1g 置于烧杯中，加入 5%葡萄糖溶液 50ml，用玻璃棒搅拌，使成均匀的混悬液，备用。

2. 取试管 3 支，编号，按表 2-18 操作。

表 2-18　糖酵解中间产物的鉴定操作

试剂（ml）	管号		
	1	2	3
pH7.4 磷酸盐缓冲液	2.0	2.0	2.0
一碘乙酸	0.5	0.5	—
硫酸肼	0.5	0.5	—
10%CCl₃COOH	1.0	—	—
酵母液	4.0	4.0	4.0
蒸馏水	—	1.0	2.0
混匀，在 37℃恒温水浴中保温 60min			
一碘乙酸	—	—	0.5
硫酸肼	—	—	0.5
10%CCl₃COOH	—	1.0	1.0
蒸馏水	2.0	1.0	—
混匀，静置 10min，3000r/min 离心 10min，再取试管，对号按续表操作			

续表

试剂（ml）	管号		
	1	2	3
	1	2	3
上清液	0.5	0.5	0.5
1mol/LNaOH	0.5	0.5	0.5
混匀，室温放置10min			
2，4-二硝基苯肼	0.5	0.5	0.5
1mol/LNaOH 溶液	3.5	3.5	3.5

记录3管所发生的情况，并加以简要的分析。

【实验准备】

1. 试剂

（1）pH7.4 的 0.1mol/L 磷酸盐缓冲液：取 0.1mol/L Na_2HPO_4 80.8ml 与 0.2mol/L NaH_2PO_4 19.2ml 混匀即成。

（2）0.56mol/L 硫酸肼溶液：取硫酸肼 7.28g，溶于 40ml 蒸馏水中，用 5mol/L NaOH 溶液调至 pH7.4，然后用水稀释至 100ml。

（3）0.002mol/L 一碘乙酸溶液：称 ICH_2COOH 0.037g，溶于 50ml 水中，用 1mol/L NaOH 溶液调至 pH7.4，然后用水稀释至 100ml。

（4）2，4-二硝基苯肼溶液：取 2，4-二硝基苯肼 0.1g，溶于 100ml 1mol/L HCl 溶液中，过滤，储于棕色瓶中。

2. 器材 恒温水浴箱，分光光度计，离心机。

【思考题】

1. 糖酵解的中间产物有哪些？

2. 此实验检查的是哪些中间产物？

实验二十一　血清中谷丙转氨酶活性的测定

【实验目的】 掌握血清谷丙转氨酶活性测定的方法及临床意义。

【实验原理】 丙氨酸与 α-酮戊二酸，于弱碱性环境（pH7.4）中，在谷丙转氨酶（GPT）的催化下，丙氨酸上的氨基移到 α-酮戊二酸的酮基位置上，而生成丙酮酸和谷氨酸。丙酮酸与 2，4-二硝基苯肼作用，生成丙酮酸二硝基苯腙，在酸性环境中呈草黄色，在碱性环境中呈棕红色，显色的深浅反映出血清 GPT 的活性，与标准进行比较，计算出酶的活性。反应式如下：

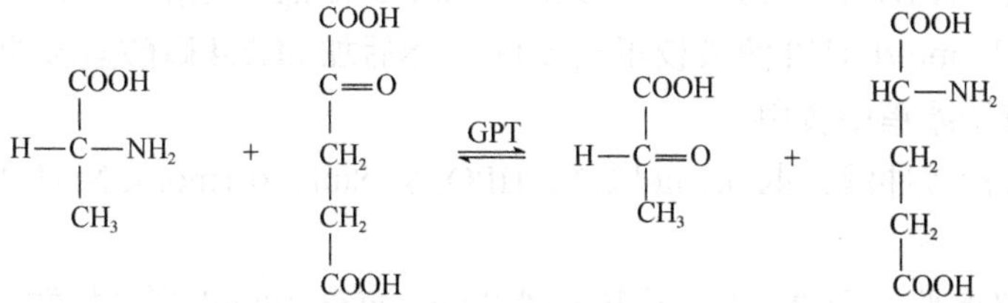

丙氨酸　　　　2-酮戊二酸　　　　丙酮酸　　　　谷氨酸

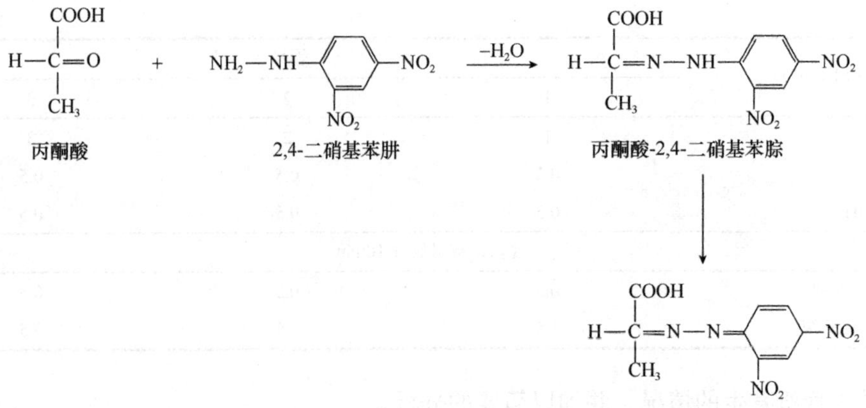

【实验内容与方法】

1. 取试管 4 支，编号，按表 2-19 操作。

表 2-19　GPT 活性测定方法

试剂（ml）	管号			
	标准	标准空白	标本	标本空白
GPT 基质液	0.5	0.5	0.5	0.5
丙酮酸标准液	0.1			
血清			0.1	
	37℃水浴 30min			
2，4-二硝基苯肼	0.5	0.5	0.5	0.5
pH7.4 磷酸盐缓冲液	0.1			
血清				0.1
	37℃水浴 20min			
0.4mol/LNaOH 溶液	5.0	5.0	5.0	5.0

2. 上述 4 管混匀，室温放置 10min，以空白对照管校正零点，在 520nm 处分别读取标本管和标准管的吸光度，然后计算出 GPT 的活力单位。

3. 计算：血清 GPT 的活性以 1ml 血清与试剂混合，37℃经过 30min，能产生丙酮酸 2.55μg 作为一个单位。

$$\frac{标本管OD}{标准管OD} \times 10 \times \frac{10}{2.55} = GPT单位 / ml血清$$

【实验准备】

1. 试剂

（1）GPT 基质液：取 DL-丙氨酸 1.78g，α-酮戊二酸 29.2mg，先溶于 10ml 1mol/L NaOH 溶液中，待溶解后，以 1mol/L HCl 溶液校正至 pH7.4。然后加 pH7.4 磷酸盐缓冲液至 100ml。加氯仿数滴防腐，置于冰箱中备用。

（2）pH 7.4 磷酸盐缓冲液：取 0.1mol/L Na_2HPO_4 80.8ml，0.1mol/L NaH_2PO_4 19.2ml 混匀即成。

（3）2，4-二硝基苯肼：取 2，4-二硝基苯肼 20mg 溶于 100ml 当量盐酸中（可加低温助溶），置于棕色瓶中暗处保存。

（4）丙酮酸标准液：称取丙酮酸钠 12.5mg 溶于少量 pH7.4 磷酸盐缓冲液转移至 100ml 容量瓶，加缓冲液定量，冷藏备用。

（5）0.4mol/L NaOH 溶液。

2. 器材　恒温水浴箱，分光光度计，离心机。

【临床意义】　GPT 广泛存在于机体的各组织细胞内，如心、脑、肾、肝、横纹肌等，其中以肝脏内此酶的含量较丰富。上述组织受到损害时（如急性传染性肝炎、急性重型肝炎等），其细胞通透性发生改变，酶就由受损细胞释入血液，因此血清中此酶活性明显增高，故临床测定 GPT 对急性肝脏疾病的诊断和疗效的观察有很重要的价值。

注：按本法操作计算正常值为 1～38 单位/1ml 血清，但由于各地使用的方法和单位计算标准不相同，其正常值也不相同，故在临床使用时应该注意以该医院所用的方法和正常值为准。

【思考题】

1. GTP 活性单位的定义及正常值是多少，其临床意义是什么？

2. 此实验中为什么要设立标准空白管和标本空白管。

实验二十二　血清脂类含量分析

一、酶法测定血清中胆固醇含量

【实验目的】

1. 了解胆固醇氧化酶法测定血清胆固醇的原理。

2. 掌握血清胆固醇测定的临床意义。

【实验原理】　血清中总胆固醇（TC）包括胆固醇酯（CE）和游离型胆固醇（FC），酯型占 70%，游离型占 30%。胆固醇酯酶（CEH）先将胆固醇酯水解为胆固醇（CHO）和游离脂肪酸（FFA），胆固醇在胆固醇氧化酶（COD）的作用下氧化生成 Δ^4-胆甾烯酮和过氧化氢。后者经过氧化物酶（POD）催化与 4-氨基安替比林（4-AAP）和酚反应，生成红色的醌亚胺，其颜色深浅与胆固醇的含量成正比，在 500nm 波长处测定吸光度，与标准管比较可计算出血清胆固醇的含量。反应式如下：

$$胆固醇酯 \xrightarrow{CEH} 胆固醇 + 脂肪酸$$

$$胆固醇 + O_2 \xrightarrow{COD} \Delta^4\text{-}胆甾烯酮 + H_2O_2$$

$$2H_2O_2 + 4\text{-}氨基安替比林 + 酚 \xrightarrow{POD} 红色醌亚胺$$

【实验内容与方法】

1. 标本　不溶血的血清或血浆标本。血浆用肝素钠、EDTA 抗凝，不可用草酸盐、氟化物。

2. 取试管 3 支，编号，按表 2-20 操作。

表 2-20　酶法测定血清胆固醇含量操作步骤

加入物（μl）	测定管	标准管	空白管
血清	10	—	—
胆固醇标准液	—	10	—
蒸馏水	—	—	10
酶应用液	1000	1000	1000

混匀后，37℃水浴保温 15min，在 500nm 波长处比色，以空白管调零，读取各管吸光度。

【计算】

$$CHO(mmol/L)=\frac{\Delta A标本}{\Delta A标准}\times 标准液浓度$$

【标准液】　胆固醇　5.17mmol/L（200mg/dl）。

【正常参考范围】　血清中胆固醇　3.10～5.70mmol/L。

二、酶法测定血清中三酰甘油的含量

【实验目的】

1. 了解酶法定量测定血清三酰甘油的基本原理。

2. 掌握酶法定量测定血清三酰甘油的实验方法。

【实验原理】　血清中三酰甘油经脂蛋白脂肪酶水解为甘油和脂肪酸，甘油在甘油激酶（GK）及 ATP 存在下，生成 3-磷酸甘油，而后，在磷酸甘油氧化酶（GPO）作用下氧化成磷酸二羟丙酮并生成过氧化氢，过氧化氢与底物 4-氨基安替比林和 ESPAS 在 POD 作用下，生成红色亚醌化合物，其颜色深浅与三酰甘油含量成正比。在 500nm 波长处测定吸光度，与标准管比较可计算出血清甘油三酯的含量。反应式如下：

三酰甘油 + $4H_2O$ $\xrightarrow{\text{脂蛋白脂肪酶}}$ 甘油 + 脂肪酸

甘油 + ATP $\xrightarrow{\text{甘油激酶}/Mg^{2+}}$ 3-磷酸甘油 + ADP

3-磷酸甘油 + O_2 $\xrightarrow{GPO}$ 磷酸二羟丙酮 + H_2O_2

$2H_2O_2$ + ESPAS + 4-氨基安替比林 $\xrightarrow{\text{过氧化物酶}}$ 红色醌亚胺色素 + $4H_2O$

【实验内容与方法】

1. 标本　不溶血的血清或血浆标本。血浆用肝素钠、EDTA 抗凝，不可用草酸盐、氟化物。

2. 取试管 3 支，编号，按表 2-21 操作。

表 2-21　酶法测定血清胆固醇操作步骤

加入物（μl）	测定管	标准管	空白管
血清	10	—	—
三酰甘油标准液	—	10	—
蒸馏水	—	—	10
酶应用液	1000	1000	1000

混匀后，37℃水浴保温 15min，在 500nm 波长处比色，以空白管调零，读取各管吸光度。

【计算】

$$CHO(mmol/L)=\frac{\Delta A标本}{\Delta A标准}\times 标准液浓度$$

【标准液】 三酰甘油 2.26mmol/L（200mg/dl）。

【正常参考范围】 三酰甘油的正常范围 0.56～1.71mmol/L。

（于清水）

第三章 医学分子生物学基本实验

第一节 基因克隆实验

基因克隆是分子生物学的核心技术之一。本实验以增强型绿色荧光蛋白（enhanced green fluorescent protein，EGFP）的原核表达载体构建为例，介绍基因克隆的基本策略及基本技术流程：分、切、接、转、筛。

野生型绿色荧光蛋白（green fluorescent protein，GFP）基因来源于维多利亚多管发光水母（Jellyfish Aequorea Victoria），由下村修等于 1962 年发现。GFP 基因编码含 238 个氨基酸，为分子质量约 27kDa 的单体蛋白。当 GFP 受到紫外线或蓝光激发时，会发出强烈的绿色荧光。由于 GFP 的荧光反应不需要外加底物和辅助因子，并且具有灵敏度高、荧光性质稳定、在各种异源细胞高效表达的广谱性、对细胞低毒害等特点，因此 GFP 可作为优良的非酶型报告基因。通过构建 GFP 融合蛋白表达载体，并导入细胞内进行特异性表达，可对生物体或细胞内的生物大分子进行标记。由于 GFP 经紫外光或蓝光激发后可产生明亮的绿色荧光而被观察到，因此该方法易于实现对生物活体样本的实时动态和高分辨率的亚细胞结构观察。野生型 GFP 的荧光强度较低，受温度影响大，因此其应用受到了限制，因此一些科学家，如钱永健等对其进行了突变改造。EGFP 是其中具有代表性的一种，荧光强度比野生型强 35 倍，具有结构稳定、高效表达、无种系依赖性等特点，而且更适于在哺乳动物细胞中表达。目前 EGFP 作为改进型的报告基因，广泛用于基因表达调控，细胞分化，胚胎发育，蛋白质在活体内的定位、转移及相互作用，以及细胞的分离与筛选等研究领域，是当代分子生物学研究的重要工具之一。利用基因工程生产制备 EGFP 有广泛的科研用途和实际应用前景。

本实验以 EGFP 基因的重组克隆质粒 pUC18-EGFP 为目的基因供体，用限制性核酸内切酶将 EGFP 基因片段切下作为目的基因，与经限制酶线性化的原核表达载体 pET-28a（＋）进行连接，构建 EGFP 的原核表达载体 pET-28a-EGFP，转化克隆型基因工程菌株 *E. coli* DH5α 后，筛选阳性克隆并扩增，进行后续实验（图 3-1、图 3-2）。

```
  1 atggtgagca agggcgagga gctgttcacc ggggtggtgc ccatcctggt cgagctggac
 61 ggcgacgtaa acggccacaa gttcagcgtg tccggcgagg gcgagggcga tgccacctac
121 ggcaagctga ccctgaagtt catctgcacc accggcaagc tgcccgtgcc ctggcccacc
181 ctcgtgacca ccctgaccta cggcgtgcag tgcttcagcc gctaccccga ccacatgaag
241 cagcacgact tcttcaagtc cgccatgccc gaaggctacg tccaggagcg caccatcttc
301 tt caaggacg acggcaacta caagacccgc gccgaggtga agttcgaggg cgacaccctg
361 gtgaaccgca tcgagctgaa gggcatcgac ttcaaggagg acggcaacat cctggggcac
421 aagctggagt acaactacaa cagccacaac gtctatatca tggccgacaa gcagaagaac
481 ggcatcaagg tgaacttcaa gatccgccac aacatcgagg acgg cagcgt gcagctcgcc
541 gaccactacc agcagaacac ccccatcggc gacggccccg tgctgctgcc cgacaaccac
601 tacctgagca cccagtccgc cctgagcaaa gaccccaacg agaagcgcga tcacatggtc
661 ctgctggagt tcgtgaccgc cgccgggatc actctcggca tggacgagct gtacaagtaa
```

图 3-1　EGFP 基因的碱基序列（720bp）

MVSKGEELFTGVVPILVELDGDVNGHKFSVSGEGEGDATYGKLTLKFICTTGK
LPVPWPTLVTTLTYGVQCFSRYPDHMKQHDFFKSAMPEGYVQERTIFFKDDG
NYKTRAEVKFEGDTLVNRIELKGIDFKEDGNILGHKLEYNYNSHNVYIMADK
QKNGIKVNFKIRHNIEDGSVQLADHYQQNTPIGDGPVLLPDNHYLSTQSALSK
DPNEKRDHMVLLEFVTAAGITLGMDELYK

图 3-2 EGFP 氨基酸序列（239aa）

实验一 质粒 DNA 的限制性酶切反应

【实验目的】

1. 理解 DNA 限制性内切酶酶切的基本原理。

2. 学习限制酶酶切反应体系的建立方法。

【实验原理】 Ⅱ型限制性核酸内切酶是能够识别特异 DNA 序列，并在识别序列或其周围切割双链 DNA 的一类内切酶，可实现 DNA 分子的体外定点切割，是基因克隆的核心工具酶之一。

目前分子生物学实验采用的Ⅱ型限制酶均为基因工程技术制备。进行 DNA 的限制酶消化，须建立酶切反应体系：包括限制酶、具有一定 pH 和离子强度的反应缓冲液及底物 DNA。所有的限制酶均需 Mg^{2+} 作为辅因子，其最佳工作 pH 在 7.2～7.6，反应体系的离子强度则分为低盐、中盐、高盐 3 个级别。厂商一般对相应限制酶配送 10×酶切缓冲液，使用时需稀释至 1×工作浓度，并用纯水补足体积。绝大多数限制酶的最佳反应温度为 37℃。酶切效果的评估和鉴定应视后续实验计划的要求，取部分或全部酶切反应体系进行琼脂糖凝胶电泳分离后，使用紫外透射仪观察结果。

常规的Ⅱ型限制酶切割时间较长，往往需要 1～2h，甚至过夜切割；且不同限制酶的功能特性和最佳工作条件不同，所需的反应缓冲液成分有很大差异，当需要双酶切时，选定的两种酶很可能存在酶切缓冲液成分差别很大的情况。解决这一问题要么进行分步酶切，但这样会增加操作的烦琐性；要么采用兼容性缓冲液，建立双酶切反应体系，同时进行双酶切，但很可能两种酶中的至少一种不能表现出 100%的催化活性，从而影响酶切效率。另外限制酶在非标准反应条件下，如切割时间过长，或限制酶用量过大，DNA 纯度低等，还会表现出星号活力，即在识别序列以外的类似位点进行切割，影响酶切的准确性/特异性。

目前，通过对天然的限制酶基因人工改造，发展出了快切酶系列，所有快切酶均使用一种反应缓冲液即通用缓冲液，并在该缓冲液中都具有 100%活性。这就使得任意限制酶组合都能够在同一反应管中同时反应，避免了分步酶切，提高了克隆效率。标准的酶切反应体系，1μl 快切酶可在 5min 内切开 1μg 质粒 DNA。绝大多数情况下，快切酶可在 5～15min 内迅速完成酶切，由于切割时间短，星号活力基本消除。

本实验利用两种快切酶 *Eco*R Ⅰ 和 *Hin*d Ⅲ对质粒 DNA pUC18-EGFP 和 pET-28a(＋)分别进行双酶切，预期酶切结果如图 3-3～图 3-6 所示。

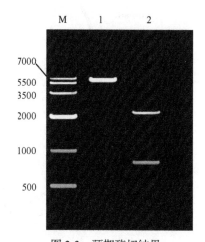

图 3-3 预期酶切结果

M. DNA 分子量标准；1. pET-28a(＋)/*Eco*R Ⅰ ＋ *Hin*d Ⅲ，5350bp＋19bpl；2. pUC18-EGFP/*Eco*R Ⅰ ＋ *Hin*d Ⅲ，2630bp＋720bp

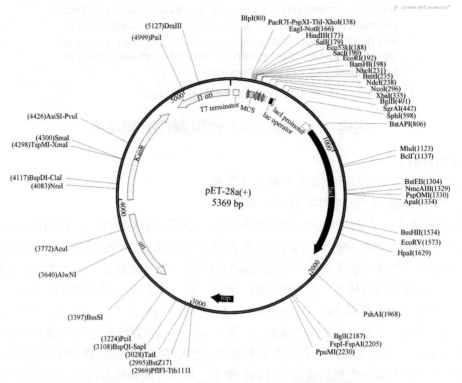

图 3-4　原核表达载体 pET-28a（＋）的物理图谱

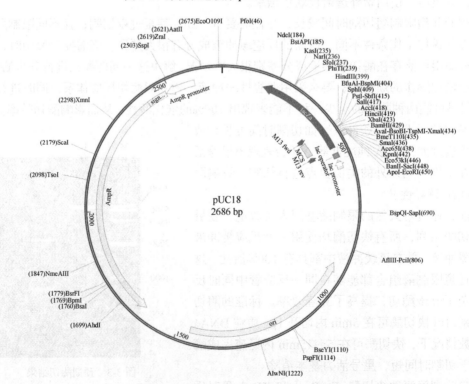

图 3-5　原核克隆载体 pUC18 的物理图谱

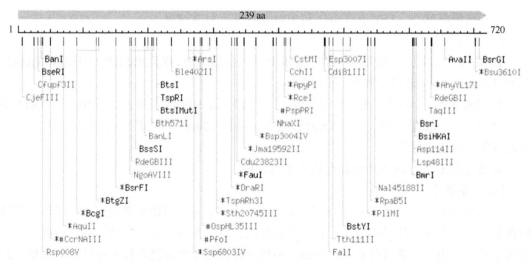

图 3-6 NEBcutter 2.0 检索 EGFP 基因序列的限制性酶切位点结果

（http：//www. labtools. us/nebcutter-v2-0/）

【实验内容与方法】

1. 分别从 *E. coli* 培养菌液中大量提纯 pUC18-EGFP 和 pET-28a（＋）两种质粒，紫外分光光度法测定质粒 DNA 浓度、纯度，调整浓度至 1μg/μl，分装，−20℃冻存。

注意：①测量 A_{260} 可确定核酸溶液浓度，A_{260}=1.0，相当于 50μg/ml 双链 DNA；②测量 A_{260}/A_{280} 比值可判断核酸样品纯度，DNA 纯品的 A_{260}/A_{280}=1.8，＞1.8 提示有 RNA 污染，＜1.8 提示有酚/蛋白污染。

2. 实验前取出冻存的质粒 DNA，将盛放质粒 DNA 溶液的离心管握于掌心或室温下融解，轻柔振荡混匀，瞬时离心（short spin）（～5s）使管壁附着的液滴全部沉降至管底。

3. 按表 3-1、表 3-2 建立 *Eco*R Ⅰ +*Hin*d Ⅲ 的双酶切反应体系，总体积 60μl。

表 3-1 质粒 pET-28a（＋）的双酶切体系

双蒸水	45μl
10×反应缓冲液	6μl
pET-28a（＋）	3μl（1μg/μl）
*Eco*R Ⅰ	3μl
*Hin*d Ⅲ	3μl

表 3-2 pUC18-EGFP 的双酶切反应体系

双蒸水	45μl
10×反应缓冲液	6μl
pUC18-EGFP	3μl（1μg/μl）
*Eco*R Ⅰ	3μl
*Hin*d Ⅲ	3μl

4. 轻柔混匀，瞬时离心收集液体至管底，注意观察是否有残留液滴挂壁；如有液体残

留，可再次瞬时离心。37℃金属浴保温 30min 后进行后续检测。

【实验准备】

1. 试剂　*Eco*R Ⅰ 和 *Hind* Ⅲ快切酶，10×反应缓冲液，双蒸水，pUC18-EGFP（1μg/μl）和 pET-28a（＋）（1μg/μl）质粒 DNA 溶液。

2. 实验用品　200μl 吸头（俗称"枪尖"/"枪头"），1000μl 吸头，0.5～10μl 移液器（俗称"枪"），5～50μl 移液器，20～200μl 移液器，100～1000μl 移液器，1.5ml 离心管，冰盒，离心管架，油性记号笔。

3. 仪器设备　金属浴，mini 台式高速离心机。

【注意事项】

1. 建立酶切反应体系的操作技巧：应先加大体积成分，后加小体积成分，操作时眼睛盯住枪尖，确保溶液的正确加入。酶应最后加入，由于含有甘油，酶储存液黏度很大，吸液放液应将枪尖伸入液面以下 1～2mm，不可过深，防止酶液挂在枪头外壁，影响加样的精准度。打出酶液后，保持枪尖在液面以下轻柔吹打 3～6 次，使残留在枪尖内壁的酶液充分进入反应体系。

2. 限制酶需保存于–20℃，临用时取出，放置冰浴，避免长时间置于＞0℃环境；为防止反复冻融对酶蛋白的伤害，酶储存液中应含有 50%的甘油以防止酶的冻结，因此加入的酶体积应低于酶切反应体系总体积的 10%，以避免过多的甘油会抑制酶活性。

3. 10×反应缓冲液也需–20℃保存，临用时取出，使用前应握于掌心或放置室温解冻，间以手动振摇加速融解，完全溶解后需要上下颠倒或振摇使之恢复成均质溶液，然后瞬时离心，将附着在管盖或管内壁的液滴集中到管底，方可开盖取液。

4. 每加完一样试剂，更换一个枪头，避免试剂的交叉污染。

5. 混匀：建立酶切反应体系，混匀是影响实验成败的关键细节，取液前应轻弹或振摇试剂管混匀，然后瞬时离心将附壁液体集中于离心管底部后方可取液。酶切体系建立完成后，应用移液器轻柔吹打反应体系多次，或用手指轻弹管壁，充分混匀，然后瞬时离心收集液体至管底（重要），方可插入金属浴 37℃孵育。

【思考题】

1. 酶切时应注意什么？

2. 如果一个 DNA 酶切体系在电泳后发现 DNA 未被切开，可能是什么原因？

（陈蔚文　孙金鹏　胡晓燕　郝建荣）

实验二　琼脂糖凝胶电泳分离鉴定酶切的线性 DNA 片段

【实验目的】

1. 学习琼脂糖凝胶电泳分离 DNA 的原理和基本操作技术。

2. 知道上样缓冲液的主要成分、功能和使用注意事项。

3. 了解 DNA 荧光染料的染色原理。

【实验原理】　琼脂糖凝胶电泳因其操作简便、快速、灵敏等优点，成为分离、鉴定、提纯 DNA 分子及 DNA 限制性酶切图谱制作的首选方法。

琼脂糖是从海藻提取物琼脂中进一步提纯得到的植物多糖，为聚合链线性分子。琼脂糖在水中一般加热到 73～90℃以上熔解, 温度下降到 35～40℃时形成良好的半固体状的凝胶, 凝胶孔径相对于聚丙烯酰胺凝胶较大, 通过调整凝胶浓度, 可以调整孔径大小, 适于分离 0.1～60kb 的 DNA 分子。本实验采用 1%琼脂糖凝胶为电泳支持介质, 0.5×TBE（pH 8.0）为电泳缓冲液, TBE 的主要成分是 Tris·硼酸和 EDTA, 前者起缓冲作用, 后者可螯合 Mg^{2+}, 抑制 DNA 酶活性, 保护 DNA 分子在电泳过程中不被降解。

DNA 分子在琼脂糖凝胶中泳动时具有电荷效应和分子筛效应。DNA 分子也是两性电解质, 在环境 pH 为 8.0～8.3 时（超过 DNA 分子的等电点）, 其磷酸基团全部解离, 带负电荷, 不同大小和构型的 DNA 分子其电荷密度大致相同, 在电场中通过穿行凝胶内部的网孔向正极移动。琼脂糖凝胶电泳对 DNA 分子的分离作用主要依据 DNA 分子的分子量和分子构型, 也即分子筛效应, 同时与凝胶的浓度也密切相关（参见表 3-3）。

表 3-3　琼脂糖凝胶的浓度和线性 DNA 分子分离范围的对照

琼脂糖浓度（%）	线性 DNA 分子分离范围（kb）
0.3	5～60
0.6	1～20
0.7	0.8～10
0.9	0.5～7
1.2	0.4～6
1.5	0.2～3
2.0	0.1～2

在同一电泳系统中, 在一定的电场强度下, 线性 DNA 片段的电泳迁移率取决于 DNA 分子量的大小, 分子量越大, 泳动时受到的阻力越大, 电泳迁移率越小; 分子量越小, 泳动时受到的阻力越小, 电泳迁移率越大。因此不同 DNA 片段的电泳迁移率不同, 导致同一时间内在凝胶中迁移的距离不同, 电泳迁移率相同（长度一致）的 DNA 片段就会在凝胶中的局部位置富集形成区带, 从而实现不同大小 DNA 片段的彼此分离。电泳制作酶切图谱时, 应在待分离样品两侧泳道同时电泳 DNA 分子量标准（DNA molecular marker）进行比较。DNA 分子量标准是一种用于确定目的 DNA 片段大小的标准参照物溶液, 包含一系列已知不同长度的线性 DNA 片段, 经过琼脂糖凝胶电泳分离后, 可在其泳道上形成多个区带, 由于线性 DNA 片段在凝胶中的迁移距离与其分子量的常用对数成反比, 通过比较样品和分子量标准的带型位置, 可判断酶切结果是否正确（参见前文的预期酶切结果图 3-3）。

待分离 DNA 样品在电泳支持介质上的加载, 需要上样缓冲液（loading buffer）的辅助。上样缓冲液多含有高浓度蔗糖/甘油, 与 DNA 样品按一定比例混合后, 会增加样品混合物的相对密度, 帮助 DNA 样品沉入凝胶样品孔底部。此外, 由于凝胶和 DNA 分子无色透明, 上样缓冲液中还需加入电泳指示剂——带颜色的标志物, 用于指示电泳进程。常用的有溴酚蓝和二甲苯青, 前者呈蓝紫色, 后者呈蓝色, 在 1%琼脂糖凝胶中, 前者的电泳迁移率相当于 0.6kb 的 DNA 片段, 后者相当于 2kb 的 DNA 片段。

电泳结束后, 凝胶中分离好的 DNA 片段需经过荧光染料染色并在紫外光激发下才能显示出带型。染色的方式有 3 种:①掺入上样缓冲液,电泳前预染 DNA;②掺入琼脂糖凝胶,电泳过程中染色;③电泳完成后将琼脂糖凝胶浸泡于染料溶液中染色。GelRed 是一种超灵敏、非常稳定和环保的荧光核酸染料,可以结合 DNA 分子,在紫外线激发下发出明亮的红色荧光,显示 DNA 带型。本实验采用 GelRed 加入上样缓冲液的方式对 DNA 进行预染。

【实验内容与方法】

1. 制胶模具安装 根据实验需求选择相应型号的制胶模具,洗净、晾干、安装好,水平放置,将 13 齿梳子插入到制胶槽的定位槽中。

2. 灌胶 将熔化的 1%琼脂糖胶液室温放置冷却至约 65℃时,小心地将凝胶倒入胶槽,控制灌胶速度,使胶缓慢地展开,直到整个有机玻璃板表面形成均匀的胶层,灌胶厚度根据上样体积而定,样品孔可容纳的样品混合物体积上限根据梳齿的长×宽×凝胶厚度计算。

3. 凝胶 室温放置约 1h,待胶液完全凝固后,一手张开按住胶槽两侧进行固定,一手捏住梳子中部,缓缓拔出,梳齿原在的位置即出现一排有间隔的样品孔。随后取出胶板,抹去胶板底部附着的溢出胶液形成的胶膜,放入水平电泳槽,注意放置方向,有样品孔的一端放置负极一侧,加入 0.5×TBE 电泳缓冲液,至液面高出胶面 1～2mm。

4. 样品准备 DNA 样品加入 1/5 体积的 6×上样缓冲液(样品:6×上样缓冲液=5:1,V/V),吹打/轻弹管壁混匀,瞬时离心收集液体至管底。

注意:6×上样缓冲液使用前须按 1:1000 的比例加入 GelRed 预混(1μl GelRed/1ml 6×上样缓冲液),4℃暂存。

5. 上样 上样前可用移液器吸取电泳缓冲液轻柔吹打清洗一下样品孔中的碎胶或赶走气泡。根据上样体积调整移液器至合适数值,吸取样品混合物,避免枪头尖端进入空气。调整视角,辨明样品孔位置,将枪头悬空伸入电泳缓冲液面以下,样品孔上方,缓慢匀速打出枪头内样品,使样品缓缓坠入样品孔。

注意:加样时应防止枪头过度伸入样品孔,以免碰坏样品孔壁,发生漏样或影响 DNA 带型整齐。

6. 电泳 加样完毕后将样品孔一端连接负极(黑色),另一端连接正极(红色),接通电源,稳压 1～5V/cm 电泳(长度以电泳槽两根电阻丝之间的距离计算)。根据溴酚蓝迁移的位置和最小 DNA 片段的长度判断电泳进程,决定何时停止电泳。

7. 结果观察 关闭电泳仪,小心取出凝胶,放置紫外投射仪观测台,盖上盖子,打开波长 302/312nm 紫外灯进行透射,通过观测窗观察 DNA 区带的位置和亮度。

【实验准备】

1. 试剂 0.5×TBE,1%琼脂糖凝胶,6×上样缓冲液,GelRed(1000×),DNA 分子量标准(Marker Ⅳ)。

2. 试剂配制

(1)5×TBE:称取 Tris 54g,,硼酸 27.5g,量取 20ml 0.5mol/L EDTA(pH 8.0),加入蒸馏水 800ml 溶解,最后用蒸馏水定容至 1L。

(2)0.5×TBE:量取 100ml 5×TBE,加入 800ml 蒸馏水稀释,最后用蒸馏水定容至 1L。

(3)1% 琼脂糖凝胶:称取 1g 琼脂糖,倒入锥形瓶,续加 100ml 0.5×TBE,置微波炉中高火加热熔化，隔门观察沸腾状态，避免熔化中的胶液溢出锥形瓶，中间取出 2/3 次，缓慢摇动锥形瓶，促进胶粒充分均匀熔化。

3. 实验用品 200μl 吸头，0.5～10μl 移液器，5～50μl 移液器，20～200μl 移液器，1.5ml 离心管，离心管架，油性记号笔，锥形瓶。

4. 仪器设备 水平电泳装置（电泳仪/电源，水平电泳槽，制胶模具套装），紫外透射仪，mini 台式高速离心机，微波炉。

【注意事项】

1. GelRed 母液应避光常温保存。

2. DNA 分子量标准上样前应按 1∶1000 比例加入 GelRed 预染，4℃暂存。

3. DNA 样品和上样缓冲液应轻柔混匀，避免产生气泡，如产生可瞬时离心 10s 以上消除。

4. 启动电泳仪前，应反复确认正负极的连接是否正确，样品孔一端是否在负极一侧。

5. 启动电泳仪以后，调节电压至合适数值，同时应持续注意观察电流不能为零。

6. 如后续操作为 DNA 片段回收，最好使用新鲜配制的电泳缓冲液，以免影响电泳分离和回收效果。

【思考题】 琼脂糖凝胶电泳中 DNA 分子迁移率受哪些因素的影响？

【虚拟实验】

1. 登录虚拟实验平台（http://mvl.sdu.edu.cn/virlab/），选择《DNA 琼脂糖凝胶电泳》模块。

2. 实验目的 学习琼脂糖凝胶板制备方法，学习 DNA 琼脂糖凝胶电泳的实验原理和操作步骤。

3. 虚拟实验操作 根据页面提示，选择所需实验仪器、器材、试剂，进行 DNA 琼脂糖凝胶电泳实验操作，观察并记录实验结果。

（孙金鹏 陈蔚文 郝建荣 肖 鹏）

实验三 DNA 酶切片段的回收

【实验目的】 学习从琼脂糖凝胶中回收纯化 DNA 片段的方法。

【实验原理】 从含有不同分子量 DNA 的混合物（如限制酶反应体系）中分离和纯化特定分子量的 DNA 片段是基因克隆的基础性工作。在构建重组 DNA 分子时，为了提高连接效率，载体 DNA 和目的基因（包括化学合成的基因、PCR 扩增的产物等）的酶切片段需要进一步进行分离纯化与回收。另外检测重组 DNA 的分子印迹技术中，要制备 DNA 探针，在标记反应前后，往往也须先分离回收以获得纯度较高的 DNA 片段。目前用于回收 DNA 片段的方法很多，但实验室中最常采用的还是琼脂糖凝胶电泳分离和回收。从琼脂糖凝胶中成功回收纯化 DNA 片段须遵循两个原则：①去除 DNA 样品中的杂质（防止对后续操作中基因工程工具酶的抑制作用）；②尽量提高 DNA 片段的回收效率[可通过提高 DNA 上样量和（或）减少回收时的洗脱液体积来达成]。

本实验采用（离心柱型）普通琼脂糖凝胶 DNA 回收试剂盒进行回收。该试剂盒采用可以高效专一结合 DNA 的硅基质材料和独特的缓冲液系统，从 TBE 琼脂糖凝胶上回收 DNA 片段，同时除去蛋白质、其他有机化合物、无机盐离子及寡核苷酸引物等杂质，可高

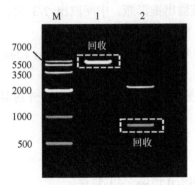

图 3-7 需回收的 DNA 片段
M. DNA 分子量标准；1. pET-28a（+）/*Eco*R Ⅰ ＋ *Hin*d Ⅲ，5350bp+19bp；2. pUC18-EGFP/*Eco*R Ⅰ ＋ *Hin*d Ⅲ，2630bp+720bp

效回收 0.1~30kb DNA 片段，回收率高达 80%，每个离心吸附柱每次可吸附的 DNA 量上限为 10μg。

本次实验回收两个酶切的线性化 DNA 片段 EGFP 和 pET-28a（＋），见图 3-7。

【实验内容与方法】

1. 柱平衡步骤：向吸附柱 CA2 中（吸附柱放入收集管中）加入 500μl 平衡液 BL，12 000r/min 离心 1min，倒弃收集管中的废液，将吸附柱重新放回收集管中（请使用当天处理过的柱子）。

2. 将单一的目的 DNA 条带从琼脂糖凝胶中切下（卡着条带边缘切下，尽量切除多余部分，将胶条尽可能横切和纵切多次，越细碎，回收效率越高）放入干净的离心管中，称取重量。

3. 向胶块中加入等体积溶液 PN（如果凝胶重为 0.1g，其体积可视为 100μl，则加入 100μl PN 溶液）/不称重直接加入 700μl PN 溶液，放置 50℃金属浴振荡溶胶 6~10min，其间取出 2/3 次，温和地上下颠倒离心管数次，以帮助胶块充分溶解。如果还有未溶的胶块，可继续放置几分钟或再补加一些溶胶液，直至胶块完全溶解。胶块完全溶解后取出离心管，待溶液温度降至室温再上柱，因为吸附柱在室温时结合 DNA 的能力较强。

4. 将溶解的胶液加入吸附柱 CA2 中（已安装收集管），室温放置 2min，12 000r/min 离心 30~60s，倒弃收集管中的废液，将吸附柱 CA2 放入收集管中。

注意：吸附柱容积为 800μl，若样品体积大于 800μl 可分批加入。

5. 向吸附柱 CA2 中加入 600μl 漂洗液 PW，12 000r/min 离心 30~60s，倒弃收集管中的废液，将吸附柱 CA2 放入收集管中。

6. 重复操作步骤 5。

7. 将吸附柱 CA2 放回收集管中，12 000r/min 离心 2min，尽量除尽漂洗液。将吸附柱 CA2 开盖置于室温放置数分钟，彻底地晾干（使乙醇充分挥发），以防止残留的漂洗液影响下一步的实验。

注意：漂洗液中乙醇的残留会影响后续的酶反应（酶切、PCR 等）实验。

8. 去除吸附柱的管盖，放到一个干净离心管中，向吸附柱滤膜中间位置滴加适量（30μl）洗脱缓冲液 EB，将离心管盖盖上吸附柱管；室温放置 2min。12 000r/min 离心 2min 收集 DNA 溶液。

注意：①洗脱体积不应小于 30μl，体积过少影响回收效率。为了提高 DNA 的回收量，可将离心得到的溶液重新加回离心吸附柱中，室温放置 2min，12 000r/min 离心 2min，将 DNA 溶液收集到离心管中，即用同一份洗脱液重复洗脱两次来提高收率。②从吸附柱管口向下看，吸附柱滤膜为白色，上有一透明胶圈加以固定，滴加 EB 洗脱液时，注意眼睛要看到洗脱液将硅胶圈内的滤膜表面全部进行了覆盖，而不要加到胶圈上，保证洗脱液与吸附柱滤膜充分接触。③由于离心后吸附柱仍会有少量液体残留，最终收集的 DNA 溶液体积＜30μl，可用 0.5~50μl 移液器粗略测量 DNA 溶液的实际体积。

9. 回收 DNA 溶液的定量分析：取 1μl 回收样品加到超微量核酸分析仪加样板上，通

过检测 A_{260}，A_{260}/A_{280} 比值，获得该 DNA 溶液的浓度和纯度。DNA 质量与摩尔数的换算按下式：

$$1\mu g\ 1000bp\ DNA = 1.52pmol$$
$$1\mu g\ pUC18\ DNA（2688bp）= 0.57pmol$$

目的 DNA 片段的摩尔数=1000bp÷目的 DNA 片段长度（bp）×1.52pmol

【实验准备】

1. 试剂 （离心柱型）普通琼脂糖凝胶 DNA 回收试剂盒（平衡液 BL，溶胶液 PN，漂洗液 PW，洗脱缓冲液 EB，吸附柱 CA2，收集管），无水乙醇。

2. 实验用品 含有待纯化 DNA 片段的琼脂糖凝胶，凝胶切刀，200μl 吸头，1000μl 吸头，5～50μl 移液器，20～200μl 移液器，100～1000μl 移液器，1.5ml 离心管，离心管架，油性记号笔。

3. 仪器设备 紫外透射仪，金属浴，mini 台式高速离心机，天平，超微量核酸分析仪。

【注意事项】

1. 切胶时应在 300～360nm 长波紫外线（能量低，损伤小）下观察 DNA 条带位置，尽量缩短连续照射时间（<30s），以减少紫外线对 DNA 片段的损伤。

2. 紫外线对人体有伤害，注意防护。

3. 关于试剂准备：漂洗液 PW 使用前参照瓶上标签加入一定体积的无水乙醇混匀；平衡液 BL 的加入能够改善吸附柱的吸附能力并提高吸附柱的均一性和稳定性，消除高温/潮湿或其他不良环境因素对吸附柱造成的影响。使用前请先检查平衡液 BL 是否出现混浊，如有混浊现象，可在 37℃金属浴中加热几分钟，即可恢复澄清。

4. 回收率与初始 DNA 量和洗脱体积有关，初始量越少、洗脱体积越少，回收率越低。

5. 所有离心步骤均为使用 mini 台式离心机在室温下离心。

【思考题】 从普通琼脂糖凝胶中回收 DNA，切胶时需注意什么？

（胡晓燕 陈蔚文 肖 鹏 张莲英）

实验四 DNA 片段的体外连接

【实验目的】

1. 理解 DNA 体外重组的原理。

2. 学习 DNA 体外连接的技术操作。

【实验原理】 基因克隆/DNA 重组技术的核心步骤是在体外连接不同来源的 DNA 片段，特别是目的基因和载体骨架的连接，以形成重组的 DNA 分子。这一过程是一个酶促反应过程，由另一个基因克隆的关键工具酶——DNA 连接酶催化，即在一定的反应条件下，DNA 连接酶催化两个双链 DNA 片段相邻的 3′-羟基和 5′-磷酸基之间形成磷酸二酯键的过程。常用的 DNA 连接酶有两种：T4 噬菌体 DNA 连接酶和大肠杆菌 DNA 连接酶。其中 T4 噬菌体 DNA 连接酶对底物的要求低，能更有效地连接 DNA 的末端，应用更广泛。其所催化的连接反应需要 Mg^{2+} 和 ATP 作为辅因子。

体外连接构建重组 DNA，须建立连接反应体系，包括下列成分：10×连接缓冲液，T4 噬菌体 DNA 连接酶，插入 DNA 片段，载体骨架片段。概率上，一般的连接反应体系会产生两种构型的连接产物：①线性 DNA 连接物（DNA 分子间末端相连）；②环状 DNA 连接物（DNA 分子内/分子间末端相连形成环状分子）。重组 DNA 分子的构型直接影响其对细菌的导入效率，对于重组质粒 DNA，环状构型有利于其转化细菌。而插入片段和载体骨架的浓度及其摩尔比直接影响单体环状杂合分子产物（目的产物）的比例。

本实验拟以回收纯化的 EGFP 基因双酶切片段为目的基因，pET-28a（+）的双酶切线性片段为载体 DNA，经 T4 噬菌体 DNA 连接酶作用，将 EGFP 基因插入 pET-28a（+）多克隆位点的 *Eco*R I 和 *Hin*d III 位点之间，构建重组的原核表达质粒 pET-28a-EGFP，转化到大肠杆菌 DH5α 感受态细胞中进行扩增。

【实验内容与方法】

1. 建立连接反应体系（20μl）

表 3-4 DNA 片段体外连接反应体系

线性化 pET-28a（+）片段	20～100ng
EGFP 基因片段	1 : 1 ～ 5 : 1 摩尔比相对于 pET-28a（+）
10×连接缓冲液	2μl
T4 噬菌体 DNA 连接酶	1μl（5U/μl）
双蒸水（无核酸酶）	补足体积至 20μl
总体积	20μl

2. 轻柔混匀，瞬时离心集中液体至管底，放置 37℃金属浴孵育 10min。

【实验准备】

1. 试剂 T4 噬菌体 DNA 连接酶试剂盒，双蒸水(无核酸酶)，本章实验三回收的 EGFP 基因片段溶液和线性 pET-28a（+）溶液。

2. 实验用品 0.5～10μl 吸头，200μl 吸头，0.5～10μl 移液器，5～50μl 移液器，20～200μl 移液器，1.5ml 离心管，离心管架，冰盒，油性记号笔。

3. 仪器设备 金属浴，mini 台式高速离心机。

【注意事项】

1. 连接反应体系的建立，首先根据本章实验三的紫外定量结果，计算 EGFP 基因片段溶液，线性 pET-28a（+）溶液和双蒸水的加入量，拟定反应体系建立方案。操作技巧和注意事项基本同酶切反应体系的建立，最先加入 H_2O，其次为 10×连接缓冲液，酶最后加入。

2. 混匀是连接成败的关键细节，因此所有试剂加入后必须要混匀。

3. 连接酶应始终放置冰盒，尽量减少取液时暴露在室温下的时间。

【思考题】

1. 影响 DNA 体外连接的因素有哪些？

2. 在连接实验过程应注意什么问题？

【虚拟实验】

1. 登录虚拟实验平台（http://mvl.sdu.edu.cn/virlab/），选择《重组质粒》模块。

2. 实验目的 学习目的 DNA 和质粒载体的连接重组及转化的基本原理和方法。

3. 观看实验录像 学习重组质粒及转化需准备的仪器、器材、试剂、操作方法和注意事项。

4. 虚拟实验操作 根据页面提示，选择所需实验仪器、器材、试剂，进行目的 DNA 和质粒载体的连接重组及转化操作，观察并记录实验结果。

（陈蔚文 孙金鹏 张莲英 胡晓燕）

实验五 大肠杆菌感受态细胞的制备

【实验目的】 学习氯化钙法制备大肠杆菌感受态细胞的原理和方法。

【实验原理】 体外连接的重组 DNA 分子导入合适的宿主细胞中才能大量地进行复制、扩增和表达。受体细胞也称为宿主，分为原核细胞和真核细胞两类。大肠杆菌（*E. coli*）遗传背景清楚、操作技术简单、营养要求不高、大规模培养成本低，因此，大肠杆菌是应用最广泛、最成功的基因工程菌株。基因工程菌通常是经过不断筛选和改造后的基因缺陷型菌株，在自然条件下无法生长，基本无法从实验室流向外界，生物安全性好，另外其优化后的基因型非常适合基因克隆实验操作。本章的实验内容涉及两个 *E. coli* 基因工程菌株：DH5α、BL21（DE3），前者常用于克隆质粒，后者用于外源基因表达。

在重组 DNA 分子导入之前，宿主菌须用一定的理化方法人工处理，改变其细胞膜的通透性，使其处于容易吸收外源 DNA 的状态，称为感受态。$CaCl_2$ 法是目前实验室常用的制备感受态细胞的方法，其原理是使宿主菌处于 0℃、$CaCl_2$ 低渗溶液中，细胞膨胀成球形，细胞膜分子间隙增大，从而通透性增强。

【实验内容与方法】

1. 取出 -80℃ 冻存的 DH5α/BL21（DE3）菌种，画线接种于琼脂平板，37℃ 培养 16～20h。

2. 挑取直径 2～3mm 的单菌落，接种于 2ml LB 液体培养基中，37℃，300r/min 振荡过夜培养；取 1ml 菌液接种 100ml LB 液体培养基，37℃，300r/min 摇菌约 3h，每 15～20min 检测 OD_{600} 1 次，当 $OD_{600}≈0.4$（0.35 最佳），为对数生长期，立即将菌液放置冰上。

3. 取菌液 1.5ml×2 管，冰浴 10min。

4. 于 4℃，4000r/min 离心 3min，倒弃上清液。

5. 加入 150μl 冰预冷的 0.1mol/L $CaCl_2$ 溶液，轻弹管壁重悬细胞，两管合并成一管，冰浴 10min。

6. 于 4℃，3000r/min 离心 3min。

7. 弃上清液，加入 150μl 冰预冷的 0.1mol/L $CaCl_2$ 溶液，轻弹管壁，小心悬浮细胞，冰上放置，留待后续转化实验。

【实验准备】

1. 试剂配制：

（1）LB 液体培养基：称取胰蛋白胨 10g，酵母提取物 5g，氯化钠 10g，加去离子水 800ml 溶解，用 5mol/L 氢氧化钠（约 0.2ml）调节 pH 至 7.0，去离子水定容至 1L，高压蒸汽灭菌 20min。

（2）LB 固体培养基平板：称取 15g 琼脂加入 1 L LB 液体培养基，高压灭菌 20min，溶液未冷却时取出，轻轻旋动锥形瓶，混匀溶解的琼脂，直接倾出铺制平板，20～30ml/90mm

平皿。培养基完全凝固后，以封口膜封口，4℃倒置储存。使用前 1～2h 取出，室温放置/37℃孵育。

（3）0.1mol/L CaCl₂：100ml 纯水中溶解无水 CaCl₂ 1.11g，用 0.22μm 孔径滤器除菌后，分装成小份，−20℃冻存。

2. 实验用品　DH5α/BL21（DE3）菌种，一次性培养皿（平板），200μl 吸头，1000μl 吸头，5～50μl 移液器，20～200μl 移液器，100～1000μl 移液器，1.5ml 离心管，离心管架，冰盒，酒精灯，打火机，接种环。

3. 仪器设备　低温台式高速离心机，细菌培养用孵箱，细菌培养用摇床。

【注意事项】

1. 吸头和离心管均需高压灭菌，以防止杂菌和外源 DNA 的污染。

2. 实验全程注意无菌操作，溶液移取、分装等均应在以酒精灯火焰为中心，直径 10 cm 的球形空间区域进行（该区域属无菌区）。

3. 应收获对数生长期的细胞用于制备感受态，OD₆₀₀≈ 4。

4. 制备感受态细胞需要高纯度的 CaCl₂（GR. 或 AR. 级别），并用超纯水配制。

5. 整个实验一定要保持低温，在冰浴条件下操作，离心在低温离心机上操作，因温度时高时低会影响转化效率。

6. 加入氯化钙后，混匀动作要轻柔，因此时细胞处于膨胀状态，相对脆弱。

7. 取 1.5ml 菌液离心前，需轻摇盛放菌液的锥形瓶，使细胞充分均匀悬浮，保证获取合适的细胞数量。

【思考题】

1. 何谓感受态细胞？

2. 制备感受态细胞时需注意什么？

（孙金鹏　陈蔚文　张莲英　郝建荣）

实验六　重组 DNA 的转化及阳性克隆的初步筛选

【实验目的】

1. 学习重组 DNA 的转化原理和方法。

2. 理解抗生素表型筛选的原理和方法。

【实验原理】

1. 转化　是指质粒 DNA 或以其为载体构建的重组 DNA 导入细菌的过程。氯化钙法转化的原理是当细菌处于 0℃、CaCl₂ 低渗溶液中时，细胞膨胀成球形，细胞膜的通透性增加，转化混合物中的外源 DNA 形成抗 DNase 的羟基-钙磷酸复合物，黏附于细胞表面，经 42℃短时间热冲击处理，促使细胞吸收 DNA 复合物，加入培养基培养恢复数小时后，球状细胞复原成正常形状并分裂增殖，转化成功的宿主菌可以复制扩增重组 DNA 和（或）表达重组 DNA 携带的外源目的基因。

2. 筛选　在转化过程中，并非每个宿主细胞都被转化，即使获得转化的细胞，也并非都含有单体环状杂合分子产物 pET-28a-EGFP（目的产物），有可能含有自身成环的载体分子，或一个载体与两个外源 DNA 形成的重组子等。因此需对转化后宿主菌进行初步筛选，首选方法是抗生素表型筛选。pET-28a（＋）携带有卡那霉素抗性基因，可使导入了 pET-28a（＋）-EGFP 重组子质粒或空白载体的宿主菌具有卡那霉素抗性表型，在含卡那霉素的琼脂平板上存活，经过夜培养增殖，可形成肉眼可见的单菌落，也即克隆。而未受转化的宿主菌则会被卡那霉素杀死。进一步的筛选可挑取单菌落，或直接进行 PCR 扩增 EGFP 基因，电泳鉴定；或接种培养基培养扩增后，提取质粒，酶切鉴定。最终阳性克隆的鉴定应以 DNA 测序结果为准。

【实验内容与方法】

1. 取已制备的感受态细胞 100μl，加入 10μl 连接体系，轻弹管壁混匀，置冰浴 30min。

2. 置 42℃金属浴热击 90s，立即取出，放置冰浴 2min，加入 0.5ml LB 液体培养基，37℃振荡培养 30min。

3. 3000r/min 离心 1min，倒弃上清，盖上管盖，瞬时离心收集附壁残余上清至管底（数十微升），轻柔吹打成细胞混悬液。将细胞悬液全部转移至 LB 固体培养基（卡那霉素抗性）平板上，用玻璃三角刮刀（spreader）均匀涂布琼脂板，室温正置直至液体吸收（约 30min）。

注意：三角刮刀使用前应蘸取无水乙醇，过火灭菌，在涂板之前应在平皿的盖子中进行适当冷却后使用，以防止将细菌烫死。

4. 将平皿倒置放入 37℃恒温培养箱中培养约 12～16h，观察单菌落的出现。

【实验准备】

1. 试剂 实验四制备的连接体系，本章实验五制备的感受态细胞，无水乙醇。

2. 试剂配制

（1）LB 液体培养基：同本章实验五。

（2）含卡那霉素的 LB 固体培养基平板：同本章实验五配制 1 L LB 固体培养基，待其冷却至 50℃时，在酒精灯火焰旁无菌操作加入卡那霉素储存液（50mg/ml）1ml，轻轻旋动锥形瓶，混匀卡那霉素至终浓度 50μg/ml，铺制平板。

（3）卡那霉素储存液（50mg/ml）：称取 5g 卡那霉素干粉，溶于 100ml 纯水，0.22μm 孔径滤器过滤除菌，小份分装，–20℃避光冻存。

3. 实验用品 0.5～10μl 吸头，200μl 吸头，1000μl 吸头，0.5～10μl 移液器，5～50μl 移液器，20～200μl 移液器，100～1000μl 移液器，1.5ml 离心管，离心管架，冰盒，酒精灯，打火机，三角刮刀，小烧杯，油性记号笔。

4. 仪器设备 低温台式高速离心机，细菌培养用摇床，细菌培养用孵箱。

【注意事项】

1. 吸头和离心管均需高压灭菌，以防止杂菌和外源 DNA 的污染。

2. 实验全程注意无菌操作，溶液移取、分装、涉及琼脂平板的操作等均应在以酒精灯火焰为中心，直径 10cm 的球形空间区域进行（该区域属无菌区）。

3. 42℃热处理很关键，温度要准确，转移速度要快。

【思考题】

1. 氯化钙转化法的原理是什么？

2. 抗生素表型筛选的原理是什么？

（孙金鹏　陈蔚文　郝建荣　肖　鹏）

实验七 阳性重组子的鉴定

【实验目的】

1. 掌握重组子鉴定的基本原理和方法。

2. 掌握 PCR 反应的基本原理。

【实验原理】

经过抗生素平板实验初步筛选的转化子菌落有些是假阳性的，如载体 DNA 自我连接、非特异性片段插入载体等的转化，因此须进一步进行鉴定，以确定是否是含有外源目的基因片段的特异性重组子。本实验采用聚合酶链式反应（PCR）扩增以鉴定阳性重组子。

PCR 扩增鉴定阳性重组子是以质粒 DNA 为模板，扩增插入目的基因后经琼脂糖凝胶电泳鉴定的方法筛选出阳性克隆，PCR 反应的基本原理参见本章第三节内容。另外还可以将提取的质粒进行 DNA 测序，这是筛选阳性克隆的最准确的方法。

本实验以含有重组子的单菌落 DNA 为模板，利用一对引物（上游引物：TAATACGACTCACTATAGGG，*T7 promoter Primer*，位于 pET-28a（＋）质粒上；下游引物：TTGTACAGCTCGTCCATGC，位于 EGFP 序列末端）对各单菌落进行 PCR 扩增，从而检测这些单菌落所携带的质粒是否为外源 EGFP 基因片段成功插入的重组子。一般情况下，阳性重组子克隆经 PCR 扩增可获得长度约为 1kb 的片段。

表 3-5 PCR 反应液配制

单个 PCR 反应体系	（25μl）
上游引物	0.5μl
下游引物	0.5μl
10×Buffer	2.5μl
dNTP	2.0μl
双蒸水	19.5μl
Taq 酶（5U/μl）	0.2μl
总体积	25μl

【实验内容与方法】

1. 在长有单菌落的 LB 固体培养基平板上选取待验证的菌落，用油性记号做好标记。

2. 根据待检测菌落数量，按照表 3-5 配制 PCR 反应液；并按照每个 PCR 管 25μl 体积进行分装，并在分装后的 PCR 管上做好标记（与平板一致）。

3. 用无菌的 0.5～10μl 枪头挑取事先标记好的单菌落，插入对应的 PCR 管中震荡搅拌 3s，弃掉枪尖。

4. 短暂离心，将所有反应液收集在 PCR 管底。

5. 将反应管放入 PCR 热循环仪，按下列条件设计程序，进行 PCR 反应。

（1）预变性 　　　　94℃ 5min

（2）变性 　　　　　94℃ 30s

（3）退火 　　　　　50℃ 30s 　　　 30 个循环

（4）延伸 　　　　　72℃ 30s

（5）补充延伸 　　　72℃ 5min

（6）4℃保存

6. 反应结束后，取 10μl 样品与上样缓冲液混合后进行 1.0%琼脂糖凝胶电泳，以 DNA marker 做对照，鉴定 PCR 产物的大小。

【实验准备】

长有单菌落的 LB 固体培养基平板，上下游引物，10×PCR Buffer，dNTP，Taq DNA 聚合酶，0.5～10μl 吸头，200μl 吸头，1000μl 吸头，0.5～10μl 移液器，5～50μl 移液器，20～200μl 移液器，100～1000μl 移液器，1.5ml 离心管，PCR 管（200μl），离心管

架，冰盒，酒精灯，打火机，油性记号笔，PCR 热循环仪。

【注意事项】

1. 为避免混淆，必须在平板和 PCR 管上做好标记；实验结束后需要根据电泳结果挑取相应的单克隆进行培养和质粒提取。

2. 挑取单菌落时，应当在酒精灯火焰周围无菌区域内操作，避免污染；挑取单菌落时，只需用枪尖轻触菌落即可，不要用力过猛戳破培养基；不同菌落间切记要换枪尖。

3. 整个操作过程在冰上进行，等程序设计完成之后再将反应管放在 PCR 仪中，并尽快启动 PCR 扩增程序。

【思考题】

1. 在配制 PCR 反应混合液时为什么要把各个反应管相同的成分加起来混合配制再分装？

2. 有哪些因素可引起 PCR 扩增时出现非特异扩增条带？

3. 菌落 PCR 体系中，模板从哪儿来的？

（肖　鹏　张莲英　胡晓燕　孙金鹏）

实验八　碱裂解法质粒 DNA 的小量制备

【实验目的】

1. 掌握碱裂解法小量制备质粒 DNA 的方法。

2. 掌握质粒 DNA 的纯化原理。

【实验原理】　独立于细菌等微生物细胞染色体外、能够自主复制和稳定遗传的 DNA 分子，是最常用的基因克隆的载体。其通常为双链共价闭合环状分子，以超螺旋形式存在。目前常用的提取质粒的方法有碱裂解法、煮沸法和去污剂法等。

本实验采用碱裂解法，在 pH 12.0～12.6 碱性环境中，线性的大分子量细菌染色体 DNA 变性，而共价闭环质粒 DNA 仍然是自然状态。将 pH 调至中性并在高盐环境中染色体 DNA 之间交联形成不溶性网状结构。大部分 DNA 和蛋白质在去污剂 SDS 的作用下形成沉淀，而共价闭环质粒 DNA 仍然是可溶性状态。通过离心将大部分细胞碎片染色体 DNA、RNA 及蛋白质除去，质粒 DNA 溶在上清液中，用酚、氯仿抽提进一步纯化质粒 DNA。

【实验内容与方法】

1. 挑取单菌落接种到含卡那霉素的 LB 液体培养基试管内（3.5ml/管），放 37℃培养箱内振荡培养过夜。

2. 将细菌沉淀悬浮于 100μl 冰预冷的 Solution Ⅰ 溶液[将菌液转入 1.5ml 离心管中（尽量倒满）12 000r/mn 离心 30s（沉淀菌体）在原管中重复上述操作 1 次弃上清扣干]，剧烈振荡打散菌体。

3. 加入新配制的 Solution Ⅱ 溶液 200μl，温和颠倒离心管 4～6 次混匀，室温放置 5min（此时液体应由混浊变为透明黏稠）。

4. 加入预冷的 Solution Ⅲ 溶液 150μl，温和颠倒离心管 4～6 次混匀，冰浴 3～5min。

5. 12 000r/min 离心 5min，小心将含有质粒 DNA 的上清液转移至另一 1.5ml 离心管中。

6. 加等体积酚/氯仿/异戊醇溶液（24∶23∶1，*V/V/V*），轻微振荡，12 000r/min 离心 5min，

转移上清液至另一 1.5ml 管中。

7. 加入 2 倍体积无水乙醇（室温），轻轻颠倒混匀，室温放置 10min，12 000r/min 离心 5min。

8. 弃上清液，加入 70%乙醇溶液（4℃）洗涤沉淀，12 000r/min 离心 2min。

9. 弃上清液，用消毒的滤纸条小心吸净管壁上的乙醇，将管倒置放在滤纸上，室温下蒸发痕量乙醇 10～15min，或真空抽干乙醇 2min。

10. 加入 1×TE 40μl（pH 8.0）（含无 DNA 酶的 RNAase）溶解质粒，用于定量分析、电泳检测、酶切实验、转化表达菌株进行目的基因表达或–20℃储存。

【实验准备】

1. LB 液体培养基 同本章实验五。

2. 卡那霉素 LB 液体培养基 同本章实验六。

3. Solution Ⅰ 溶液 50mmol/L 葡萄糖，25mmol/L Tris-HCl（pH 8.0），10mmol/L EDTA，高压灭菌，或过滤除菌，4℃储存。

4. SolutionⅡ溶液（临用前新鲜配制） 0.2mol/L 氢氧化钠，1% SDS。注意：SDS 易产生气泡，不要剧烈搅拌。

5. Solution Ⅲ溶液 5mol/L KAc 60ml，冰醋酸 11.5ml，加双蒸水定容至 100ml，高压灭菌，4℃储存。

6. TE 缓冲液（pH 8.0） 1mol/L Tris-HCl（pH 8.0）1ml，0.5mol/L EDTA（pH 8.0）0.2ml 加超纯水至 100ml，高压灭菌，4℃储存。

【注意事项】

1. 质粒 DNA 提取过程中动作要轻柔，以免对 DNA 造成损伤。

2. 加入 Solution Ⅰ溶液后一定要充分打散菌体。

3. 加入 Solution Ⅱ溶液后放置时间不要超过 5min，以免变性质粒不易复性。

4. 加入 Solution Ⅱ溶液后液体应由混浊变为透明黏稠，可见拉丝现象。若没有上述现象发生，则实验不能继续下去，应检查试剂配制及操作是否有误，然后重新开始。

5. 提取质粒后应尽量扣干，因为残留乙醇可影响后续实验。

【思考题】

1. 简述碱裂解法提取质粒的基本原理。

2. Solution Ⅰ、Ⅱ、Ⅲ的作用分别是什么？

3. 提取质粒 DNA 应注意哪些问题？

【虚拟实验】

1. 登录虚拟实验平台（http://mvl.sdu.edu.cn/virlab/），选择《重组质粒提取》模块。

2. 实验目的 学习碱裂解法抽提质粒的基本原理和方法。

3. 观看实验录像 学习碱裂解法抽提质粒需准备的仪器、器材、试剂、操作方法和注意事项。

4. 虚拟实验操作 根据页面提示，选择所需实验仪器、器材、试剂，进行质粒抽提操作，观察并记录实验结果。

（张莲英 胡晓燕 孙金鹏 郝建荣）

实验九 质粒 DNA 浓度和纯度的测定

【实验目的】

1. 了解分光光度法测定 DNA 浓度和纯度的原理。

2. 掌握分光光度法测定 DNA 浓度和纯度的方法。

【实验原理】 核酸含量测定方法包括定磷法、紫外吸收法、地衣酚法和二苯胺法等，还可利用琼脂糖凝胶电泳判断核酸的浓度和纯度。其中紫外吸收法简便快速、灵敏度高，是实验室中最常用的方法。核酸分子结构中的嘌呤和嘧啶碱基具有共轭双键，在 250～280nm 紫外光区具有强烈的光吸收作用，最大吸收值在 260 nm 左右。因此可利用核酸的紫外吸收性质进行定量测定。目前常利用分光光度计测定核酸溶液在 260nm 处的吸光值，通常 1OD 值的光密度相当于双链 DNA 浓度为 50μg/ml；单链 DNA 或 RNA 为 40μg/ml；单链寡核苷酸为 20μg/ml，可以此来计算核酸样品的浓度（通常 1μg/ml 的 DNA 溶液在 260nm 光吸收值为 0.020；1μg/ml 的 RNA 溶液为 0.022，以此为标准，可测得溶液中的核酸含量）。

利用分光光度法通过测定核酸在 260nm 和 280nm 的紫外线吸收值的比值（A_{260}/A_{280}）可以判断核酸样品的纯度。纯 DNA 的 A_{260}/A_{280} 约为 1.8；RNA 的 A_{260}/A_{280} 约为 2.0。RNA 和 DNA 的比值分别低于 2.0 和 1.8 时，则表示此样品不纯，可能含有蛋白质等杂质。若 DNA 比值高于 1.8，说明样品中有 RNA 污染。当然也会出现既含蛋白质又含 RNA 的 DNA 溶液比值为 1.8 的情况，所以需要结合琼脂糖凝胶电泳等方法进一步进行测定。

【计算】

DNA 浓度（μg/ml）=A_{260}×1μg/ml×稀释倍数/0.020

DNA 纯度=A_{260}/A_{280}（要求比值在 1.8～2.0 范围内）

【实验内容与方法】

1. 样品准备 取 0.2ml 离心管一只，加入 99μl 双蒸水，再加入本章实验一提取得到的质粒溶液 1μl，使总体积为 100μl，混匀后待用。

2. 测定 A_{260} 计算质粒浓度，测定纯度（A_{260}/A_{280}）。

【实验准备】 蛋白质核酸自动分析仪、微量移液器、比色皿、稀释液等。

【注意事项】 如果 DNA 样品 A_{260}/A_{280} 比值大于 1.8，说明有 RNA 存在，可以考虑用 RNA 酶处理样品；如果 DNA 样品比值小于 1.6，说明样品中存在蛋白质或酚，应再用酚/氯仿抽提。

（胡晓燕 张莲英 孙金鹏 陈蔚文）

第二节 外源基因 GFP 在原核细胞中的诱导表达和纯化

基因工程技术是将目的基因与载体在体外进行重组，然后转入另一种生物体内，使之能够稳定遗传，最终表达出新产物或新性状。基因工程的一般流程：获得目的基因（分），准备表达（克隆）载体（切），将目的基因接入表达（克隆）中（接），转化宿主菌（转），筛选成功转化的细胞（筛），诱导靶蛋白表达，靶蛋白的纯化和鉴定。基因工程技术可以划分为上游技术和下游技术。上游技术包括基因重组、基因克隆和基因表达的设计与构建（即 DNA 重组技术）；下游技术包括基因工程菌（细胞）的大规模培养、外源基因表达产物的分离和纯化等过程。

通过克隆得到的目的基因，在人工构建的体系中高效表达，从而获得所需的蛋白质产品。目前，人工构建的表达体系包括两大类：真核表达体系和原核表达体系。真核表达体系包括表达载体的构建、受体细胞的建立及表达产物的分离、纯化等技术和策略；将克隆化的基因插入合适载体后，转化大肠杆菌用于表达大量蛋白质的方法被称为原核表达。原核表达系统培养方法简单、迅速、经济，适合大规模生产。其中，大肠杆菌（$E. coli$）系统由于遗传图谱明确，容易培养，费用低廉，对许多蛋白质有很强的耐受力，已经成为表达外源蛋白质的首选系统。

本部分实验利用带有多聚组氨酸标签（His×6）融合蛋白表达载体系统 pET-28a（+）为原核表达载体，以大肠杆菌 BL21（DE3）为受体菌，通过诱导表达目的蛋白 GFP，利用融合蛋白的特异性，最终纯化得到 GFP 蛋白。

pET-28a（+）载体系统含有 T7 噬菌体启动子，以及 Lac 操纵基因、SD 序列、$LacI$ 阻遏蛋白基因等。在其 SD 序列下游是融合基因的部分序列多聚组氨酸标签，克隆的外源基因与该基因相连，因此表达产物是多聚组氨酸标签和目的基因产物的融合蛋白。该载体系统的优点是可被诱导的高效表达；表达的融合蛋白产物纯化方便，利用固定化金属离子亲和层析法纯化得到 GFP 蛋白。

实验十　外源基因在大肠杆菌的诱导表达和提取

【实验目的】

1. 学习外源基因在大肠杆菌中诱导表达的原理。

2. 掌握诱导剂诱导目的基因表达的技术。

【实验原理】　外源基因在原核细胞中的高效表达除了应用合适的载体和宿主菌外，还经常采取诱导表达的方式。诱导表达可以避免蛋白的长期表达对宿主菌可能的危害作用，也经常会提高蛋白的表达产量。不同的表达载体需要采用不同的诱导因素，如光、温度和化学物质等。本实验使用的 pET-28a（+）载体系统是利用乳糖操纵子调控模式进行表达的，此类载体含有 T7 噬菌体启动子、Lac 操纵基因、SD 序列、$LacI$ 阻遏蛋白基因等。在实验过程中，我们把外源基因 $EGFP$ 克隆到含有 Lac 启动子的 pET-28a(+)表达载体中，让 $EGFP$ 在 $E. coli$ 中表达。开始时先让宿主菌生长，$LacI$ 产生的阻遏蛋白与 $LacI$ 操纵基因结合，从而不能进行外源基因 $EGFP$ 的转录与表达，此时宿主菌正常生长，然后向培养基中加入 Lac 操纵子的诱导物 IPTG（异丙基硫代-β-D-半乳糖），IPTG 的作用与半乳糖相同，是一种作用强烈的诱导剂，不被细菌代谢而十分稳定。IPTG 与阻遏蛋白结合，改变其构象，导致阻遏蛋白不能与操纵基因结合，进而启动转录反应的进行，外源基因 GFP 大量转录并高效表达。诱导表达的 EGFP 蛋白可以通过电泳的方法进行鉴定。

【实验内容与方法】

1. 对照菌（pET-28a）和转入 pET-28a-EGFP 质粒的重组菌分别挑取 1～2 个菌落，接入 3ml 含有卡那霉素（50μg/ml）的 LB 液体培养液，37℃培养过夜。

2. 取 2ml 过夜培养物接入 100ml 含卡那霉素（50μg/ml）的 LB 培养液，37℃震荡培养 2h 以上，期间不断检测 OD_{600}，直至对数中期（OD_{600}=0.8～1.0）。

3. 在上述培养液中加入 IPTG 至终浓度 0.3mmol/L，22℃诱导培养 16h。

4. 诱导结束后，4℃ 4000r/min 离心 30min，弃上清液，收集菌体。将菌体置于−20℃

以备后续使用。

5. 诱导结束后，分别取 20μl 细菌诱导培养液，12 000r/min 离心 1min，弃上清液。

6. 加入 500μl 15%甘油溶液，重悬菌体，随后 12 000r/min 离心 2min，弃上清液。

7. 加入 50μl 双蒸水重悬菌体。

8. 取 20μl 上述沉淀悬液加入等体积 2×SDS 凝胶样品缓冲液，混匀后 100℃加热 3min，室温 12 000r/min 离心 1min。将样品置于–20℃以备后续检测。

【实验准备】

1. 试剂 IPTG 储存液（200mg/ml）：200mg IPTG 溶解于 800μl 蒸馏水中，用蒸馏水定容至 1ml，用 0.22μm 的滤膜过滤除菌，分装于离心管中，储存于–20℃。

2. 仪器设备 恒温摇床，台式高速离心机，恒温水浴锅，垂直板式蛋白质电泳装置，培养箱，超净工作台，移液器等。

【注意事项】

1. 在进行蛋白诱导表达过程中需要设置对照，将携带 pET-28a 空载体和 pET-28a-EGFP 质粒的菌株按照相同条件进行诱导，通过对比很容易可以判断 EGFP 的表达情况。

2. 整个过程中要注意无菌操作，避免杂菌或者噬菌体污染。

【思考题】 IPTG 是如何诱导目的基因表达的？

（郝建荣　孙金鹏　陈蔚文　肖　鹏）

实验十一　亲和层析法纯化重组蛋白

【实验目的】

1. 掌握亲和层析法纯化蛋白质的基本原理。

2. 学习利用固定化金属螯合层析。

【实验原理】 重组蛋白质的纯化是基因工程的最终目的，根据设计的重组蛋白质的性质，纯化的方法和策略要统一考虑，如是否带有亲和标签、细胞内表达，还是分泌到细胞外等，根据表达形式的不同，采取不同的纯化方法。重组蛋白的分离纯化利用其物理和化学性质的差异，即以分子的大小、形状、溶解度、等电点、亲疏水性及与其他分子的亲和性等，建立不同的纯化方法，主要有浓缩沉淀法、层析技术和电泳技术。其中，亲和层析技术是利用待分离物质和它的特异性配体间具有的特异性亲和力，从而达到分离的目的。在前期工作中，目的蛋白基因（EGFP）已经被构建到含有多聚组氨酸标签基因的原核表达载体 pET-28a（+），通过筛选诱导表达得到的即为 His-6 标记的 PEGF 重组蛋白（His-Tag protein），本实验采用的方法是固定化金属螯合层析技术，多聚组氨酸能与多种过渡金属（Co^{2+}、Ni^{2+}、Cu^{2+}、Zn^{2+}）的螯合物结合，因此带有暴露的 His-6 的蛋白能结合于固化 Ni^{2+} 的树脂（Ni-NTA beads），天然蛋白质对于这类树脂的亲和力不高，用适当的缓冲溶液冲洗即可去除其他杂蛋白，再用可溶性的竞争性螯合剂漂洗，回收靶蛋白。

【实验内容与方法】

GFP 蛋白纯化：

1. 从冰箱中取出冷冻的菌体，置于室温解冻。随后，按体积比 1:4 加入预冷的 His-Buffer 重悬菌体（以 100ml 细菌培养液为例，离心收集到约 1ml 菌体，需加入 4ml Buffer）。

2. 超声破碎菌体（功率 200W，超声时间 2s，间歇实践 5s，全程时间 10min），破碎在冰上进行，直到细菌悬液不出现拉丝现象即可（此步取样 20μl 样品）。

3. 破碎后菌液转移到高速离心管中，12 000r/min，4℃离心 30min，留上清液（此步取样 20μl 样品）。

4. 离心过程中，准备 Ni-NTA beads（100ml 菌液约需 500μl 的 beads）。加入 500μl 双蒸水，混匀，随后 1000r/min 离心 2min，用微量移液器吸走上清液。重复上述步骤一次。随后，加入 500μl His-Buffer 混匀，随后 1000r/min 离心 2min，用微量移液器吸走上清液。

5. 将平衡好的 beads（500μl）与上清液（约 5ml）混合进行结合，4℃ 垂直混匀仪上结合 1h。

6. 1000r/min 离心 2min，用微量移液器吸走上清液，收集 beads（beads 呈绿色，beads 需要取样以备后续分析 20μl）。

7. 加入 1ml His-Buffer 混匀，随后 1000r/min 离心 2min，用微量移液器吸走上清液，收集 beads。

8. 重复上述步骤一次。

9. 加入 300μl Elution buffer 进行洗脱，混匀，静置约 5min 后，1000r/mim 离心 2min，收集上清液（目的蛋白 EGFP 浓度高时，上清液呈绿色）。

10. 重复上述步骤 2 次，随着洗脱的进行，beads 由绿色变为白色（洗脱结束后 beads 留样 20μl）。

11. 将 3 次洗脱液合并，取样（20μl）用于 SDS-PAGE 电泳检测。

12. 将上述所有样品加入等体积 2×SDS 凝胶样品缓冲液，混匀后 100℃加热 3min，室温 12 000r/min 离心 1min。将样品置于 –20℃以备后续检测。

【实验准备】

1. 实验用品 0.5～10μl 吸头，200μl 吸头，1000μl 吸头，0.5～10μl 移液器，5～50μl 移液器，20～200μl 移液器，100～1000μl 移液器，1.5ml 离心管，15ml 离心管，50ml 离心管，50ml 高速离心管，Ni-NTA beads，离心管架，冰盒，高速离心机，油性记号笔。

2. 试剂

（1）His-Buffer：20mmol/L Tris-HCl，pH 7.0，200mmol/L NaCl，1mmol/L PMSF。

（2）Elution buffer：20mmol/L Tris-HCl，pH 7.0，200mmol/L NaCl，1mmol/L PMSF，500mmol/L 咪唑。

3. 仪器设备 mini 台式离心机，高速离心机，水浴锅，超声波破碎仪，移液器。

【注意事项】

1. 我们采取的是固定化金属螯合层析技术，因此各种缓冲液中不能有强金属离子螯合剂，如 EDTA、EGTA 等。同样也不能有高浓度的强还原剂，如 DTT，防止 Ni^{2+} 被还原。

2. 为了防止蛋白质变性和失活，整个蛋白纯化过程中应该尽量保持低温，尽量在冰上操作。

3. 为了防止蛋白质的水解，我们需要在 buffer 中加入蛋白酶抑制剂，如 1mmol/L 的 PMSF，防止目的蛋白被降解。

【思考题】 亲和层析法纯化蛋白质的实验原理。

（孙金鹏　郝建荣　肖　鹏　张莲英）

实验十二 SDS-PAGE 鉴定重组蛋白质

【实验目的】

1. 掌握 SDS-PAGE 电泳技术的基本原理。

2. 学习应用 SDS-PAGE 电泳技术鉴定蛋白质的实验方法。

【实验原理】

重组蛋白质的鉴定主要依据蛋白质的理化性质的不同,可以采用质谱法、电泳法、氨基酸测序法、结晶法等,鉴定的内容包括分子量的测定、氨基酸组成及顺序分析、晶体的 X 光衍射分析等。

十二烷基硫酸钠聚丙烯酰胺凝胶电泳(sodium dodecyl sulfate polyacrylamide gel electrophoresis,SDS-PAGE),是聚丙烯酰胺凝胶电泳中最常用的一种鉴定蛋白质分子量大小的分析技术,聚丙烯酰胺凝胶(PAGE)是由丙烯酰胺(Arc)和交联剂亚甲基双丙烯酰胺(Bis)在加速剂 N,N,N',N'-四甲基乙二胺(TEMED)和催化剂过硫酸铵(AP)或维生素 B_2 的作用下,聚合交联而成的三维网状结构的凝胶,具有分子筛效应。十二烷基硫酸钠(SDS)带有大量负电荷,覆盖在蛋白质表面,掩盖其分子原有的电荷,SDS-PAGE可以只根据蛋白质分子量大小进行区分,一方面可以用于蛋白质纯度分析,纯化的蛋白质只显示一条带,另一方面,在标准分子量 marker 的指示下,可以用于判断蛋白质的分子量大小。

本实验采用化学聚合法制备 SDS-PAGE 凝胶,进行不连续电泳,利用考马斯亮蓝快速染色,根据染色后的蛋白质条带显示结果,分析鉴定重组蛋白质 EGFP 的表达(分子量大小、纯度等)。

【实验内容与方法】

1. 主要试剂 30%凝胶贮备液;10%SDS;10%过硫酸铵;TEMED 原液;pH8.8,1.5mol/L Tris-HCl 缓冲液;pH6.8,0.5mol/L Tris-HCl 缓冲液;电泳缓冲溶液;上样缓冲溶液;考马斯亮蓝染色液;考马斯亮蓝脱色液。

2. 操作流程

(1)清洗玻璃板:洗涤干净,蒸馏水冲洗后充分晾干备用。

(2)安装电泳槽:玻璃板对齐后放入配胶专用夹卡紧,垂直卡在架子上等待灌胶。

(3)配置 10%分离胶(5ml)(表 3-6)。

将上述试剂迅速混匀,快速注入胶板缝隙内,防止产生气泡,然后在胶面上小心缓慢加注 2ml 双蒸水。待分离胶凝固后(在水和凝胶之间出现折射现象时),将双蒸水充分去除,吸水纸吸干多余水分。

(4)制备 5%浓缩胶(2ml)(表 3-7)。

表 3-6 10%分离胶配置

试剂	用量
30%凝胶贮备液	1.7ml
双蒸水	1.3ml
1.5mol/L Tris-HCl 缓冲液 pH8.8	1.9ml
10%SDS	50μl
10%AP	50μl
TEMED	5μl

表 3-7 5%浓缩胶制备

试剂	用量
30%凝胶贮备液	330μl
双蒸水	1.4ml
0.5mol/L Tris-HCl 缓冲液 pH6.8	230μl
10%SDS	20μl
10%A	20μl
T MED	5μl

将上述试剂快速充分混匀，灌注到已凝固分离胶表面，然后立即将梳子插入到凝胶板之间，防止产生气泡。待浓缩胶完全聚合后，小心拔出梳子，取出凝胶板之间的密封条，将凝胶板固定在电泳槽上。

（5）样品处理：将样品加入等量的 2×SDS 上样缓冲液至终浓度为一倍体积。100℃煮沸 5min，12 000r/min 离心 1min，同样方法处理对照组和蛋白质 marker，用微量进样器吸取样品，将针头依次插入至加样孔中缓慢注入。

（6）电泳和显色：电泳槽中加入足够的电泳缓冲液，连接电源，电泳时，调节电压 100V，电泳至溴酚蓝移动至电泳槽下端停止。关闭电源，将胶从凝胶板中小心取出，置于考马斯亮蓝染色液中，放入微波炉中加热 2min。将胶从染色液中取出，用蒸馏水漂洗胶面 3～5 次，加入脱色液，微波炉加热 3～5 次脱色至蛋白条带清晰。

（7）结果处理：将脱色好的凝胶拍照，凝胶可保存在双蒸水或 7%乙酸溶液中。

3. 试剂与溶液配置

（1）30%凝胶贮备液：丙烯酰胺（Acr）29.2g，亚甲基双丙烯酰胺（Bis）0.8g 溶于 100ml 去离子水中，避光储存棕色瓶中，4℃保存。

（2）1.5mol/L Tris-HCl（pH 8.8）：Tris 18.17g，加双蒸水溶解，用 HCl 调节 pH 至 8.8，定容至 100ml。

（3）5×Tris-甘氨酸电泳缓冲溶液（pH 8.3）：Tris-base 15.1g，甘氨酸 94g，SDS 5g，加双蒸水至 1L（用时稀释 5 倍）。

（4）10% SDS：SDS 1g 溶解于 10ml 去离子水中，室温保存。

（5）0.5mol/L Tris-HCl（pH 6.8）：Tris 6.06g，加双蒸水溶解，用 HCl 调节 pH 至 6.8，定容至 100ml。

（6）10% AP：1g AP 溶解于 10ml 去离子水中，新鲜配制。

（7）TEMED（四甲基乙二胺）原液。

（8）5×上样缓冲溶液：0.3mol/L Tris-HCl（pH 6.8）浓缩胶缓冲液 8.5ml，50%甘油 8ml，10%SDS 8ml，0.1%（W/V）溴酚蓝 10ml，β-巯基乙醇 2ml，补充 ddH$_2$O 至总体积 40ml。

（9）考马斯亮蓝染色液 R250（可重复使用）：0.25g 考马斯亮蓝溶于 45ml 甲醇中，加 10ml 冰醋酸，ddH$_2$O 定容至 100ml，滤纸过滤出去不溶物，棕色试剂瓶放置。

（10）脱色液：75ml 冰醋酸＋50ml 甲醇＋875ml 蒸馏水。

4. 仪器与装备 SDS-PAGE 玻璃胶板，垂直板式电泳槽，电泳仪，微量加样器，吸头，1.5ml 离心管，离心管架，染色缸，脱色缸，微波炉。

【注意事项】

1. 凝胶玻璃板在使用前一定用水清洗干净，充分干燥后使用。

2. 装置胶板时，两块玻璃胶板需要对齐，密封条安装密实，否则会因凝胶渗漏，导致凝胶配制失败。需肉眼确定两块胶板下沿水平一致。

3. 分离胶和浓缩胶各组分加完后需要充分混匀（轻柔混合尽量避免气泡产生）；当 TEMED 和 AP 同时加入体系后应尽快将凝胶倒入胶板中间，避免时间过长导致凝胶固化。

4. 倒胶和插梳子时应尽量避免产生气泡。

5. 取胶时，小心剥离凝胶，避免破坏凝胶完整性。

6. 电泳过程需要时时监控，防止电泳缓冲液溢漏，出现事故。

【思考题】 聚丙烯酰胺凝胶电泳鉴定蛋白质的基本原理和注意事项。

SDS-PAGE 凝胶电泳
【视频资料】请扫描上方二维码观看 SDS-PAGE 凝胶电泳操作方法。

【虚拟实验】

1. 登录虚拟实验平台（http://mvl.sdu.edu.cn/virlab/），选择《蛋白质变性与 SDS-PAGE 电泳》模块。

2. 实验目的 学习 SDS-PAGE 电泳的基本原理、实验方法和操作注意事项，学习 PAGE 胶制备方法。

3. 观看实验录像 学习 PAGE 胶制备、SDS-PAGE 电泳需准备的仪器、器材、试剂、操作方法和注意事项。

4. 虚拟实验操作 根据页面提示，选择所需实验仪器、器材、试剂，进行 SDS-PAGE 电泳实验操作，观察并记录实验结果。

【虚拟实验】

1. 登录虚拟实验平台（http://mvl.sdu.edu.cn/virlab/），选择《电泳基本操作》模块。

2. 实验目的 学习 SDS-PAGE 电泳实验操作步骤及注意事项。

3. 虚拟实验操作 根据页面提示，选择所需实验仪器、器材、试剂，进行 SDS-PAGE 电泳实验操作。

（郝建荣 张莲英 陈蔚文 孙金鹏 徐 霞）

第三节 PCR 技 术

聚合酶链反应（polymerase chain reaction，PCR），是一种体外扩增 DNA 片段的技术。此方法操作简便，能在短时间内在试管内获得数百万个特异的 DNA 序列的拷贝。

PCR 技术是在模板 DNA、底物（四种 dNTP）、引物存在的条件下由 DNA 聚合酶催化的酶促合成反应。PCR 技术的特异性取决于引物与 DNA 模板的特异结合。其反应过程包括变性、退火、延伸三个步骤。变性是在加热条件下（94～95℃）使模板 DNA 双链解离；退火是逐渐降低温度使模板 DNA 与引物互补结合；延伸是在耐热性 DNA 聚合酶催化下扩增特定的 DNA 片段。以上三步为一个循环，每次循环的产物又可作为下一循环的模板，数小时后介于两个引物之间的特异性 DNA 片段得到大量复制，数量可达 $10^6 \sim 10^7$ 拷贝。

PCR 是一种体外大量扩增特异 DNA 片段的分子生物学技术，具有省时、操作简便、灵敏度高、特异性强、效率高、应用范围广等特点。PCR 技术在医学、分子生物学领域得到广泛应用，如应用于 DNA 克隆、突变分析、基因融合、基因半定量、遗传性疾病的诊断等方面。PCR 技术还可与其他分子生物学技术相结合产生多种新技术，如反转录 PCR（reverse transcription-PCR，RT-PCR）、实时定量 PCR（real time-quantitative PCR，RT-QPCR）、反向 PCR（IPCR）、不对称 PCR 等，使 PCR 在科研及临床上的应用得到更大发展。

实验十三 PCR 扩增目的基因

【实验目的】

1. 学习 PCR 的基本原理。

2. 掌握通过 PCR 获取目的基因的方法。

【实验原理】　PCR 是在体外对微量的目的 DNA 片段进行快速、大量扩增的技术。该技术以待扩增的 DNA 分子为模板,以一对与模板 3′ 端互补的寡核苷酸片段为引物,在 DNA 聚合酶的作用下,按照半保留复制的机制沿着模板链延伸直至合成新的 DNA 互补链,重复这一过程,即可使目的 DNA 片段得到扩增。PCR 的基本反应步骤包括:①变性,将反应系统加热至 94℃,使模板 DNA 完全变性成为单链;②退火,即引物与模板 DNA 退火结合;③延伸,DNA 聚合酶以 dNTP 为底物催化 DNA 的合成反应。上述三个步骤称为一个循环,新合成的 DNA 分子继续作为下一轮合成的模板,经多次循环(25～30 次)后即可达到扩增 DNA 片段的目的。

表 3-8　PCR 反应液

试剂	用量（μl）
模板 DNA	0.5
EGFP 上游引物	0.5
EGFP 下游引物	0.5
10×Buffer	2.5
Taq 酶（5U/μl）	0.5
dNTP	2.0
双蒸水	18.5
总体积	25

【实验内容与方法】　本实验选用 pET-28a-EGFP 质粒为模板,计划扩增 EGFP 基因片段,片段长度为 716bp。

EGFP 上游引物: 5′ - atggtgagcaagggcgaggagc -3′

EGFP 下游引物: 5′ - ttgtacagctcgtccatgc -3′

1. 取一个 0.2ml 的 PCR 管,按表 3-8 配制 PCR 反应液。

2. 短暂离心,将液体收集到 PCR 管底部。将反应管放入 PCR 仪,按下列条件设计程序,进行 PCR 反应。

预变性	94℃　5min	
变性	94℃　30s	⎫
退火	50℃　30s	⎬ 30 个循环
延伸	72℃　30s	⎭
补充延伸	72℃　5min	
保存 16℃	无限	

3. 反应结束后,取 10μl 样品与上样缓冲液混合后用 1.0%琼脂糖凝胶电泳,以 DNA marker 做对照,鉴定 PCR 产物的大小。

【实验准备】　上、下游引物,10×PCR Buffer,dNTP,Taq DNA 聚合酶,0.5～10μl 吸头,200μl 吸头,1000μl 吸头,0.5～10μl 移液器,5～50μl 移液器,20～200μl 移液器,100～1000μl 移液器,1.5ml 离心管,PCR 管（200μl）,离心管架,冰盒,油性记号笔,PCR 热循环仪。

【注意事项】　整个操作过程最好在冰上进行,等程序设计完成之后再将反应管放在 PCR 仪中,并尽快启动 PCR 扩增仪程序。

【思考题】

1. 在配制 PCR 反应混合液时为什么要把各个反应管相同的成分加起来混合配制再分装?

2. 有哪些因素可引起 PCR 扩增时出现非扩增条带?

（张莲英　肖　鹏　郝建荣　陈蔚文）

实验十四　总 RNA 提取及 RT-PCR 扩增目的基因

【实验目的】

1. 掌握真核生物细胞总 RNA 制备和定量的基本方法。

2. 掌握反转录 PCR（RT-PCR）的原理及实验方法。

3. 掌握 PCR 技术原理及基本实验步骤。

【**实验原理**】 总 RNA 提取采用异硫氰酸胍-酚-氯仿一步法：

TRIZOL 试剂中的主要成分为异硫氰酸胍和苯酚，其中异硫氰酸胍可裂解细胞，促使核糖体的解离，使 RNA 与蛋白质分离，并将 RNA 释放到溶液中。当加入氯仿时，它可抽提酸性的苯酚，而酸性苯酚可促使 RNA 进入水相，离心后可形成水相层和有机层，这样RNA 与仍留在有机相中的蛋白质和 DNA 分离开。水相层（无色）主要为 RNA，有机层（黄色）主要为 DNA 和蛋白质。

反转录（reverse transcription）也称为逆转录，是以 RNA 为模板合成 DNA 的过程。反应过程先以单链 RNA 为模板，催化合成一条单链 DNA。产物与模板生成 RNA：DNA 杂化双链，杂化双链中的 RNA 被 RNA 酶水解后，再以新合成的单链 DNA 为模板，催化合成第二链的 DNA。催化此反应的酶称为反转录酶，也称反转录酶。

RT-PCR 是将 RNA 的反转录反应和 PCR 反应相结合而发展起来的一种简捷、快速检测特异 RNA 的技术。首先提取组织或细胞中的总 RNA，利用反转录酶反转录成 cDNA，再以 cDNA 为模板进行 PCR 扩增，从而获得目的基因。RT-PCR 使 RNA 检测的灵敏性提高了几个数量级，使一些极微量的 RNA 样品分析成为可能。同时可以检测样品中特异 mRNA 的相对含量。该技术主要用于分析基因的转录产物、获取目的基因、合成 cDNA 探针、构建 RNA 高效转录系统等。

本实验先提取已转染 pcDNA3.1-EGFP 真核表达质粒的 HEK293 细胞的总 RNA，用反转录酶进行反转录反应获得 cDNA，然后以 cDNA 为模板扩增 EGFP 基因中一段 716bp 的DNA 片段。

【**实验内容与方法**】

1. 真核细胞总 RNA 的提取与定量

（1）培养细胞：收集 $1 \times 10^7 \sim 2 \times 10^7$ 细胞于 1.5ml 离心管中，加入 1ml Trizol，混匀，室温静置 5min。

（2）组织：取 $1 \sim 2g$ 组织（新鲜组织、-80°C 或液氮中保存的组织均可）置于组织匀浆器中，加入 1ml Trizol，混匀，室温静置 5min。离心，取上清液。

（3）加 0.2ml 氯仿，振荡 15s，室温静置 10min。

（4）4°C 离心，12 000r/min 离心 15min。

（5）小心吸取上层含有 RNA 的水相，并转移至一新的 1.5ml 离心管中。避免吸取两相之间的蛋白层。

（6）加 0.6 倍体积的异丙醇，轻轻颠倒混匀，室温放置 10min。

（7）4°C 离心，12 000r/min 离心 10min。

（8）弃上清液，加入 1ml 70%乙醇溶液洗涤 RNA 沉淀。4°C，12 000r/min 离心 5min。

（9）弃上清液，将沉淀晾干。

（10）加入适量 DEPC 水溶解 RNA（可 65°C 促溶 $10 \sim 15$min）。

（11）总 RNA 定量 RNA 在 260 nm 波长处有最大的吸收峰，OD_{260} 值为 1 时约相当于40g/ml 单链 RNA。

（12）结果分析：根据 OD_{260} 可计算 RNA 样品浓度：RNA（mg/ml）= $40 \times OD_{260} \times$ 稀释倍数/1000。RNA 纯品的 OD_{260}/OD_{280} 比值为 2.0，故根据 OD_{260}/OD_{280} 的比值可以估计

RNA 的纯度。若比值较低，说明有残余蛋白质存在；比值太高，则提示 RNA 有降解。

2. 反转录反应

（1）在 0.5ml 微量离心管中，加入提取的 1～5g 总 RNA，补充适量的 DEPC 水使总体积达 11L。在管中加 1L oligo（dT）引物，轻轻混匀、离心。

（2）70℃反应 5min，立即将离心管置于冰上。然后加入下列试剂：

5×PCR buffer	4μl
Ribonuclease inhibitor	1μl
10mmol/L dNTP mix	2μl

轻轻混匀，离心。

表 3-9　PCR 反应管

试剂	用量（μl）
Taq 酶	0.5
10×Taq 酶缓冲液	2.5
dNTP 混合液（10mmol/L）	1
EGFP 上游引物（10μmol/L）	1
EGFP 下游引物（10μmol/L）	1
模板 DNA	1
双蒸水	18
总体积	25

（3）37℃反应 5min（若用随机引物，25℃ 5min）。

（4）于冰上加 1μl M-MuLV 反转录酶至反应管，总体积 20μl。42℃反应 60min（若用随机引物，先 25℃ 反应 10min，后 42℃反应 60min）。

（5）于 70℃反应 10min 以终止反应。

3. PCR 扩增目的基因

（1）模板 DNA 以上述反转录所得的 cDNA 为模板，进行绿色荧光蛋白基因的扩增。

（2）取 PCR 反应管按表 3-9 加入试剂。

（3）短暂离心后，将离心管放入 PCR 仪，设置 PCR 反应参数。

预变性	94℃	5min
变性	94℃	30s
退火	50℃	30s
延伸	72℃	30s
补充延伸	72℃	5min

} 30 个循环

（4）结果分析：1%琼脂糖凝胶电泳鉴定。取 10μl PCR 产物加入 6×上样缓冲液 2μl 混匀，同时以 DNA marker 为对照，分别上样后在 0.5×TBE 电泳缓冲液中于 15 V/cm 电压下电泳 1h，用紫外检测仪检查，与 DNA marker 对照分析。在相当于 PCR 产物大小的位置应出现橘红色荧光，肉眼可观察到清晰的条带。

【实验准备】

1. 材料　培养细胞或组织。

2. 试剂　Trizol，异丙醇，氯仿，70%乙醇溶液，反转录酶，dNTP，PCR buffer，反转录引物（详见实验准备 5），Ribonuclease inhibitor，10×Taq DNA 酶缓冲液，Taq DNA 聚合酶（5U/μl），琼脂糖，6×上样缓冲液（0.25%溴酚蓝、0.25%二甲苯青，40%（W/V）蔗糖水溶液），溴化乙锭（EB，0.5mg/ml）。

3. DEPC 水　100ml 双蒸水中加入 0.1ml DEPC，充分振荡，37℃孵育过夜。15 磅高压灭菌，4℃保存备用。

4. 5×TBE（pH 8.3 电泳缓冲液）　Tris 5.4g、硼酸 2.25g、EDTA 0.46g、双蒸水定容至 100ml。

5. 引物 包括反转录引物和 PCR 引物。反转录引物有 Oligo（dT）、随机引物和特异性引物，可以根据使用需要选择。PCR 引物包括一对对应于目的基因上下游的特异引物，该实验 PCR 引物同本章实验十三。

6. 仪器及耗材 PCR 仪，PCR 反应管，微量移液器，枪头，冰盒，离心机等。

【注意事项】

1. 在实验过程中要严格控制内源和外源的 RNA 酶污染，保护 RNA 分子不被降解，因此提取必须在无 RNase 的环境中进行。由于 RNA 酶广泛存在而稳定，可耐受多种处理而不被灭活，如煮沸、高压灭菌等。因而 RNA 制剂中只要存在少量的 RNA 酶就会引起 RNA 在制备与分析过程中的降解，而所制备的 RNA 纯度和完整性又可直接影响 RNA 分析的结果，所以 RNA 的制备与分析操作难度较大。

外源性 RNA 酶存在于操作人员的手汗、唾液等中，也可存在于灰尘中。在其他分子生物学实验中使用的 RNA 酶也会造成污染。这些外源性的 RNA 酶可污染器械、玻璃制品、塑料制品、电泳槽、研究人员的手及各种试剂。各种组织和细胞中则含有大量内源性 RNA 酶，可使用 RNA 酶抑制剂抑制 RNA 酶活性。另外 RNA 提取试剂中一般含 SDS、酚、氯仿、胍盐等蛋白质变性剂，也能抑制 RNA 酶活性，并有助于去除非核酸成分。

2. 防止 RNA 酶污染的措施

（1）所有的玻璃器皿均应在使用前于 180℃的高温下干烤 6h 以上。

（2）塑料器皿用 0.1% DEPC 水浸泡。

（3）有机玻璃的电泳槽等，可先用去污剂洗涤，双蒸水冲洗，乙醇干燥，再浸泡在 3% H_2O_2 中室温 10min，然后用 0.1% DEPC 水冲洗，晾干。

（4）配制的溶液应尽可能用 0.1% DEPC 在 37℃处理 12h 以上，然后高压灭菌除去残留 DEPC。不能高压灭菌的试剂，应当用 DEPC 处理过的双蒸水配制。

（5）操作人员戴一次性口罩、帽子、手套，实验过程中手套要勤换。

（6）设置 RNA 操作专用实验室，所有器械等应为专用。

3. 常用的 RNA 酶抑制剂

（1）焦磷酸二乙酯（DEPC）：是一种强烈但不彻底的 RNA 酶抑制剂。它通过和 RNA 酶的活性基团组氨酸的咪唑环结合使蛋白质变性，从而抑制酶的活性。

（2）异硫氰酸胍：是目前最有效的 RNA 酶抑制剂，它在裂解组织细胞的同时也使 RNA 酶失活。它既可破坏细胞结构使核酸从核蛋白中解离出来，又对 RNA 酶有强烈的变性作用。

（3）氧钒核糖核苷复合物：由氧化钒离子和核苷形成的复合物，它和 RNA 酶结合形成过渡态类物质，几乎能完全抑制 RNA 酶的活性。

（4）RNA 酶的蛋白抑制剂（RNasin）：从大鼠肝或人胎盘中提取的酸性糖蛋白。RNasin 是 RNA 酶的一种非竞争性抑制剂，可以和多种 RNA 酶结合，使其失活。

（5）其他：SDS、尿素、硅藻土等对 RNA 酶也有一定抑制作用。

4. 要避免沉淀完全干燥，否则 RNA 难以溶解。

5. PCR 反应体系配制应该在一个没有 DNA 污染的干净环境中进行。

6. 纯化模板所选用的方法对污染的风险有极大影响。一般而言，只要能够得到可靠的结果，纯化的方法越简单越好。

7. 试剂或样品准备过程中都要使用一次性灭菌的塑料瓶和管子，玻璃器皿应洗涤干净

PCR 技术原理与应用
【视频资料】请扫描上方二维码观看 PCR 技术原理与应用。

并高压灭菌。

8. 所有操作应在冰上完成。

【思考题】

1. RNA 提取时需注意什么？

2. 简述 PCR 的基本原理。

3. 简述 PCR 的基本实验步骤。

4. 经 30 轮 PCR 循环后，琼脂糖凝胶电泳并未发现有扩增产物，原因可能是什么？

【虚拟实验】

1. 登录虚拟实验平台（http://mvl.sdu.edu.cn/virlab/），选择《大鼠肝脏总 RNA 的提取》模块。

2. 实验目的 学习 Trizol 法提取组织总 RNA 的原理和方法。

3. 观看实验录像 学习 Trizol 法提取组织总 RNA 需准备的仪器、器材、试剂、操作方法和注意事项。

4. 虚拟实验操作 根据页面提示，选择所需实验仪器、器材、试剂，进行大鼠肝脏组织总 RNA 提取操作，观察并记录实验结果。

【虚拟实验】

1. 登录虚拟实验平台（http://mvl.sdu.edu.cn/virlab/），选择《紫外分光光度计检测 RNA 浓度和纯度》模块。

2. 实验目的 学习紫外吸收法测定 RNA 浓度的基本原理和紫外分光光度计的使用方法。

3. 观看实验录像 学习用紫外吸收法测定 RNA 浓度需准备的仪器、器材、试剂准备要点、操作方法和注意事项。

4. 虚拟实验操作 根据页面提示，选择所需实验仪器、器材、试剂，进行 RNA 样品的准备和检测，观察并记录实验结果。

【虚拟实验】

1. 登录虚拟实验平台（http://mvl.sdu.edu.cn/virlab/），选择《逆转录 RT》模块。

2. 实验目的 学习逆转录的基本原理和方法。

3. 观看实验录像 学习逆转录反应需准备的仪器、器材、试剂、操作方法和注意事项。

4. 虚拟实验操作 根据页面提示，选择所需实验仪器、器材、试剂，进行逆转录反应操作，观察并记录实验结果。

（肖　鹏　张莲英　孙金鹏　胡晓燕　任桂杰）

实验十五　实时定量 PCR 分析真核基因的表达

【实验目的】

1. 掌握实时定量 PCR 技术原理及基本实验步骤

2. 了解实时定量 PCR 参照基因的选择原则

【实验原理】　实时定量 PCR（RT-QPCR）通过在 PCR 反应体系中引入荧光基团（染料或探针），对 PCR 扩增反应中每一个循环产物荧光信号的实时检测从而实现对起始模板定量和定性分析。随着 PCR 反应的进行，PCR 反应产物不断累积，荧光信号强度也等比例增加。每经过一个循环，收集一个荧光强度信号，通过荧光强度变化监测产物量的变化，从而得到一条荧光扩增曲线，最后通过标准曲线对未知模板进行定量分析。另外还可以将该技术用于核酸定性分析。

RT-QPCR 能够检测低丰度的 mRNA，但是标本中 RNA 的质量、含量和反转录效率的差别会影响目的基因特异性表达的真正差异，因此需要选择合适的内参基因以校正检测标本间的差异。内参基因通常是各种管家基因，在细胞内组成性表达，比较常用的包括 β-肌动蛋白（β-actin）、3-磷酸甘油醛脱氢酶（GAPDH）和 β2-微球蛋白（β2-MG）等。

本实验用 Takara 公司 SYBR Green I 检测试剂盒进行相对定量分析。主要试剂是 SYBR Premix Ex Taq，其中包括 TaKaRa Ex Taq、dNTP Mixture、Mg^{2+} 和 SYBR Green I 等。

【实验内容与方法】

1. 模板 DNA 将本章实验一中反转录获得的 cDNA 稀释 5 倍后备用。

2. 引物

RT-QPCR 正向引物：GAGCGCACCATCTTCTTCAA

RT-QPCR 反向引物：TCCTTGAAGTCGATGCCCTT

3. 取 2 个实时定量专用反应管分别按表 3-10 加入试剂。

表 3-10 RT-QPCR 反应试剂

试剂	实验管（μl）	对照管（μl）
SYBR Premix Ex Taq	10	10
RT-QPCR 正向引物（10μmol/L）	0.4	0.4
RT-QPCR 反向引物（10μmol/L）	0.4	0.4
模板 DNA	2	0
ROX reference dye（50x）	0.4	0.4
双蒸水	6.8	8.8
总体积	20	20

4. 短暂离心后，将反应管放入实时定量 PCR 仪（以 CFX96™ Real-time PCR 检测系统为例），设置 PCR 反应程序如下：

1st	95℃	30s
2nd	95℃	5s
3rd	60℃	31s

2nd、3rd 反应进行 40 次循环。

5. 结果分析 通过软件（如 Bio-Rad CFX manager）分析实时定量扩增曲线和溶解曲线，可以获得产物扩增的 C_T 值（反应管内的荧光信号到达设定阈值时所经历的循环数）。通过设置合适的参照基因，与目的基因在同样条件下扩增，可以对处理因素影响目标基因表达进行相对定量分析。

（张莲英 肖 鹏 孙金鹏 郝建荣）

第四章 医学遗传学基本实验

第一节 细胞遗传学实验

染色体是遗传物质的载体。人类单倍染色体组约有 30 000 个结构基因。按平均计算，每条染色体上有上千个基因。各染色体上存在的基因有着严格的排列顺序，他们之间的位置关系也是比较恒定的。所以，染色体发生任何数目异常，甚至是微小的结构畸变（如缺失、重复、易位等），都必将导致许多或某些基因的增加或减少，从而产生临床效应。细胞遗传学实验在遗传咨询、产前诊断、预防染色体病患儿出生方面起着重要作用。

实验一 人类外周血淋巴细胞培养

【实验目的】

1. 掌握人类外周血细胞培养的原理。

2. 学习人类外周血淋巴细胞的培养方法。

【实验原理】 通常情况下哺乳动物外周血中是没有分裂细胞的，只有在异常情况下才能发现。外周血中的小淋巴细胞几乎都处于 G_1 期或 G_0 期的非增殖状态。体外培养时经一定剂量的植物血凝素（PHA）刺激，T 淋巴细胞可转变为原淋巴细胞，重新进入增殖周期，进行有丝分裂。外周血中的淋巴细胞经过 68～72h（3 个周期）的短期培养，即可产生大量的增殖期细胞群。用秋水仙碱（细胞分裂阻断剂）积累分裂象，可使处在分裂期的淋巴细胞停留在分裂中期或早中期，从而获得足够的可供分析的中期分裂象。

【实验内容与方法】

1. 培养液配制（在超静工作台内无菌操作） 每个培养瓶（容积 30ml）中加入 5ml 培养液，其中含：

RPMI1640	4ml
灭活小牛血清	1ml
PHA	2.5mg
青霉素	500U
链霉素	500μg

依次将上述试剂加入培养瓶中，反复吹打使其混合均匀，用 5%NaHCO$_3$ 调节培养基的 pH 至 7.2～7.4。

2. 血样本的采集 先以碘酒和 75%乙醇溶液消毒皮肤。用 2ml 灭菌注射器吸取约 0.2ml 肝素，作静脉穿刺，抽取外周静脉血 1ml。转动针筒以混匀肝素。

3. 接种 常规消毒后，立即将针头插入灭菌小瓶内，送入超净工作台，在火焰旁将血液滴入 2～3 个盛有 5ml 培养液的培养瓶内，每瓶 0.2～0.3ml（6 号针头成 45° 倾斜，约 20 滴），盖上橡皮塞，轻轻摇动以混匀。贴好标签，将培养瓶放在 37℃恒温箱内静置培养 72h。

【实验准备】

1. 实验器材 超净工作台、37℃恒温培养箱、酒精灯、无菌注射器（1ml、2ml、5ml）、针头、培养瓶、橡皮塞、75%酒精棉球、止血带、离心机、定时钟、试管架、手术镊子。

2. 实验材料 人外周静脉血（肝素抗凝）。

3. 试剂

（1）抗凝剂：肝素溶液（500U/ml）。

（2）培养基：RPMI 1640，按照说明书配制后抽滤、分装，冻存备用。

（3）小牛血清：市售，冰冻保存，用时在56℃水浴条件灭活。

（4）植物凝集素（PHA）：市售，按说明书要求使用。

（5）抗生素：青霉素50000U/ml，链霉素50 000μg/ml，均用无菌生理盐水配制。培养液中的终浓度均为100U/ml。

（6）5%NaHCO$_3$。

【注意事项】

1. PHA是体外淋巴细胞培养成败的关键问题，因此，要考虑它的质量和浓度。盐水提取物一般冰冻保存的时间不宜过长，时间长了效价减低。浓度一般用1%～2%，每毫升培养液加0.2～0.4ml；浓度过高可能会导致红细胞凝集。

2. 培养箱的温度应控制在（37±0.5）℃，温度过高或过低均会影响细胞生长。

3. 培养基的pH应该在7.2～7.4，低了细胞生长不良，高了细胞则会出现轻度的固缩。

【思考题】

1. 结合自己的实验操作，总结一下全血培养过程的要点，有哪些需要特别注意的问题？

2. 在外周血培养过程中，加入植物血凝素的作用是什么？

（刘奇迹）

实验二 人类外周血淋巴细胞染色体的制备

【实验目的】 掌握人类外周血淋巴细胞染色体标本的制备方法。

【实验原理】 处于增殖期的淋巴细胞经过秋水仙碱处理，可停留在分裂中期或早中期，这一时期的染色体形态为棒状结构，是观察、分析染色体的最佳时期。此时收获的淋巴细胞经过低渗、固定等处理后，通过冰湿滴片法可获得较多的染色体的形态和分散良好的中期分裂象。

【实验内容与方法】

1. 向经恒温培养68～72h的外周血淋巴细胞培养液中加入秋水仙碱，使其终浓度为0.05μg/ml，即每瓶（内装5ml培养基）中用7号针头倾斜45°角滴1滴，轻轻将液体摇匀，继续恒温培养2～3h。

2. 从培养箱中取出培养瓶，用吸管充分吹打瓶壁，吸取培养物移入刻度离心管内，相对离心管平衡后放入离心机，离心10min（1500r/min），吸去上清液，留下沉淀物。

3. 低渗处理 向离心管中加入5～6ml预温（37℃）的0.075mol/L KCl低渗液，用吸管轻轻吹打使细胞均匀悬浮于低渗液中，放回37℃恒温水浴锅（或培养箱）中，静置15～

20min，使白细胞膨胀，染色体分散、红细胞解体。

4. 预固定 向离心管中加入固定液 1~2ml，轻轻吹打均匀，在室温下放置 5min。

5. 再离心 1500r/min 离心 10min，吸去上清液，留下沉淀物。

6. 固定 沿离心管壁加入新配固定液 5ml，吹打均匀，室温放置 15~20min，1500r/min 离心 10min，吸去上清液，留下沉淀物。

7. 重复固定一次。

8. 制片 加入新配制的适量固定液，用吸管轻轻吹打细胞团。吸取细胞悬液，在一定高度（30~40cm）下垂直滴 2~3 滴于冰水预浸泡的洁净载玻片上，立即用口吹散，在酒精灯上过几次，吹风机吹干或气干。冰湿玻片上，轻轻吹散，在酒精灯上过火 3~5次，晾干。

【实验准备】

1. 器材 离心机、37℃恒温水浴锅、酒精灯、试管架、手术镊子、标本片架、吸管、橡皮头、量筒、试剂瓶。

2. 尖底刻度离心管（常用的容量为 15ml）。

3. 载玻片 厚 0.8mm，用前预先将洁净的载玻片浸入蒸馏水中，放冰箱中冷冻（刚刚结冰为宜）备用。

4. 试剂

（1）秋水仙碱：20μg/ml。

（2）低渗溶液 ：0.075mol/L KCl。

（3）固定液：甲醇：冰醋酸（3：1）。

【注意事项】

1. 在采血接种培养时，不要加入太多的肝素。肝素太多可能引起溶血、抑制淋巴细胞的转化和分裂。但肝素量也不应太少，以免发生凝血或培养物中出现纤维蛋白形成的膜状结构。这种膜状物一般在培养 24h 左右出现，此时可在无菌条件下将它除去以免影响培养效果。

2. 在普通培养箱内培养时，必须将培养瓶口盖紧，以免培养液的 pH 发生较大的变化。如果培养过程中，培养液酸化比较严重（培养液呈黄色时）将不利于细胞生长，此时可加入适量无菌的 0.14% NaHCO₃ 溶液调整或再加入 2~3ml 培养液来校正。培养箱的温度应控制在 37℃±0.5℃，温度过高或过低都会影响细胞的生长。

3. 染色体标本质量不佳的原因。如果淋巴细胞转化试验表明培养物生长发育良好，但制成的标本质量不佳时，其原因可能为：

（1）秋水仙碱处理不当：一般秋水仙碱溶液的浓度与处理时间有一定的关系，如果处理时间太短，则标本中的分裂细胞就少，相反，如果处理时间太长，则标本中的分裂细胞虽多，但其染色体缩得太短，以致形态特征模糊，不容易观察。

（2）低渗处理不当：低渗处理细胞时间过长，细胞膜往往过早破裂，以致分裂细胞或染色体丢失；如果处理时间不足时，细胞膨胀不够，则染色体分散不佳，难以进行染色体计数分析。

（3）离心速度不合适：如果从培养瓶收集细胞后进行离心时的速度太低，细胞可能被丢失；如果细胞被低渗后离心速度过高，往往使分裂细胞过早破裂，分散良好的分裂象丢失，以致制出的标本分裂象较少或大部分为剩余的分散不好的分裂象。

（4）标本固定不充分：如固定液不新鲜，甲醇、冰醋酸的质量不佳，此时染色体形态模糊、不分散，其周围有细胞质的蓝色背景。

（5）载玻片清洗不彻底：玻片有油迹，致使滴在载玻片上的细胞悬液不能均匀分散，且细胞随液体流动而丢失。

（6）载玻片冷冻不够：合适的冰湿玻片，从冰水中拿出时，其表面有一层霜雪。如冷冻不够则无此现象，此时细胞难以贴附在载玻片上。

【思考题】

1. 在低倍镜下观察自己制作的未染色标本片，了解染色体的分散情况。

2. 在染色体制备过程中，秋水仙碱和低渗液的作用是什么？

3. 要制备出高质量的人类染色体标本，需注意哪些问题？

（刘奇迹）

实验三 人类染色体 G 显带

【实验目的】

1. 初步掌握人类染色体 G 显带的显示方法。

2. 了解人类染色体 G 显带在染色体识别中的意义。

【实验原理】 染色体显带是将染色体标本经过一定程序处理，并用特定染料染色，使染色体沿其长轴显现明暗或深浅相间的横行带纹——色体带，这种技术，称为染色体显带技术。通过显带，人们可以准确地识别每一条染色体及染色体上的各个区段，并可发现染色体上较细微的结构变化。

在所有的显带技术中，G 显带（G-banding）是最常见的显带技术，它是将染色体标本用碱、胰蛋白酶或其他盐溶液处理后，再用 Giemsa 染液染色，在普通显微镜下，可见深浅相间的带纹，称 G 带（G band）。G 显带方法简便，带纹清晰，染色体标本可以长期保存，因此被广泛用于染色体病的诊断和研究。

【实验内容与方法】

1. 常规制备的染色体标本片室温放置 3 天（老化）后，转移到 60℃ 烤箱内干燥 2～3h，自然冷却至室温后取出。

2. 将标本片放入盛有胰蛋白酶溶液（预温至 37℃）的染色缸中消化（恒温）。先将一张标本片分成 3 段进行预消化，以确定最佳消化时间，一般在 8～12s。

3. 将消化过的标本片立即放入 Giemsa 染色液中，室温染色 15～20min。

4. 自来水轻轻冲洗（冲洗标本片的背面）3～5s，晾干。

5. 镜下观察染色体分带及染色情况。

【实验准备】

1. 器材 普通光学显微镜、恒温水浴箱、普通冰箱，立式染缸、染色架、扣染玻璃板、镊子，直头小吸管、橡皮吸头、吸水纸、擦镜纸、香柏油。

2. 试剂

（1）胰蛋白酶溶液：用灭菌生理盐水配制成 0.1% 的胰蛋白酶溶液，用 3%Tris 溶液调节 pH 至 7.0。

（2）Giemsa 染液 ：磷酸缓冲液（pH6.8）10ml 加 Giemsa 原液 0.3ml，用时配制。

3. 材料 未染色的人类染色体标本片。

【注意事项】 下列因素对染色体 G 显带有一定的影响：

1. 胰蛋白酶溶液的浓度 是决定染色体消化时间的关键因素之一。浓度高时，消化时间短，但极易消化过，故一般消化时间不宜少于 10s。

2. 胰蛋白酶溶液的温度 温度较高时，酶解反应速度较快。在有空调的实验室中，最合适的温度是室温。在进行显带之前，胰蛋白酶溶液应当在室温至少稳定 30min。对无空调控温的实验室，也有把胰蛋白酶溶液温度稳定在 4℃的，有的甚至置冰箱中进行处理。在温度较低的情况下，应当延长处理时间。如能把所有条件稳定下来，则可得到一致的效果。

3. 胰蛋白酶溶液中的盐类成分 溶液中的二价阳离子会使反应减慢，但不能阻止反应。

4. 制作标本的方法 火焰干燥法制得的标本对胰蛋白酶处理的抵抗性较气干法标本要强些。

5. 标本的片龄 标本保存的时间越长，染色体对胰蛋白酶处理的抵抗性越大。片龄超过 20 天以上的标本显带时，染色体往往呈斑点状，而不是显示带纹。

6. 染色 随着染色时间的延长，在染液表面会形成一层氧化膜（发亮）。染色完毕，应把标本浸入水中洗去染液，或用自来水直接冲去染液。如直接倾去旧染液，这层氧化膜极易附着在标本片上形成污秽，且不易去除掉。用染色缸染色时，染色前应先用小片滤纸刮去液面的氧化层。另外，染液须现用现配，保存时间最好不超过 48h，旧染液染色效果不好。Giemsa 染液对 pH 极为敏感，pH 合适才能获得好的效果，配制时需特别注意。

7. 在确定胰蛋白酶的处理时间时，可在同一标本片上用 2~3 个时间段进行试消化，染色后在镜下观察。如果标本呈现蓝紫色（与常规染色相似），说明胰蛋白酶的作用时间不够；如果染色体标本为桃红色，那就差不多了。

8. 当需要在同一标本上显示不同的带型（如 G 带和 Q 带）时，应当先作 Q 显带，再作 G 显带。

【思考题】

1. 观察自己制作的标本片中染色体的形态、颜色及其显带情况，记录并说明原因。

2. 试述染色体 G 显带技术在人类染色体识别中的意义。

3. 试述制备良好的 G 带染色体标本的关键步骤及应注意的问题。

（刘奇迹）

实验四 人类 G 显带染色体核型分析

【实验目的】

1. 熟悉人类染色体的镜下检查和核型分析方法。

2. 初步掌握人类染色体 G 带的特征及其识别。

【实验原理】 正常人类染色体的数目为 46 条（23 对），1960 年的 Denver 会议和 1963 年的 London 会议制定了统一的人类染色体命名体制：按照染色体的相对长度、臂比和着丝粒指数，将常染色体（22 对）按大小用阿拉伯数字标记，顺次排列为 1~22 号，性染色体用 X 和 Y 标记；并按染色体大小和着丝粒位置，把人类染色体分为七个组，用大写字母 A~G 表示。

染色体经显带处理后，每条染色体都显示出其特定的带纹特征（表 4-1）。根据这些特征，可以准确地识别每条染色体，检出染色体数目或结构畸变。

【实验内容与方法】

1. 在低倍镜下选择染色体形态和分散良好的中期分裂象，移到视野中心，换高倍镜观察。

2. 高倍镜下观察该分裂象中染色体的显带情况，选取染色体带纹清晰的分裂象，换油镜观察。

3. 油镜下计数 10 个细胞的染色体数；观察各组染色体的形态，长、短臂及其着丝粒位置，根据染色体的带纹特征仔细辨认每条染色体。

【实验准备】

1. 器材 光学显微镜、香柏油、擦镜纸、剪子、镊子、胶水。

2. 材料

（1）正常人类染色体 G 带标本片。

（2）正常人类染色体 G 带核型图。

（3）核型报告纸。

【实验结果】

1. 计数 10 个细胞的染色体数。

2. 绘出一套完整的中期分裂细胞的染色体图。

3. 根据课堂提供的材料，排列出一份正常人类染色体 G 带核型图。

【思考题】

1. 正常人类染色体共有几对？分几组？各组有何特点？

2. 试述正常人类染色体 G 带的主要带型特征。

【附】

1. 有关染色体参数的计算公式：

$$染色体相对长度=[单个染色体长度/1\!\sim\!22+X\ 染色体的总长度]\times100\%$$

$$染色体臂比=长臂长度（q）/短臂长度（p）$$

$$着丝粒指数=[短臂长度（p）/染色体全长（p+q）]\times100\%$$

2. 人类染色体 G 带特征（约 400 条带）

表 4-1 人类染色体 G 带特征

染色体序号	短臂（p）	长臂（q）
1 号	近侧 1/2 处有 2 条深带，远端着色淡	3~4 条深带均匀分布，中央 2 条最深，次缢痕染色深，呈"Δ"形，多变异
2 号	4 条深带均匀分布，有时中央 2 条合并成 1 条	4~7 条深带均匀分布，着丝粒着色浅
3 号	中央 1 条浅带，其两侧各有 1 条深带	中央 1 条浅带，其两侧各有 1 条中等着色带，远侧的带比短臂远侧的带宽些
4 号	中央 1~2 条深带	均匀分布的 4 条深带，近侧的 2 条着色较深

续表

染色体序号	短臂（p）	长臂（q）
5号	中央1条深带，较4号短臂的深带窄而深	中部有3条深带（常合并为1条，较宽），远侧和近侧各有1条窄的深带
6号	中段为一明显宽阔的浅带（这是6号短臂的特征），远侧和近侧各有1条深带	4～6条深带均匀分布
7号	3条深带，远侧的1条较宽且色深似"瓶盖"	3条明显的深带，远侧1条较浅
8号	2条深带被1条浅带隔开（这是8号短臂的特征）	3～5条深带，中央和远侧的中等着色，近侧的着色较浅
9号	3条深带，远侧的2条常融合为1条	2条间隔均匀的深带，次缢痕不着色。长度变异大
10号	中央1～2条深带	3条深带均匀分布
11号	中央1条宽阔的深带	中部2条紧邻的深带，被1条浅带隔开，但常融合为1条宽带，此带与着丝粒间有1条宽的浅带
12号	中央1条宽的深带，比11号短臂的深带更宽	近着丝粒处有1条窄的深带，中部有1条宽的深带，比11号长臂的深染宽带更宽
13号	有随体，短臂深染，随体区着色不定	可见4条深带，近侧第2条较宽且色深，中央2条中等着色
14号	有随体，短臂深染，随体区着色不定	近侧2条带深，中段有1条较浅而窄的深带，远侧有1条明显的深带
15号	有随体，随体区着色不定	近侧1/2处有2～3条深带，远侧1/2处有2～3条带着色浅
16号	整个短臂着色较浅，中部可有1～2条浅染的深带	次缢痕深染，长度变异大，中部有1条中等着色带，该染色体多变异
17号	远侧有1条窄的深带	近着丝粒处有一窄的深带，远侧有一中等着色带
18号	有一窄的中等着色带	远侧和近侧各有1条明显的深带，近侧带比远侧带深些、宽些
19号	近着丝粒处有一中等着色的窄带	近着丝粒处有一中等着色的带，较短臂的更窄
20号	有1条明显的深带	有2条深带，但着色较浅
21号	随体着色不定	近侧有1宽阔浓染的深带
22号	随体着色不定	中部有1条窄的深带
X	中央有一明显的深带，如"竹节"状	3～4条深带，近侧1条着色深，远侧2条中等着色
Y	末端有1条窄的深带	远侧深染，有时可见2条深带

（刘奇迹　陈丙玺）

实验五　姐妹染色单体交换（SCE）标本的制备与观察

【实验目的】　掌握人外周血淋巴细胞染色体SCE标本的制备技术；熟悉SCE标本的观察及分析方法。

【实验原理】　5-溴脱氧尿嘧啶核苷（5-bromodeoxyuridine，BrdU）是脱氧胸腺嘧啶核苷（deoxythymidine，TdR）的类似物。当人体外周血淋巴细胞在含有BrdU的培养液中增殖时，BrdU可取代TdR而掺入到新复制成的DNA子链中，由于DNA的复制是以半保留的方式进行的，故当细胞经历了两个增殖周期后，其中染色体的两个单体的DNA双链在化学组成上便出现了差别，即一个染色体中的DNA的双股单链都掺入了BrdU，另一股则不含BrdU。由于双股都含BrdU的DNA分子具有螺旋化程度较低的特性，从而降低了与某些染色剂的亲和力，故当用Giemsa染料染色时，双股都掺入有BrdU的DNA分子所形成的染色单体着色较浅。而另一条染色单体由于所含的 DNA 分子仅有一股单链掺入了 BrdU，可被 Giemsa 深染。

在染色体的复制过程中同一条染色体上的两条染色单体所发生的遗传物质的等位点交换，称为姐妹染色单体互换（sister chromatid exchange，SCE）。由于经过 BrdU 处理的细胞中染色体的两条姐妹染色单体的着色程度明显不同，所以如果姐妹染色单体出现了片段的交换就很容易被观察到。在互换处可见一界线明显、颜色深浅对称的互换片段（图 4-1、图 4-2、图 4-3）。

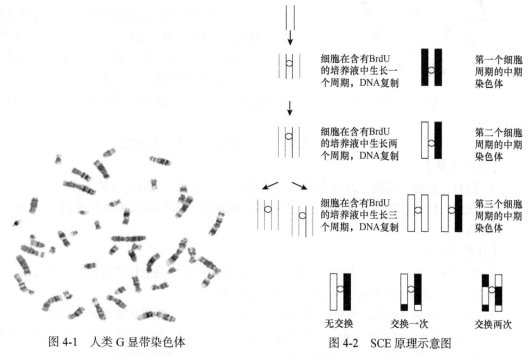

图 4-1　人类 G 显带染色体　　　　图 4-2　SCE 原理示意图

现已证明，许多诱发剂和致癌剂都可诱发 SCE，使细胞的 SCE 频率升高，故 SCE 频率是 DNA 损伤的灵敏指标，由于 SCE 分析比染色体畸变分析更灵敏、简单，所以该技术已成为检测致突变物和致癌物的一种手段。

【实验内容与方法】

1. 细胞培养　常规培养人类外周血淋巴细胞，于培养 24h 后往培养物中加入 BrdU（终浓度为 10μg/ml），避光培养 48h 后加入秋水仙碱（终浓度为 0.05μg/ml），继续培养 2～3h，常规收获制片。

2. 染色

（1）将标本片置于一平皿中（有细胞的一面朝上），加 2×SSC 缓冲液（温度为 56～60℃），但液体不能浸没标本片。在标本片上覆盖一层擦镜纸，纸的两端浸入缓冲液。

（2）待擦镜纸被缓冲液完全浸透，将上述标本置于 25W 紫外灯下照射 45～60min，灯管距离标本片 5～6cm（此过程需避光，且一直用水浴锅保温）。

（3）照射完毕，取出标本片，揭去擦镜纸，用蒸馏水轻轻冲洗。

（4）用 1/15mol/L 磷酸缓冲液（pH 6.8）和 Giemsa 原液按 10∶1 的比例配成染色液滴于标本片上，室温下染色 15～20min。

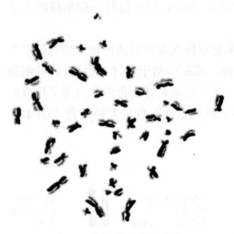

图 4-3 姐妹染色单体交换

（5）自来水轻轻冲洗，气干。

3. 结果观察、计数 观察姐妹染色单体色差的显示情况，并计算 SCE 频率。

（1）先在低倍镜下找到分散较好的分裂象，依次换高倍镜、油镜观察。镜下可见姐妹染色单体呈现深浅不同的颜色。若在姐妹染色单体间有交换，则两条单体上就会出现颜色深浅不同的区段。

（2）姐妹染色单体交换的计数方法：选择染色体数为 $2n$ 的细胞，计数姐妹染色单体交换的次数，有一个断裂点为一次交换。如交换发生在染色单体末端，是一次断裂造成的，计为一次交换；如交换发生在染色体的中间部位，视为两次断裂，则计为两次交换。

交换频率（次/细胞）=总交换次数/观察细胞数

【实验准备】

1. 器材 恒温水浴锅、25W 紫外灯、染色缸、染色架、玻璃平皿或平盘。

2. 试剂 BrdU 溶液（500μg/ml）、2×SSC 缓冲液、1/15mol/L 磷酸缓冲液（pH 6.8）、Giemsa 染色液。

【注意事项】

1. 所有加入 BrdU 的培养物必须置于暗处培养，如让细胞生长在荧光或白炽灯下，会导致含有 BrdU 的 DNA 光解，从而增加 SCE 的数目。

2. 在平皿中加 2×SSC 缓冲液时，液面不能浸过玻片，否则会导致细胞脱落。

3. BrdU 溶液最好现用现配，一次用不完，必须用黑纸（布）包裹避光，4℃冰箱保存。

4. BrdU 是强的致突变剂，使用浓度不易太高，在每毫升溶液含 25mg Brd 左右的剂量下不影响细胞增殖。在培养 24h 后加入均可。

5. 用紫外线照射诱发姐妹染色单体分化时，如紫外灯功率大，照射时间应相应减少。一般在 20W 的紫外灯距标本距离应在 6cm 左右；如果在 15W 紫外线灯照射时距离标本应在 4cm 左右。温度要控制在 50～60℃（冬天最好是 55～60℃），但不应超过 60℃。如果时间过长或温度过高都会造成染色体肿胀。

（刘奇迹　陈丙玺）

第二节　分子遗传学实验

分子遗传学是在 DNA 和基因等分子水平上研究遗传和变异机制的遗传学分支学科，医学分子遗传学主要研究基因型与表现型之间的关系，在分子水平上阐明疾病发生的机制。

实验六　短串联重复序列（STR）的多态性分析

【实验目的】

1. 熟悉短串联重复序列多态性分析的原理。

2. 掌握用短串联重复序列进行基因型分析。

【实验原理】 微卫星 DNA（microsatellite DNA），属于短串联重复（short tandem repeat，STR）序列，它和小卫星 DNA（minisatellite DNA）一样，都是由重复序列串联构成的 DNA 重复序列，又被称为第二代多态性标记。由于其广泛地分布于几乎所有的染色体的不同部位（有的在基因序列内部，有的在相邻的基因序列之间），按照孟德尔方式遗传，且其重复序列的拷贝次数在个体间呈现高度变异性（具有多态性和高频率），又可采用重复序列两侧的特异性单拷贝序列作为其在基因组中的定位标记（用以合成引物）进行 PCR 扩增，然后通过直接观察电泳条带的迁移率来判断其大小，因而在遗传分析（基因定位）、个体识别（DNA 指纹分析）和遗传病的连锁诊断中均得到了广泛的应用，成为目前最有价值的遗传性标记。

对 STR 多态性的检测，通常采用 PCR 扩增结合变性聚丙烯酰胺凝胶电泳检测扩增片段的长度多态性（amplified fragment length polymorphism，Amp-FLP）的方法。即首先按重复序列两侧的单一序列设计特异性引物，用 PCR 扩增包含特定重复序列的 DNA 片段；再用变性聚丙烯酰胺凝胶电泳对扩增产物进行分离，根据凝胶上 DNA 片段的大小确定个体的基因型。本实验着重讨论扩增片段的变性聚丙烯酰胺凝胶电泳分离方法和基因型分析。

用于分析 DNA 的变性聚丙烯酰胺凝胶中含有高浓度的变性剂（7mol/L 的尿素），且电泳是在高电压或较高功率（维持胶面温度在 50℃左右，为保证 DNA 处于单链状态）下进行的，样品在点样前经过了高温变性和变性上样缓冲液的处理，扩增的 PCR 产物在电泳过程中，一直处于变性（单链）状态，故变性聚丙烯酰胺凝胶分离的是单链 DNA。变性的单链 DNA 在这种凝胶中的迁移速率几乎与其碱基组成及序列完全无关，而只与其片段大小的 lg 对数值成反比。因此，变性聚丙烯酰胺凝胶可被用来分离碱基差异较小（甚至相差 1bp）的 DNA 片段（表 4-2、表 4-3）。

表 4-2 变性聚丙烯酰胺凝胶对单链 DNA 分子的有效分离范围

尿素丙烯酰胺（%）[a]（W/V）	单链 DNA 分离范围（nt）	溴酚蓝 [b]（nt）	二甲苯青 [b]（nt）
4	>250	30	155
6	60～250	25	110
8	40～120	20	75
10	20～60	10	55

注：a. Acr 与 Bis 之浓度比为 19：1；b. 染料栏中标出的数字是与染料一起迁移的单链 DNA 的核苷酸数。

表 4-3 变性聚丙烯酰胺凝胶中丙烯酰胺浓度与被分离寡核苷酸长度的关系

丙烯酰胺（%）[a]（W/V）	寡核苷酸长度（nt）	溴酚蓝 [b]（nt）	二甲苯青 [b]（nt）
12	40～100	～15	40
15	25～40	9～10	30
19	<25	6	22

注：a. Acr 与 Bis 之浓度比为 19：1；b. 染料栏中标出的数字是与染料一起迁移的寡核苷酸的核苷酸数。

电泳结束后，要经过显色，才能观察到凝胶中的 DNA 条带。变性聚丙烯酰胺凝胶通常采用银染法。

等位基因分型：按照凝胶上所出现的所有单链 DNA 片段的位置，从小到大依次命名为1、2、3……等。根据等位基因片段确定不同个体的基因型。

【实验内容与方法】 实验过程戴手套操作。

1. 凝胶槽制作（可参见第二章）

（1）选择适宜的制胶玻璃板、梳子、铁夹、滤纸、吸水纸等。

（2）用肥皂水清洗玻璃板、间隔片，必要时用 KOH/甲醇清洗。小心：取用 KOH 和 KOH/甲醇溶液时应十分小心，并应带橡胶手套，勿使其接触皮肤。然后用去污剂，继之用自来水彻底冲洗，再用蒸馏水洗涤玻璃板、间隔片。注意：应从边上拿取玻璃板，以免手套或手上的油脂污染玻璃板的有效工作面。最后用乙醇冲洗，放置晾干。玻璃板必须彻底洗净，确保灌胶时不产生气泡。

（3）用 5% 二氯二甲基硅烷对玻璃板进行硅化，应戴橡胶手套并在通风橱内操作，以防硅烷蒸气吸入体内。方法是向板面上加 2~3ml 硅烷溶液用吸水纸将其在玻璃板上涂匀，直至彻底干燥（也可在真空干燥箱内进行）。目的是防止凝胶与玻璃板贴得太紧，减少从胶槽中取胶时凝胶破裂的可能（此步骤可省）。

（4）制作凝胶槽的两块玻璃板大小不同，其中一块较小或带有凹口。制作时，将较大的一块（无凹口）平放于桌面上，硅化面朝上；在玻璃板的左、右两边及底边放好间隔片；再将较小的玻璃板（带凹口）放在间隔片上方，硅化面朝下。勿使间隔片移位！用胶带纸将两块玻璃板的两边及底边封紧，在两块玻璃之间形成不漏水的密封槽。要注意凝胶槽的角部，此处最易渗漏。必要时用琼脂糖（1% 浓度）沿间隔片内侧及底边注入加以密封，并用铁夹子将两边夹紧。注意：要夹到间隔片上，以免将玻璃板夹坏。

（5）将凝胶槽有凹口的一面朝上成 45° 角倾斜放于桌面上，准备灌胶。

2. 配制适当浓度的凝胶 按所分离 DNA 分子的大小及目的选择合适浓度的凝胶，制备一定体积的丙烯酰胺溶液（不加 TEMED），将其装入抽滤瓶中，抽真空去除气体，直至溶液中不再产生气泡（此步骤可省）（表4-4）。

表 4-4 凝胶的配制

试剂	不同浓度凝胶所用试剂的毫升数				
	4.0%	6.0%	8.0%	10.0%	12.0%
40%丙烯酰胺（ml）	10.0	15.0	20.0	25.0	30.0
（Acr：Bis=19：1）					
优级纯尿素（g）	42.0	42.0	42.0	42.0	42.0
10×TBE（ml）	5.0	5.0	5.0	5.0	5.0
10%过硫酸铵（ml）	0.5	0.5	0.5	0.5	0.5
加双蒸馏水至总体积为 100ml，预温至尿素完全溶解					

用时取 100ml 丙烯酰胺溶液加 50μl TEMED 于一个干净的小烧杯内，迅速混匀，灌胶。

3. 请参考第一篇第二章第三节实验十二。

4. 预电泳

（1）使用前，先小心拔出梳子，立即用水彻底冲洗加样孔，用刀片将凝胶槽底部胶带去掉并取出底部的间隔片（如用滤纸时可不取）。

（2）凝胶槽有加样孔的一端朝上，玻璃板有凹口一面与电泳槽后背贴紧，下端插入底部电泳槽内，两边用夹子夹紧。

（3）底、上两个电泳槽内分别倒入适量的 0.5×TBE 缓冲液（pH8.3），并用缓冲液反复冲洗点样孔。如凝胶底部与缓冲液之间有气泡时，可用弯头毛细管将气泡除去。

（4）用与电泳时同样的电压（恒压 500V）条件进行预电泳，时间一般为 30min。

5. PCR 产物预变性 向待分离的 PCR 扩增产物中加入 2 倍体积的变性上样缓冲液，混合均匀。加样前于 95℃热变性 10min（除去 DNA 分子的二级结构），取出后立即放冰浴，备点样用。

6. 上样及电泳 停止预电泳，关闭电源。再次用缓冲液反复冲洗点样孔。用精密加样器吸取 10μl 变性后的 PCR 产物依次加入到样品孔内。加样完毕，凝胶槽顶部接负极，底部接正极，用于预电泳时相同的电压（500V）或功率（稳功率）条件下继续电泳 1.5～2h，至二甲苯青泳至近电泳槽底部 2～3cm 时停止电泳。吸去上、下槽内的缓冲液，取出凝胶槽，用刀片除去两边的绝缘胶带，将凝胶槽平放于工作台面上，带凹面的较小玻璃板在上。小心地撬起上面的玻璃板，连同两边的间隔片一起拿去。这时凝胶仍附着在下面的玻璃板上。

7. 聚丙烯酰胺凝胶中 DNA 片段的检测

（1）溴化乙锭（EB）染色：聚丙烯酰胺凝胶可能淬灭溴化乙锭的荧光，故被检测 DNA 条带所含 DNA 量小于 10ng 时，不易检出。

染色时，将凝胶连同玻璃板一起浸入含有 0.5μg/ml EB 的电泳缓冲液或蒸馏水中，浸染 15～20min。此间应不时摇动染色盘。然后经蒸馏水漂洗，紫外灯（波长 3570Å）下观察、照相记录 DNA 样品的电泳情况。

（2）银盐染色：此法灵敏度高，在室温下进行，适于对聚丙烯酰胺凝胶中的 DNA 或 RNA 染色。

1）先将凝胶转移到盛有 200ml 固定液的（内含 10%乙醇和 0.5% 冰醋酸）染色盘中浸泡 6min，其间应不时摇动染色盘；重复 1 次。蒸馏水漂洗 2 次。

2）用 200ml 0.2%（W/V）AgNO$_3$ 染色 10min，蒸馏水漂洗 1～2 次。

3）用 200ml 含有 1.5%（W/V）NaOH 和 0.4%（V/V）甲醛溶液的显色液中显色 10min，其间应不断轻摇染色盘，并随时观察，待凝胶上的 DNA 条带显色满意为止。吸去显色液，蒸馏水漂洗凝胶 2 次。

4）用 0.75%（W/V）NaCO$_3$ 处理凝胶 10～20min，中止显色。蒸馏水漂洗，观察、照相，也可将凝胶干燥、永久保存。

8. 基因型确定、分析 根据凝胶上显示的条带位置，从凝胶的一端开始按照从小到大的顺序依次命名各等位基因片段，根据每个个体等位基因片段的组成确定其基因型。

【实验准备】

1. 器材 高压电泳仪（具有稳压、稳功率及稳流功能）、垂直电泳槽及与之配套的制胶玻璃板、垫片、样品梳、凝胶干燥器、与凝胶大小相匹配的方盘（染色及处理胶用）、照相机（拍摄电泳后的凝胶图谱）、紫外灯、观片器。

2. 仪器 量筒（5ml、10ml、50ml、100ml、200ml）、烧杯（250ml、500ml）、注射器（50ml 及微量注射器）及针头（16#、20#）、精密进样器、吸头、移液管（5ml、10ml）、滴

管、胶带（封边用）、吸水纸、一次性手套、保鲜膜、大铁夹（数个）

3. 试剂 尿素（高纯度，M 为 60.06，终浓度为 7mol/L）、四甲基乙二胺（TEMED，储于 4℃冰箱）、95%乙醇、冰醋酸（分析纯）、15% NaOH、20% $AgNO_3$、甲醛（分析纯）、无水乙醇（分析纯）

4. 40%（W/V）丙烯酰胺（Acr：Bis=19：1）溶液

丙烯酰胺（DNA 测序级）	190g
N, N' -亚甲双丙烯酰胺	10g

加蒸馏水至 300ml，将溶液加热至 37℃ 使试剂溶解，再将总体积定容至 500ml，过滤，储于棕色瓶中，室温或 4℃冰箱保存，此溶液有一定毒性！

5. 变性聚丙烯酰胺应用液 6% 变性聚丙烯酰胺(丙烯酰胺：亚甲双丙烯酰胺=19：1，内含 7mol/L 尿素和 0.5×TBE)

6. 10×TBE（pH8.3）储存液

Tris 碱	108g
硼酸	55g
0.5mol/L EDTA（pH8.0）	40ml

加蒸馏水溶解并定容至 1000ml，室温存放，出现沉淀时弃去。

电泳缓冲液应用液：0.5×TBE（用 10×TBE 稀释）。

7. 10%（W/V）过硫酸铵（Ap） 过硫酸铵 1g，加蒸馏水至 10ml，于 4℃保存数日，不要超过一周。

8. 甲酰胺上样缓冲液（0.5×TBE）

95%（V/V）	甲酰胺
0.05%（W/V）	溴酚蓝
0.05%（W/V）	二甲苯蓝
5%（V/V）	10×TBE（pH8.3）

【注意事项】

1. 实验中使用的丙烯酰胺是强烈的神经毒素，可经皮肤吸收，且其作用具有累积性；称取粉末状丙烯酰胺及亚甲双丙烯酰胺时必须戴手套和面具。取用含上述化学药品的溶液也要戴手套。尽管可以认为聚丙烯酰胺无毒，但鉴于其中可能含有少量未聚合的丙烯酰胺，故仍应小心处理。

2. EB 是一种 DNA 诱变剂，也是极强的致癌物，使用时要特别小心，操作时必须戴手套。防止皮肤接触。如有 EB 溶液溅到外面，应立即撒上漂白粉促进其分解。

3. 紫外线对人的眼睛有很强的刺激作用，操作时要戴眼镜或有机玻璃防护镜。手、脸等体表部位也应尽量避免紫外线过多照射。

4. 拔出梳子后，应立即用水将形成的点样孔冲洗干净，以免析出的尿素沉入点样孔内或未聚合的丙烯酰胺进入样品孔重新聚合，造成样品孔不规则。确保点样时，样品能顺利集中地沉到样品孔底部。

5. 变性凝胶电泳点样前，先用 2～5μl 上样缓冲液（不含 DNA 或反应物）加入点样孔内，500V 恒压电泳，直到染料前沿进入凝胶几厘米，此法可在分离电泳时保持凝胶温度，并检查点样孔是否有渗漏。

【思考题】

1. 记录并分析本实验室的实验结果，确定每个个体在该位点的基因型。

2. 简述 STR 在遗传分析中有何实际意义？

3. 变性与非变性聚丙烯酰胺凝胶电泳的主要区别是什么？各自适合在什么情况下被应用？

STR 多态性检测

【视频资料】请扫描上方二维码观看 STR 多态性检测分析方法。

（刘奇迹　陈丙玺）

实验七　限制性片段长度多态（RFLP）分析

【实验目的】

1. 熟悉限制性片段长度多态检测的原理与方法。

2. 初步掌握限制性片段长度多态的结果分析。

【实验原理】 限制性片段是通过限制性内切酶酶解人类基因组 DNA 而产生的。这些具有不同长度的限制性片段类型在人群中所呈现的多态分布现象称为限制性片段长度多态性（restriction fragment length polymorphism，RFLP），也称第一代多态性标记。一般来说，由于每一种限制性内切酶（主要指Ⅱ型）都有其特定的核苷酸识别位点和切割部位，而 DNA 链又是由 4 种脱氧核苷酸"随机组合"组成的生物大分子。因此，可以说几乎每一种限制性内切酶在人类基因组 DNA 中都有不同数量的识别位点和切割部位。而且，在正常情况下，这些识别位点和切割部位是恒定不变的。也就是说，每个人都有一套特定的限制性片段图谱。随着分子生物学和人类基因组研究计划的不断深入，已经发现有许多限制性内切酶的切割位点或限制性片段与某些遗传病或遗传性状有连锁关系。利用这种连锁关系就可对相关的遗传病进行诊断和产前诊断。反之，也可通过某些限制性内切酶切割位点的存在与否和其切割片段的长度是否发生了改变，来判断其是否与某些遗传病或遗传性状有连锁关系。不论什么原因（突变、缺失、插入、倒位、替换、重组）造成的基因组 DNA 序列发生改变，只要引起限制性内切酶切割位点改变（原有的切割位点位置移动、丢失或产生新的切割位点）时，都可以通过检测其限制性片段长度的改变来做出初步判断。

限制性片段长度多态的来源：①直接用某一种限制性内切酶酶解人类基因组 DNA，通过琼脂糖凝胶电泳、Southern 印迹、分子杂交和放射自显影，获得可被用来分析的限制性片段长度多态信息。由于此法烦琐，周期长，已不常用。②通过 PCR 扩增目的基因片段，经过特定的限制性内切酶酶解和凝胶电泳（琼脂糖凝胶电泳或聚丙烯酰胺凝胶电泳）分离、染色（EB 或银染），获得可被用来分析的限制性片段长度多态信息。

【实验内容与方法】

1. 凝胶板制备（参见第二章电泳实验十一）

（1）选择适宜的制槽玻璃板、梳子、铁夹等（包括滤纸、吸水纸）。

（2）用肥皂水清洗玻璃板，必要时用 KOH/甲醇清洗。小心：取用 KOH 和 KOH/甲醇溶液时应十分小心，并应戴橡胶手套，勿使其接触皮肤。然后用去污剂，继之用自来水彻底冲洗，再用蒸馏水洗涤玻璃板。

（3）取干净玻璃板两块，用硅烷剂硅化后（或用 95%乙醇溶液擦干净），用胶带纸将两块玻璃板的两边及底边封紧，在两块玻璃板之间形成不漏水的密封槽。尤其要注意玻璃板的角部，此处最易渗漏，必要时用琼脂糖（1% 浓度）沿间隔片内侧及底边注入加以密封。并用铁夹子将两边夹紧，注意要夹到间隔片上，以免将玻璃夹坏。

2. 凝胶灌制 取 12ml 6%非变性丙烯酰胺凝胶于烧杯中，加入 60μl 10% AP 和 6μl TEMED 快速充分混合均匀，从凝胶槽的一角将凝胶缓慢加入到凝胶槽内，插上梳子，室温下聚合 1～1.5h。

3. 限制性内切酶酶解 取 PCR 扩增产物 10μl，加入 10×RE 酶解反应缓冲液 2μl，限制性内切酶（SfaN I）1μl，灭菌三蒸馏水 7μl 稍离心混合均匀，37℃恒温水浴中酶解 1h。

4. 电泳

（1）将已聚合凝胶槽底边的胶带纸撕掉，同时将底边条取出，将凝胶槽安装在电泳槽上，用 1×TBE 电泳缓冲液反复冲洗点样孔。向酶解产物中加入 2μl 6×上样缓冲液，离心混合均匀，点样。

（2）200V 恒压，电泳至指示剂到达适当的位置，关闭电源，停止电泳。

5. 凝胶染色 电泳后的凝胶需经过显色后，才能看到凝胶中的 DNA 条带。聚丙烯酰胺凝胶通常采用 AgNO₃ 染色。

（1）卸胶：吸去电泳槽内的电泳缓冲液，取下凝胶槽。小心分离玻璃板，将凝胶转移到染色盘中。

（2）固定：配制 200ml 固定液（20ml 无水乙醇、1ml 冰醋酸），加入到染色盘中，轻轻摇动染色盘，在室温下固定 3min。

（3）染色：向染色盘中加入 2ml 20% AgNO₃ 溶液，室温下染色 10～15min。

（4）将染色液倒掉，用双蒸馏水漂洗凝胶 3 次。

（5）显色：加入 200ml 显色液（15% NaOH 20ml、甲醛 2ml），轻轻摇动至凝胶上显示出清晰的 DNA 条带。

（6）倒掉显色液，用双蒸馏水漂洗。

6. 观察结果 野生型个体 AGT 基因的特异性扩增产物（DNA 序列）中，含有一个 SafNI 的限制性酶切位点。该基因的 PCR 扩增产物经 SafN I 酶切、电泳，可在凝胶图像上出现两条 DNA 带：即一条是 266bp，另一条是 37bp（由于此片段较小，电泳时易丢失，在凝胶图像上可能看不到）；而突变型个体 AGT 基因的特异性扩增产物（DNA 序列）中，由于突变使 SafN I 的限制性酶切位点消失，PCR 扩增产物经 SafN I 酶切、电泳后，在凝胶图像上只能出现一条 303bp 的带。

【实验准备】

1. 器材 电泳仪、垂直电泳槽、染色盘、20cm×20cm 玻璃板、边条、梳子、胶带、长尾夹子、烧杯、量筒、刻度吸管。

2. 材料 AGT 基因的 PCR 扩增产物。

3. 试剂 限制性内切酶、10×RE 酶解缓冲液、灭菌三蒸馏水、四甲基乙二胺（TEMED，4℃冰箱保存）、10%（W/V）过硫酸铵（AP，4℃冰箱保存）、6×上样缓冲液（非变性）、95% 乙醇溶液、20%（W/V）AgNO₃ 溶液、15%（W/V）NaOH、甲醛溶液（分析纯）、无水乙醇（分析纯）、冰醋酸（分析纯）。

4. 6%（W/V）非变性聚丙烯酰胺凝胶（丙烯酰胺：甲叉双丙烯酰胺 =29：1）内含

1×TBE。

5. 5×TBE 缓冲液（用双蒸馏水稀释至 1×TBE）。

【注意事项】

1. RFLP 可被用来对某些遗传病进行诊断和产前诊断，尤其是 PCR-RFLP 方法更加简便、快捷。

2. 利用 RFLP 方法对遗传病进行诊断的前提是必须清楚地了解致病基因的改变。

3. RFLP 还有能提供的信息少、只能检测出有限的核苷酸改变等局限。

【思考题】

1. 记录、分析本实验室全体同学的实验结果，计算 AGT 基因的突变频率。

2. 简述 RFLP 有何实际应用价值和局限。

（刘奇迹　陈丙玺）

实验八　单链构象多态性（SSCP）的检测

【实验目的】

1. 熟悉用单链构象多态性检测基因突变的原理。

2. 初步掌握 PCR-SSCP 技术的操作方法。

【实验原理】　单链构象多态性（single stranded conformational polymorphisms，SSCP）是指等长的单链 DNA 因单个核苷酸序列的差别而产生构象差异，在非变性聚丙烯酰胺凝胶中表现为电泳迁移率的差别。鉴于此机制，将突变所在区域的 DNA 片段经 PCR 扩增后进行电泳，根据单链条带在电泳凝胶上的位置即可判断出某个体是否存在特异的基因突变。这种检测基因突变的方法称为聚合酶链反应-单链构象多态性（polymerase chain reaction-single strand conformation polymorphism，PCR-SSCP）技术。而单核苷酸多态性（single nucleotide polymorphism，SNP）则是 DNA 序列的单个核苷酸的差别，被称为第三代多态性标记。它在人类基因组中的多态性比 STR 更为普遍。SNP 不仅包括单个核苷酸的缺失和插入，更多的是单个核苷酸的置换。SNP 与 RFLP 和 STR 等 DNA 标记的主要不同是不再以"长度"的差异作为检测手段，而直接以序列的变异作为标记。因此，PCR-SSCP 检测技术不仅是一种简单、方便、高效的突变筛选方法，而且有广泛的应用前景和实际意义。但它只能为所检测区域的 DNA 序列是否有基因突变提供线索，确定基因突变的最终途径仍然是通过对扩增 DNA 片段的序列直接进行测定。

以 PCR-SSCP 为线索可用来筛查突变位点，有些 SSCP 虽不是致病突变的结果而纯粹是一种多态性，但也可被用来进行连锁分析。

【实验内容与方法】

1. 胶板准备

（1）清洗胶板：用肥皂水和清水将玻璃板和边条清洗干净，再用 95%乙醇溶液擦拭干净。

（2）制备凝胶槽：将两块玻璃板对齐，放入两侧和底边边条，用胶带纸封好（表 4-5）。

2. 配制适当浓度的凝胶　按所分离 DNA 分子的大小及目的选择合适浓度的凝胶。

表 4-5　SSCP 用聚丙烯酰胺凝胶的配制

试剂（ml）	制备不同浓度凝胶所用试剂毫升数						
	4.0%	5.0%	6.0%	8.0%	10.0%	12.0%	20%
40%丙烯酰胺	10.0	12.5	15.0	20.0	25.0	30.0	50.0
10×TBE	10.0	10.0	10.0	10.0	10.0	10.0	10.0
蒸馏水	79.7	77.0	74.5	69.5	64.5	59.5	39.5
10%过硫酸铵	0.5	0.5	0.5	0.5	0.5	0.5	0.5

3. 灌胶及凝胶聚合

（1）丙烯酰胺凝胶溶液（大的电泳槽用70ml）配制完毕，按表4-5中比例加入 TEMED 后，应迅速旋转混合均匀。每100ml上述试剂中加入50μl TEMED，迅速混匀。

（2）用注射器吸取凝胶溶液并注入凝胶床（两块玻璃板之间）中。灌胶时必须防止在凝胶与玻璃板之间产生气泡。插入梳子，用两只铁夹将其夹紧固定。必要时，用剩余的丙烯酰胺凝胶溶液完全充满胶床。检查凝胶是否渗漏。

（3）室温下放置1h，使丙烯酰胺完全聚合。

4. 点样、电泳

（1）胶使用前，先小心拔出梳子，立即用水彻底冲洗加样孔，用刀片将凝胶床底部胶带去掉并取出底部的间隔片（如用滤纸时可不取）。

（2）加样孔一端朝上，玻璃板有凹口一面与电泳槽后背贴紧，下端插入底部电泳槽内，两边用夹子夹紧。

（3）底、上两个电泳槽内分别倒入适量的 1×TBE 缓冲液（pH8.3），并用缓冲液反复冲洗点样孔数次。如凝胶底部与缓冲液之间有气泡时，用弯头毛细管将气泡除去。

（4）将待分离 PCR 产物与变性上样缓冲液等体积混合，加样前样品必须95～100℃ 热变性5min（除去 DNA 分子的二级结构），取出立即放冰浴，备点样用。用精密加样器吸取5μl 变性后的 PCR 产物依次加入到样品孔内。

（5）电泳：加样完毕，凝胶槽顶部接负极，底部接正极，在一定电压（稳压）或功率（稳功率）条件下电泳。具体电压或功率的数值依凝胶槽的大小（主要是凝胶的长度）不同而异。一般在 3～8W 的恒功率下进行电泳，时间比较长（12～15h）。

待电泳的标准参照染料迁移到所需位置时，切断电源，拔出导线，终止电泳。吸去上、下槽内的缓冲液，取出凝胶床，用刀片除去两边的绝缘胶带，将凝胶床平放于工作台面上，带凹面的较小玻璃板在上。小心地撬起上面的玻璃板，连同两边的间隔片一起拿去。这时凝胶仍附在下面的玻璃板上。

5. 丙烯酰胺凝胶中 DNA 的检测

（1）溴化乙锭（EB）染色：将凝胶连同玻璃板一起浸入含有 0.5μg/ml EB 的电泳缓冲液或蒸馏水中，浸染 15～20min。此间应不时摇动染色盘。然后经蒸馏水冲洗，紫外灯（波长 3570Å）下观察，照相并记录。聚丙烯酰胺凝胶可淬灭 EB 的荧光，故被检测 DNA 条带所含 DNA 量小于 10ng 时，不易检出。

注意：EB 是一种强烈的诱变剂，应注意防护！

（2）银盐染色：此法灵敏度高，在室温下进行，适于对聚丙烯酰胺凝胶中 DNA 或 RNA 染色。

1）凝胶先在 10%乙醇和 0.5% 冰醋酸中浸泡 6min，其间应不时摇动染色盘，重复一次。蒸馏水漂洗 2 次。

2）用 0.2%（*W/V*）AgNO₃ 溶液染色 10min，蒸馏水漂洗 1～2 次。

3）于含有 1.5%（*W/V*）NaOH 溶液和 0.4%（*V/V*）甲醛溶液的显色液中显色 10min，其间应随时观察，待样品条带显色满意为止。蒸馏水漂洗 2 次。

4）用 0.75%（*W/V*）NaCO₃ 溶液处理凝胶 10～20min，中止显色。蒸馏水漂洗，观察、照相，亦可将凝胶干燥、永久保存。

6. 放射自显影　对于含有放射性标记 DNA 的聚丙烯酰胺凝胶进行分析时用此法。如用含有放射性核素标记的脱氧核苷酸扩增的 DNA 等，详细操作参见有关手册。

【实验准备】

1. 器材　电泳仪（具有稳压、稳功率及稳流功能）、垂直电泳槽及与之配套的凝胶制胶板（玻璃板）、梳子、凝胶干燥器、与凝胶相匹配的染色方盘（染色及处理胶用）、照相机（拍摄电泳后的凝胶图谱）、紫外灯。

2. 仪器　量筒、烧杯、注射器（50ml）及针头（16#或 20#）、精密加样器及吸头、移液管、滴管、胶带（封边用）、吸水纸、一次性手套、保鲜膜、大铁夹（数个）。

3. 材料　PCR 扩增的目的 DNA 片段。

4. 试剂

（1）40%（*W/V*）丙烯酰胺（Acr：Bis=39：1，也可用 49：1）

丙烯酰胺（Acr.）	39g
N，*N'* -亚甲双丙烯酰胺（Bis.）	1g
加蒸馏水至	100ml

将溶液加热至 37℃，使试剂溶解，过滤后 4℃冰箱或室温下避光保存。此溶液有一定毒性！

（2）10×TBE（pH8.3）储存液

Tris 碱	108g
硼酸	55g
0.5mol/L EDTA（pH8.0）	40ml

加蒸馏水溶解并定容至 1000ml，室温存放，用时稀释至所需浓度，出现沉淀时弃去。

（3）10%（*W/V*）过硫酸铵：过硫酸铵 1g，加蒸馏水至 10ml，4℃保存数日，不要超过一周。

（4）变性上样缓冲液（TBE 浓度为 0.5×）

95%（*V/V*）	甲酰胺
0.05%（*W/V*）	溴酚蓝
0.05%（*W/V*）	二甲苯蓝
5%（*V/V*）	10×TBE（pH8.3）

（5）四甲基乙二胺（TEMED），储于 4℃冰箱、95%乙醇溶液、冰醋酸（分析纯）、15% NaOH 溶液、20% AgNO₃ 溶液、甲醛（分析纯）、无水乙醇（分析纯）。

（6）KOH/甲醇：在 100ml 甲醇中加入约 5g 片状 KOH 配制而成。

【注意事项】

1. PCR-SSCP 是一个简单、方便、有效的突变筛查方法，但不是最好的方法。因为：

①有的核苷酸序列改变并不引起单链构象的改变；②有些单链 DNA 的构象受凝胶的配方（浓度、是否添加甘油）、电泳的温度等的影响；③单链构象差异检测的最佳条件随着片段与片段的不同而改变。选择最佳的电泳条件并非易事，有时只能凭经验来确定某些 DNA 片段的最适条件。

因此，PCR-SSCP 方法不可能鉴别出所有的突变，致使某些突变漏检。尽管 PCR-SSCP 在不同的系统中突变检出率可达 70%～95%以上，但这样高的检出率需要在不同条件下作凝胶电泳才能达到。

2. 当未检测到多态性时，改变凝胶的条件可增加检测单个核苷酸改变的灵敏度。如改变丙烯酰胺或交联剂双丙烯酰胺的浓度；在凝胶中添加 5%～10%的甘油、5% 尿素或甲酰胺；改变电泳温度（4～37℃）和缓冲液的浓度等，均有一定帮助。因此，使用两种以上电泳条件进行 SSCP 检测时，检出率明显提高。

3. 小于300bp 片段通常更易于检出单核苷酸的改变。

4. 该实验中丙烯酰胺是强烈的神经毒素，可经皮肤吸收，且其作用具有累积性，溴化乙锭是一种强诱变剂，紫外线对皮肤，尤其是眼睛有损害，因此在操作中应注意防护。

5. 在一定条件下，凝胶越长，片段迁移越远，它们之间分离越好；当迁移距离相等时，以高浓度凝胶的分离效果为佳。

6. 电泳过程中，如电流通过凝胶产热而致温度过高时，会影响分离效果（非变性凝胶），降低温度后（有条件时可在4℃冷室内进行），分离效果可提高。

【思考题】

1. 试比较非变性聚丙烯酰胺凝胶、变性聚丙烯酰胺凝胶和 SSCP 技术所用聚丙烯酰胺凝胶电泳在分离目的和应用方面有哪些不同？

2. 用于 PCR-SSCP 检测的扩增片段为什么不能太大？

3. 在进行 PCR-SSCP 分析时，有时可见到多条带，试分析产生的原因。

（刘奇迹　陈丙玺）

第三节　人类遗传性状分析

分析人类的一些遗传性状，通过对一些家庭的调查，分析这些性状的遗传方式和变异现象，更好地理解遗传的机制，为遗传咨询服务。

实验九　遗传性状基因型与表型分析

【实验目的】

1. 了解人类遗传性状的记录分析方法。

2. 掌握遗传性状基因型与表现型的关系。

3. 掌握基因频率和基因型频率的计算方法。

【实验原理】　　本实验通过调查已知人类遗传性状，了解这些性状的遗传特性。

1. 苯硫脲的味觉感受能力　　苯硫脲（phenylthiourea），又称苯基硫代碳酰二胺（phenylthiocarbamide，PTC），是一种对人体无毒副作用的白色结晶物质。人类味觉对 PTC 的敏感性由一对等位基因（T、t）控制，属不完全显性遗传。基因型不同的个体尝出含 PTC

溶液的浓度有明显的差异。基因型为 TT 的个体能尝出 PTC 浓度为 1/750 000~1/300 000 的苦味；基因型为 Tt 的个体只能尝出 PTC 浓度为 1/50 000~1/40 000 的苦味；而基因型为 tt 的个体对 PTC 浓度大于 1/24 000 的溶液仍然感觉无味。为便于研究，将能尝出 PTC 浓度在 1/50 000 以下苦味者称为尝味者，对 PTC 浓度在 1/24 000 以上仍感觉无味者称为味盲者（表 4-6）。

表 4-6　苯硫脲味觉感受能力

PTC 浓度	基因型	表现型
1/750 000	TT	尝味者
1/50 000	Tt	尝味者
1/24 000	tt	味盲者

另一种简单的方法是检测人们对较高浓度的 PTC 的感觉，即将 PTC 配成 1/12 500 的溶液，检测时滴一小滴于舌尖上即可。在此浓度下，有人感觉极苦（TT），有人感觉甜（Tt），而有人却感觉完全无味（tt）。

2. 人类 ABO 血型系统的遗传　存在于人类红细胞表面的抗原性质是 ABO 血型划分的基础，这种抗原决定于 9q34 上的一对复等位基因：IA、IB 和 i，且 IA 和 IB 对 i 为显性，IA 和 IB 为共显性。IA 决定红细胞表面有抗原 A，IB 决定红细胞表面有抗原 B，i 决定红细胞表面无抗原 A 和 B。根据红细胞表面是否含有抗原和所含抗原类型的不同，将人类的 ABO 血型系统分为 A 型、B 型、AB 型和 O 型四种。此外，在不同血型人的血清中所含抗体不同，即 A 型血清中含有抗 B 抗体（抗体），B 型血清中含有抗 A 抗体（抗体），O 型血清中同时含有两种抗体，而 AB 型血清中则不含有这两种抗体。由于在相应的抗原抗体之间会发生凝集反应，故在输血时对供血、受血者的血型有一定的限制（表 4-7），输血前一定要进行血型的配型。

表 4-7　ABO 血型系统

血型	基因型	红细胞表面抗原	血清中抗体	可凝集的红细胞类型	输血时能接受血型
A	IAIA、IAi	A	B	B、AB	A、O
B	IBIB、IBi	B	A	A、AB	B、O
AB	IAIB	A、B	—	—	A、B、O
O	ii	—	A、B	A、B、AB	O

【实验内容与方法】

1. PTC 尝味

（1）取无菌棉签，分别蘸取不同浓度的 PTC 溶液，自低浓度向高浓度依次进行尝味。根据本人所感受到苦涩味的最低浓度，确定自己的表现型和基因。

（2）统计实验室全体同学 PTC 尝味的表现型和基因型，统计结果填入表 4-8。

表 4-8　PTC 尝味结果统计

实验室名称	总人数	1/750 000 尝味者（TT）		1/50 000 尝味者（Tt）		1/24 000 尝味者（tt）	
		人数	频率	人数	频率	人数	频率

（3）计算基因型频率和基因频率：由于 PTC 尝味性状为不完全显性遗传，表现型能直接反映出基因型。基因型和基因频率的计算公式如下：

基因型频率=（某种基因型个体数/样本总人数）×100%

基因频率计算：设 T 的频率为 p，t 的频率为 q

$$p=TT+Tt/2，\quad q=tt+Tt/2 \text{ 或 } q=1-p$$

2. ABO 血型遗传分析

（1）取冷冻的抗 A 和抗 B 血清，室温下化冻备用。

（2）采血：用 70% 的酒精棉球消毒耳垂或环指末端，再用三棱针快速刺破耳垂或环指末端的皮肤。待血液流出时（可稍用力挤压），用吸管吸取后加一滴到盛有无菌生理盐水的 0.5ml 小试管内，轻轻振荡，使其成为淡红色的血球悬液。

（3）取清洁的双凹载玻片一张，在其两端分别用记号笔标记抗 A 和抗 B 字样，用滴管分别滴加抗 A 和抗 B 血清各一滴于相应的凹面内。

（4）用干净滴管吸取受检者血球悬液，分别向标明抗 A 和抗 B 的两个圆凹中各滴一滴（滴管末端不得触及标准血清），分别用牙签迅速搅拌使血球混悬，室温下静置 10～15min。

（5）混悬的血球若逐渐由混浊变为透明，且出现了大小不等的红色颗粒，表明红细胞已凝集。如仍为淡红色混浊，不出现颗粒，则为无凝集现象。有时因比重不同血球下沉，貌似凝集，但只要稍加摇动，样本又恢复混浊状态，这种情况则不是真正的凝集。如果分辨有困难，可在低倍显微镜下观察（有时也可用生理盐水代替标准血清作对照）。

（6）血型的判定：根据表 4-9 确定血型。表中"＋"表示有红细胞凝集，"－"表示无红细胞凝集。

表 4-9　血型检验结果判定

血清类型 血型	抗 A 血清	抗 B 血清
A	＋	－
B	－	＋
AB	＋	＋
O	－	－

（7）将本实验室全体同学的血型检查结果填入表 4-10。

表 4-10　ABO 血型结果统计

实验室名称	受检总人数	A 型人数	B 型人数	AB 型人数	O 型人数

【实验准备】

1. 器材　光学显微镜、双凹（或普通）载玻片、三棱针、70% 酒精棉球、吸管、小试管、记号笔或玻璃蜡笔、消毒棉签、消毒牙签。

2. 材料　外周血（取自环指尖或耳垂部位）。

3. 试剂

（1）1/750 000、1/50 000、1/24 000（*W/V*）3 种 PTC 溶液。

（2）1/12 500（*W/V*）PTC 溶液、抗 A 和抗 B 血清、无菌生理盐水。

【注意事项】

1. 进行 PTC 尝味，3 种浓度溶液的顺序一定从低到高，不可颠倒！

2. 进行血型检测时，带血滴管的末端绝对不得触及标准血清！

3. 血型检测态度一定要严肃认真，一丝不苟，当检测结果不能确定时，必须重做。

【思考题】

1. 计算 PTC 尝味和 ABO 血型的基因型频率和基因频率。

2. 根据 PTC 尝味实验的结果，理解不完全显性遗传的特点。

3. 掌握 ABO 血型系统的原理、检测方法、结果分析和血型判定。

4. 理解 ABO 血型系统的配型原则及临床应用意义。

（刘奇迹）

实验十 遗传病的家系分析和再发风险估计

【实验目的】

1. 初步掌握家系图的绘制方法。

2. 学会应用遗传学的基本规律，分析某些遗传病患者的家系。

3. 初步掌握家系分析和遗传病再发风险估计的基本方法。

【实验原理】 遗传病的系谱分析是了解、研究和诊断遗传病的重要步骤，从先证者（在被调查家系中首先被发现并确认的某种遗传病的患者或具有某种性状的成员）入手，尽可能多地调查其亲属的患病情况，这有助于判断疾病的遗传方式。

1. 系谱分析 系谱分析法是研究人类遗传性疾病遗传方式的最常见方法之一。系谱是表明一个家系中，某种遗传病发病情况的一个图解。在采集系谱时，重点应记录家族史、婚姻史和生育史，另外对于收养、过继、近亲婚配和非婚生育等情况予以特别注意。绘制系谱时应以先证者为线索，追溯调查其所有家族成员（直系亲属和旁系亲属）的数目、年龄、亲属关系及某种遗传病在该家系中的分布情况等资料，再以特定的符号和格式绘制成反映家族各成员相互关系和发生情况的图解，然后根据遗传规律对各成员进行分析，进而判断某种遗传病属于哪一种遗传方式。运用所掌握的遗传规律，结合相关文献资料进行综合性分析，可预测一些个体今后产生遗传病后代的可能性。

2. Bayes 定律在再发风险估计中的应用 在预测单基因遗传病的发病风险时，如果仅按染色体分离与遗传方式计算，所获得的 1/2 或者 1/4 的发病风险或再发风险概率，往往是不够准确的。由于在具体遗传咨询中需要考虑家系中存在的附加信息，1975 年以来 Bayes 法被广泛应用于遗传病复发风险的推算中。这种计算方法常进行四种概率的推算：前概率、条件概率、联合概率和后概率。应用 Bayes 法于再发风险估计时，不仅考虑该病的遗传规律和基因型，而且考虑到该患者家系中的具体发病情况。因此，已在遗传咨询中普遍应用这一计算方法。其中，前概率是指根据孟德尔分离定律推算的某个成员具有某种基因型的概率。条件概率是在某种假设条件下出现的实际情况的概率。联合概率是将前概率与条件概率相乘所得的概率。后概率是某一假设条件下的联合概率除以所有假设条件下的联合概率的数值，这一概率即为再发风险的最终概率。

【实验内容】

1. 绘制家系图 先证者是一男性并指患者,其父亲也患有并指,其母亲、一个哥哥、一个妹妹和一个女儿均正常;先证者的叔叔、婶婶和他们的一子一女均正常;先证者的姑妈、姑父和他们的一子二女均正常;先证者的祖父正常,祖母也患有并指。

2. 遗传病的家系分析 先证者是一女性抗维生素 D 佝偻病患者,其丈夫正常,他们的四个孩子(三女一男)中,一个男孩和一个女孩患病,先证者的祖母、父亲、一个姐姐、两个妹妹和一个姑姑都患有此病,她的母亲、一个哥哥、祖父和一个叔叔均正常。分析上述抗维生素 D 佝偻病患者的家系。

(1)判断遗传方式。

(2)写出家系中各成员的基因型。

(3)先证者的妹妹和哥哥分别与正常人结婚,估计其子女的患病风险。

3. 遗传分析中再发风险估计

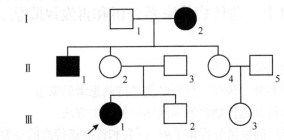

(1)分析家系图,判断遗传方式。

(2)写出 I 2、II 2、II 4 和 III 1 的基因型。

(3)如果 III 1 与正常人结婚,估计其子女的再发风险。

(4)如果 III 2、III 3 分别与正常人结婚,估计其子女的再发风险(已知该病的外显率为90%)。

【思考题】

1. 试述系谱分析在遗传咨询中的重要意义。

2. 下面为一假性肥大型肌营养不良家系:

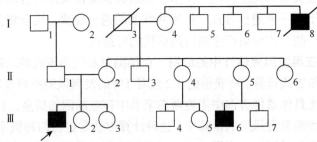

(1)判断遗传方式。

(2)写出 I_2, I_4, I_6, I_8, II_1, II_2, II_5, III_1, III_6, III_7 的基因型。

(3)若 II_6 与正常人婚配,其子女的再发风险为多少。

(李　曦)

第二篇 综合实验

第五章 细胞增殖活力分析

第一节 细胞增殖的定量分析

处于增殖状态的真核细胞会在细胞结构、分子组成上发生变化，细胞会从静息期（G_0期）进入细胞增殖的准备期（G_1期），为 DNA 复制提供所需的物质基础，随后细胞进入 DNA 复制期（S 期），合成细胞分裂所需的遗传物质，再经过细胞分裂的准备期（G_2期）后，细胞形成纺锤体、进行核分裂、细胞骨架重排等，完成细胞的增殖周期。在这个过程中，细胞内部的能量状态、酶活性、蛋白的周期性变化等很突出，可通过一些实验来检测。

实验一 细胞琥珀酸脱氢酶活性检测（MTT 法）

【实验目的】

1. 掌握利用细胞琥珀酸脱氢酶活性检测细胞增殖的方法。

2. 掌握存活细胞百分数的计算方法。

【实验原理】 活细胞线粒体内膜上的琥珀酸脱氢酶（SDH）可将黄绿色的四甲基偶氮唑盐（MTT，一种接受氢离子的染料）降解成蓝紫色的甲臜（formazan），生成量仅与活细胞数目成正比，而死细胞线粒体琥珀酸脱氢酶活性消失，不能将 MTT 还原。将甲臜溶解后用酶联仪测定吸光度，可分析其含量，从而定量反映出活细胞的比率。此方法常用于分析药物、放射性照射等对细胞的杀伤作用，某种基因的表达对细胞周期的调控作用等。本实验通过 MTT 法分析大蒜素对肿瘤细胞增殖的影响。

【实验内容与方法】

1. 将人肝癌细胞株 BEL-7402 细胞以每孔密度 5×10^4 接种于 96 孔板中，在对数生长期进行分组实验：设空白组、正常对照组、大蒜素诱导组（空白组不加细胞、正常对照组不加大蒜素，其他处理方法相同）。

2. 于药物作用终止前 4h，各孔均加入 5mg/ml MTT 20μl，细胞放回培养箱继续培养 4h 后终止培养。

3. 小心吸弃孔内培养上清液（对于悬浮细胞需要离心后再吸弃孔内培养上清液）。每孔加入 100μl DMSO，振荡 10～20min 使结晶物充分溶解。

4. 使用酶标仪测定各孔光密度值（OD 值），测定波长 570nm。

5. 观察结果

（1）加 MTT 4h 后，在倒置相差显微镜下观察，可见黄色的 MTT 被还原成紫蓝色颗粒，加 DMSO 后紫蓝色颗粒溶解。

（2）计算存活细胞百分数（各组 OD 值取均值后，以下式计算存活细胞百分数）：

存活细胞数%=（OD $_{实验}$/OD $_{对照}$）×100%（以空白组 OD 值调零）

【实验准备】

1. 材料　人肝癌细胞株 BEL-7402 细胞。

2. 试剂　25mg MTT 溶于 pH7.4 PBS 数 5ml 中，过滤除菌后备用。

3. 器材　Thermo multiskan MK3 全自动酶标仪，细胞培养设备仪器，细胞培养常规用品，微量加样器。

实验二　细胞周期的检测

【实验目的】

1. 掌握细胞周期检测的方法。

2. 学习流式细胞周期图的解读。

【实验原理】　细胞进入细胞周期后，各时相的 DNA 含量不同，通常正常细胞的 G_1/G_0 期具有二倍体细胞的 DNA 含量（$2N$），G_2/M 期具有四倍体细胞的 DNA 含量（$4N$），而 S 期的 DNA 含量介于二倍体和四倍体之间。碘化丙锭（propidium iodide，PI）可以与细胞内 DNA 或 RNA 结合，因此先将样品中的 RNA 消化降解后，通过检测与 DNA 结合的 PI 的荧光强度可直接反映细胞内 DNA 含量的多少，据此区分细胞周期的各时相。最为广泛应用的测定细胞周期的方法是流式细胞术，此技术利用流式细胞仪的性能，可对群体细胞特定的参数如 DNA 含量、细胞体积大小、酶的活性、细胞膜蛋白等进行快速、准确的区分，从而定量分析群体细胞中某一种细胞类型。本实验利用 PI 与细胞中 DNA 结合的倍数参数，通过流式细胞术确定细胞所处的周期时相。

【实验内容与方法】

1. 将人肝癌细胞株 BEL-7402 细胞接种于 2 瓶各 100ml 细胞培养瓶中，待细胞 24h 贴壁后观察处理。

2. 药物处理：设正常对照组（不加大蒜素）、大蒜素诱导组作用于细胞 24h。

3. 胰酶消化收集细胞，细胞经预冷的 PBS 溶液洗涤两次后，70%乙醇溶液固定细胞，4℃过夜。

4. 1500r/min 离心 5min，去除上清液；加入 500μl PBS 洗涤，1500r/min 离心 5min，再重复洗涤一次。

5. 400μl PBS 重悬细胞，加入终浓度为 1μg/ml 的 RNase A，37℃ 孵育 20min 后，再加入终浓度为 25μg/ml 的 PI，避光孵育 30min。

6. 流式细胞仪分析　标准程序应用流式细胞仪检测，一般计数（2～3）万个细胞，结果用细胞周期拟合软件 ModFit 分析。

7. 结果观察

（1）纵坐标 Cell Number：即记录的有效细胞数；横坐标 DNA Content：即 DNA 含量；G_1、G_2、S 三期在图 5-1 中已经标示；右侧数字含义：Dip G_1 72.60% at 22.33，即 G_1 期 DNA 含量平均值为 22.33，72.60%即 G_1 期细胞数占细胞总数的 72.60%；Dip G_2 与 Dip S 以此类推。

（2）比较两组细胞周期分布的变化，判断大蒜素对细胞周期是否有阻滞作用。

【实验准备】

1. 材料　人肝癌细胞株 BEL-7402 细胞。

2. 试剂　PI 储备液，70%乙醇溶液，PBS 溶液。

3. 器材　BD FACSCalibur 流式细胞仪，细胞培养设备仪器，细胞培养常规用品。

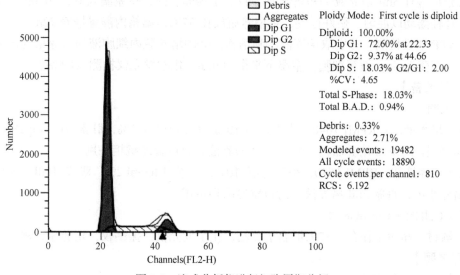

图 5-1　流式分析仪进行细胞周期分析

（李　霞　苑辉卿）

第二节　细胞内 ATP 含量测定

三磷酸腺苷（ATP）是细胞代谢必需的能量化合物，其含量高低可反映细胞的增殖活力。有多种方法测定不同类型细胞的 ATP 含量，如通过酶促反应进行测定；利用肌酸激酶催化肌酸与样品中的 ATP 反应生成磷酸肌酸，通过测定反应产物的含量分析样品中 ATP 的含量；也可通过检测荧光底物的方法进行测定。

实验三　人淋巴细胞 ATP 活力检测

【实验目的】

1. 掌握人体外周血细胞的培养。

2. 学习细胞活性的检测方法。

【实验原理】　植物凝集素（PHA）是人类淋巴细胞有丝分裂的刺激剂，体外实验中只有在 PHA 作用下，处于 G_0 期的淋巴细胞才可转化为原淋巴细胞，进而进行有丝分裂。利用 PHA 这一特性，淋巴细胞经过含有 PHA 的培养液培养，在体外便可获得进行有丝分裂的生长活跃的细胞群体。ATP 含量是活性细胞新陈代谢的一个重要指标，细胞增殖活力强，则其 ATP 含量高。本实验采用荧光素酶来检测细胞中 ATP 活力，即由 ATP 提供能量，使荧光素酶催化底物转化为产物，而产物可产生荧光，根据测定的荧光强度值分析细胞内 ATP

的含量。

【实验内容与方法】

1. 血标本采集 先以碘酒和 75%乙醇溶液消毒皮肤。用 2ml 灭菌注射器吸取约 0.2ml 肝素，作静脉穿刺，抽取外周静脉血 1ml。转动针筒以混匀肝素。

2. 接种 常规消毒后，立即将针头插入灭菌小瓶内，送入超净工作台，在火焰旁将血液滴入分别盛有 5ml 培养液①和培养液②的 2 个培养瓶内，每瓶滴入 0.2～0.3ml，盖上橡皮塞，轻轻摇动以混匀。贴好标签，将培养瓶放在 37℃恒温箱内静置培养 72h。

3. ATP 活性检测 分别取培养液①和培养液②的培养瓶内细胞液加入等量的试剂，在振荡仪上振荡 2min，裂解细胞，室温下平衡 10min，化学发光仪检测 ATP 活性。

【实验准备】

1. 试剂

（1）培养液①：RPMI 1640，小牛血清 10%，PHA 0.1ml 3%，肝素 10U/ml 2%，双抗 100U/ml 分装于 10ml 培养瓶内，每瓶 5ml 培养液，封口置冷藏柜备用。

（2）培养液②：RPMI 1640，小牛血清 10%，肝素 10U/ml 2%，双抗 100U/ml 分装于 10ml 培养瓶内，每瓶 5ml 培养液，封口置冷藏柜备用。

（3）CellTiter-Glo 试剂盒。

2. 器材 超净工作台，37℃恒温培养箱，化学发光仪，振荡仪，培养瓶，离心机。

【思考题】

1. 标本的制备应注意什么？

2. ATP 代表什么？除 ATP 活力检测外还有哪些活细胞检测方法？

（胡晓燕）

第三节　细胞增殖的染色分析

基因组 DNA 进行复制是细胞增殖所必须完成的过程，通过分析 DNA 的增量情况或分析随着细胞周期变化的蛋白质/酶的表达水平，可定性分析细胞增殖情况。

实验四　BrdU 染色法检测细胞增殖

【实验目的】

1. 掌握 BrdU 染色法检测细胞增殖的方法。

2. 了解 BrdU 染色法的原理。

【实验原理】 细胞增殖标志物 5-溴脱氧尿嘧啶核苷（5-bromo-2-deoxyuridine，BrdU）为胸腺嘧啶的衍生物，可代替胸腺嘧啶在 DNA 合成期（S 期）参与核酸的合成。在动物体内或细胞培养基中加入 BrdU 培养后，增殖旺盛的细胞中的 BrdU 掺入多。通过标记的 BrdU 单克隆抗体可方便地检测 BrdU 的荧光强度，同时结合其他细胞标志物，双重染色，从而显示细胞的增殖情况。

【实验内容与方法】

1. 人肝癌细胞株 BEL-7402 细胞接种于 24 孔板内，待细胞 24h 贴壁后加入大蒜素观察处理。

2. 药物处理：设正常对照组（不加大蒜素）、大蒜素诱导组作用于细胞24h。

3. 原培养液内加入BrdU至终浓度为10μmol/L，作用2h。

4. 除去培养液，细胞用4%多聚甲醛室温固定20min后弃去固定液，加入PBS溶液0.5ml放置5min后弃去，再重复2次。

5. 加入0.2%TritonX-100 0.5ml放置15min后弃去TritonX-100，加入PBS溶液0.5ml放置5min后弃去，再重复2次。

6. 4mol/l HCl作用20min，弃去HCl，PBS溶液洗5min。

7. 加入100mmol/L Tris（pH7.8）作用5min，PBS溶液洗5min。

8. 加入封闭液（20%山羊血清与80%PBS的混合物），37℃孵育细胞1h。

9. 用封闭液将anti-BrdU以1∶25稀释，室温孵育细胞过夜。

10. 以PBS溶液同上述方法洗细胞3次。

11. PI（0.1μg/μl）避光复染细胞30min，PBS溶液洗净后显微镜下拍照。

12. 结果观察

（1）BrdU能够将增殖的细胞染成绿色，故视野下显示绿色荧光的为增殖细胞；PI能将细胞核染成红色，显示出视野内所有的细胞（图5-2）。

（2）计算增殖细胞百分数：

$$增殖细胞数\% =（绿色细胞数/红色细胞数）\times 100\%$$

【实验准备】

1. 材料 人肝癌细胞株BEL-7402细胞。

2. 试剂 BrdU储备液，anti-BrdU储备液，PI储备液，山羊血清，PBS溶液。

3. 器材 Nikon荧光显微镜，细胞培养设备仪器，细胞培养常规用品。

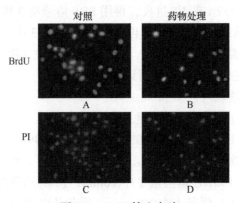

图5-2 BrdU掺入实验

A. 空白对照组，BrdU染色，显示细胞增殖活力；B. 空白对照组，PI染色，显示细胞核状态；C. 药物处理组，BrdU染色，显示药物对细胞增殖的影响；D. 药物处理组，PI染色，药物处理后细胞核状态

实验五 Ki-67免疫染色法检测细胞增殖

【实验目的】

1. 掌握免疫组化的原理与方法。

2. 掌握利用Ki-67在临床上检测恶性肿瘤细胞增殖活性的意义。

【实验原理】 Ki-67蛋白是所有人类增殖细胞核中普遍存在的标志性抗原，它与细胞的有丝分裂有关。Ki-67 的表达因细胞周期时相不同而异，与细胞增殖密切相关，从细胞周期的 G_1 期开始表达，在 S 期及 G_2 期表达增加，至 M 期达高峰，在细胞有丝分裂后期迅速降解。由于其半衰期短，不易受生长因子诱导，可作为评价细胞生长分数的指标。因此，Ki-67 被广泛用于判断肿瘤细胞增殖活性的指标。

本实验利用免疫组化的方法，使用特异性抗体与 Ki-67 结合，通过化学反应使标记的显色剂显色来确定组织细胞内 Ki-67 的表达水平。

【实验内容与方法】

1. 组织切片脱蜡

（1）将石蜡组织标本放入烤箱中，65℃烘烤 1h，同时将二甲苯 I 放入烤箱预热。

（2）将标本放入二甲苯 I 中脱蜡加热 30min。

（3）将标本移入常温二甲苯 II 中脱蜡 10min。

2. 水化　将标本依次放入 100% 乙醇溶液 10min，95% 乙醇溶液 5min，90% 乙醇溶液 2min，80% 乙醇溶液 2min，70% 乙醇溶液 2min。

3. 双蒸水洗 3 次，每次 5min。

4. 加热修复　在烧杯中加入足量 0.01mol/L 柠檬酸盐缓冲液，将标本放入烧杯（保证液体全部没过标本），将烧杯放入微波炉中加热，先用高火煮沸，后改为中低火加热 30min。加热完毕，室温下自然冷却。

5. 双蒸水洗 3 次，每次 5min。

6. 用 $3\%H_2O_2$ 去离子水孵育 10～15min，以阻断内源性过氧化物酶作用，再用 PBS 溶液洗 3 次，每次 3min。

7. 用 10% 山羊血清封闭玻片标本 1h，再用 PBS 溶液洗 3 次，每次 3min。

8. 一抗孵育，室温 1～2h 或 4℃过夜，再用 PBS 溶液洗 3 次，每次 3min。

9. 滴加试剂①，室温或 37℃30min，再用 PBS 溶液洗 3 次，每次 3min。

10. 滴加试剂②，室温或 37℃30min，再用 PBS 溶液洗 3 次，每次 3min。

11. 滴加 DAB 试剂显色，显色时间可以适当延长。

12. 用自来水充分冲洗玻片。

13. 滴加苏木精复染 1～2min，用水洗掉染液。

14. 使用分化剂分化 1～2s（盐酸：70% 乙醇溶液＝1∶99）

15. 脱水　将标本依次浸入 70%，80%，90% 乙醇溶液各 1min，95% 乙醇溶液 I 中 5min，95% 乙醇溶液 II 中 5min，100% 乙醇溶液 I 中 10min，100% 乙醇溶液 II 中 10min。

16. 透明　将标本浸入二甲苯 I 中 20min，二甲苯 II 中 20min。

17. 中性树脂封片，晾干，显微镜下拍照。

18. 结果观察　显示蓝色的位置为细胞核，所有细胞的细胞核均被着色；显示棕黑色的细胞为 Ki-67 阳性，着色越深，表示细胞增殖活性越强。

【实验准备】

1. 材料　乳腺癌石蜡组织切片标本。

2. 试剂　Ki-67 抗体（一抗），Polymerhelper（试剂①），辣根过氧化物酶抗体（试剂②），PBS 溶液，柠檬酸盐缓冲液，DAB 显色液，盐酸，乙醇，二甲苯，10% 山羊血清，双氧水等。

3. 器材 Nikon 显微镜。

【注意事项】

1. 实验过程中标本切勿干燥。

2. 一抗、二抗的稀释度、作用时间和温度要经过预实验确定。

3. 加热修复过程使用塑料玻片架。

4. 加热修复时要适时补加修复液。

5. 苏木精染色时间不要过长，分化剂作用时间一定要短。

6. DAB 显色时间可适当延长，使染色更显著。

（苑辉卿　刘永青）

第六章　细胞凋亡的诱导与检测

细胞死亡可根据其死亡的诱因、细胞形态、机制等不同而有多种方式，包括细胞坏死（necrosis）、细胞凋亡（apoptosis）、自噬性细胞死亡（autophagic cell death）、旁凋亡（paraptosis）等。如细胞坏死，是指由外界因素，如局部缺血、高热、物理、化学和生物等因素而导致的细胞急速死亡。细胞坏死时，膜通透性增高，细胞肿胀，溶酶体酶释放导致细胞溶解，常可引起炎症反应。

细胞凋亡是指在一定的生理或病理条件下，在凋亡刺激信号作用下启动的细胞内死亡机制，经过一些决定细胞命运（存活/死亡）的分子调控点调控，使细胞进入不可逆的程序化死亡的过程，是最为常见、研究较多的细胞死亡形式，在机体的发育与成熟、维持机体正常生理过程中发挥重要作用。细胞凋亡异常与许多疾病的发生相关，如神经系统疾病、肿瘤等。另外，通过诱导细胞凋亡也可用于肿瘤等疾病的治疗。凋亡的细胞在形态上有很大改变，同时胞内亚细胞器的功能、蛋白质及酶都发生显著变化。最显著的特点是染色质浓缩边集，染色体 DNA 断裂，细胞膜包裹着核碎片或胞质形成凋亡小体（apoptotic body）；凋亡细胞内核酸内切酶的激活，导致染色体 DNA 断裂成 180bp 或其整倍长度的 DNA 片段，在 DNA 琼脂糖凝胶电泳上形成特征性的梯形电泳条带（DNA ladder）；凋亡过程中溶酶体及细胞膜保持完整，不引起炎症反应等。

根据细胞凋亡的形态学及分子生物学特征，可采用多种方法进行鉴定，目前常用的方法有光学显微镜形态学观察、电子显微镜形态学观察，DNA 琼脂糖凝胶电泳、MTT 细胞活性检测、流式细胞仪分析、凋亡细胞的原位末端标记（TUNEL）、细胞膜磷脂酰丝氨酸（PS）荧光显示、凋亡相关蛋白在分子水平的变化（酶活性、表达水平变化）等。

本节重点介绍研究细胞凋亡常用的几种方法：①光学显微镜形态学检测；②电子显微镜形态学观察；③凋亡细胞的定量分析；④DNA ladder 检测；⑤核酸内切酶的活力分析；⑥凋亡相关蛋白表达水平的变化。

第一节　细胞凋亡的诱导与形态结构观察

形态学检测是鉴定细胞凋亡最直接可行的方法，可以通过光学显微镜观察细胞凋亡的形态学特征进行定性研究。常用倒置相差显微镜来观察生活状态下的细胞凋亡的进程；用细胞化学方法处理细胞，如 H-E 染色、Giemsa 染色、甲基绿-派洛宁染色、锥虫蓝染色或荧光染料染色，如吖啶橙荧光染色或荧光探针 Ho.33342 染色，通过普通光学显微镜或荧光显微镜可以显示凋亡细胞的彩色图像。电镜也是观察凋亡细胞形态的重要手段，如透射电镜可看到凋亡细胞的超微结构特征，而扫描电镜可观察到凋亡细胞表面立体结构的变化。

本节以体外培养的人肝癌 BEL-7402 细胞为例介绍细胞凋亡的诱导方法，以及几种常用的细胞凋亡形态学的观察方法。

【实验目的】

1. 掌握培养细胞凋亡诱导的方法。

2. 了解常用的药物凋亡诱导剂。

3. 掌握光学显微镜下细胞凋亡的形态学特征，熟悉细胞凋亡形态学的检测方法。

4. 了解透射电镜下凋亡细胞的超微结构特征。

5. 了解扫描电镜下凋亡细胞表面立体结构变化特点。

实验一 培养细胞的凋亡诱导

【实验原理】 选取对数生长期的体外培养细胞，在培养液内加入细胞凋亡诱导剂，细胞会按照特定程序发生凋亡。在显微镜下可以观察到处于各阶段的凋亡细胞。细胞凋亡的进程在形态学上可以分为三个阶段：① 凋亡的起始：细胞表面特化结构，如微绒毛、细胞间接触消失；细胞核固缩，染色质形成新月形或块状凝集，内质网腔膨胀，并与细胞膜融合；②凋亡小体的形成：染色质断裂为大小不等的片段，与一些细胞器一起被反折的细胞膜包围，以出泡的方式形成凋亡小体；③凋亡小体被邻近的细胞吞噬清除。凋亡诱导的方法很多，如紫外照射、药物诱导等。药物诱导便于操作，是常用的方法。常见的药物诱导剂有很多种，可通过不同的机制介导细胞凋亡，如大蒜素、姜黄素、白藜芦醇等可通过降低线粒体膜电位，诱导细胞色素 c 的释放，激活胱天蛋白酶（caspase）引发凋亡，或者通过下调 *Bcl-2* 等抗凋亡基因的表达促进细胞凋亡；鬼臼毒素、顺铂等通过诱导 DNA 损伤，导致 DNA 链断裂而引发细胞凋亡；紫杉醇、长春新碱等可使细胞分裂期的微管异常，同时影响 *Bcl-2* 等表达而导致细胞凋亡。

【实验内容与方法】

1. 细胞培养 用 25ml 培养瓶体外培养人肝癌 BEL-7402 细胞，2～3 天传一代。在实验前一天将细胞以 2×10^4/ml 接种于预先放入盖玻片的 24 孔板中。

2. 凋亡诱导 细胞培养至密度在 50%～70%时可用于药物诱导实验。在实验前 2～4h 加入大蒜素（60mg/L），37℃、5%CO_2、饱和湿度条件下继续培养。

3. 倒置相差显微镜初步观察凋亡细胞的形态 体外培养的正常肝癌 BEL-7402 细胞形态呈上皮样，多边形，胞体丰满，核大而明显，可见多个核仁，细胞之间边界清晰，折光性好。60mg/L 大蒜素作用 2～4h，BEL-7402 细胞出现典型的细胞凋亡形态变化：细胞体积缩小，染色质浓聚边集、裂解，细胞表面凸起多个小泡。晚期凋亡细胞胞体消失，残留不规则的细胞碎片（图 6-1）。

【实验准备】

1. 材料 人肝癌细胞株 BEL-7402 细胞。

2. 试剂 RPMI 1640 培养液（含 10%小牛血清、庆大霉素），0.25%胰蛋白酶，大蒜素。

3. 器材 倒置相差显微镜，普通光学显微镜，细胞培养常规设备，25ml 培养瓶，24孔板，离心管，吸管，移液管，胶塞，橡皮吸头，酒精灯，试管架，酒精棉球，微量移液器，加样头，细胞记数板，载玻片，盖玻片等。

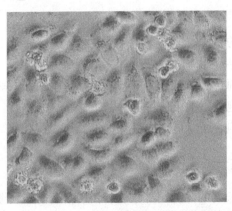

图 6-1　凋亡小体（倒置相差显微镜活体观察×200）

【图片资料】请扫描图 6-1 右下方的二维码，观看大蒜素诱导肝癌细胞凋亡的彩色图片，注意观察凋亡细胞形态变化和凋亡小体的形成。

实验二　锥虫蓝染色检测凋亡细胞

【实验原理】　锥虫蓝染料分子不能穿越活细胞膜进入细胞内，故细胞显示无色；坏死细胞由于细胞膜通透性改变，锥虫蓝染料可以进入细胞内，因而细胞被染成蓝色；凋亡细胞由于细胞膜功能保持完整性，故凋亡细胞对锥虫蓝拒染而显示无色。根据该原理可以区别坏死细胞与正常细胞或凋亡细胞。

【实验内容与方法】

1. 细胞悬液制备　用 0.25%胰蛋白酶将细胞从培养瓶中消化下来，加等量含血清培养液终止消化，移入离心管以 1000r/min 离心 5～10min，弃去上清液，加入少量培养液，用吸管轻轻吹打制成细胞悬液。

2. 锥虫蓝染色　取 0.5ml 细胞悬液放入干净试管中，加入约 0.1ml（1～2 滴）2%锥虫蓝染液混合，2min 后取 1 滴混合细胞悬液滴在干净载玻片上，加盖玻片后用高倍镜观察。

3. 观察结果　活细胞和凋亡细胞、凋亡小体不着色，死细胞染成蓝色（图 6-2）。

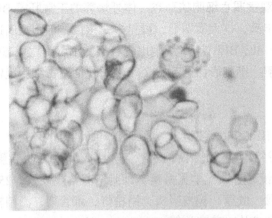

图 6-2　锥虫蓝染色显示凋亡小体

【图片资料】请扫描图 6-2 右下方的二维码，观看锥虫蓝染色法鉴别死亡细胞和活细胞或凋亡细胞的彩色图片，注意观察细胞染色情况和凋亡小体的形成。

【实验准备】

1. 材料 人肝癌 BEL-7402 细胞悬液。

2. 试剂 2%锥虫蓝（配方见第二节 细胞化学），细胞培养用液，0.25%胰蛋白酶。

3. 器材 普通光学显微镜，细胞培养常规设备和用品，载玻片和盖玻片。

实验三 苏木精-伊红染色检测凋亡细胞

【实验原理】 苏木精-伊红染色（简称 H-E 染色），是一种双重染色法。其中苏木精是一种染细胞核的碱性染料，与 DNA 双链中的磷酸分子结合呈蓝色；伊红是染细胞质的酸性染料，与蛋白质的氨基酸正电荷结合显示红色或粉红色。两者使核质间形成鲜明的对比，从而使凋亡细胞形态学特征很好地显示出来。

【实验内容与方法】

1. 取出盖玻片，PBS 溶液轻轻漂洗 2 次。

2. 4%的甲醛或多聚甲醛常温下固定 5～10min。

3. 苏木精染液染色 15～30min。

4. 自来水返蓝。

5. 分色：1%盐酸乙醇溶液（100ml 70%乙醇溶液中加 1ml 盐酸）分色数秒至淡紫红色。

6. 自来水蓝化数分钟。

7. 蒸馏水洗，经过 50%、70%、80%、90%梯度乙醇溶液脱水各 1min。

8. 入伊红染液 1～3min。

9. 入 100%乙醇 2 次，各 1min。

10. 二甲苯透明 1min，中性树胶封片。

11. 观察结果 高倍镜下观察 H-E 染色标本，正常肝癌 BEL-7402 细胞核染成紫红色，圆形或椭圆形，细胞质淡染，呈粉红色，边界不明显。少数凋亡细胞核内发生边集的染色质呈深紫色。胞体周围凋亡小体着色深浅不一，深染者提示含有染色质断片。晚期的凋亡小体碎片不规则，淡染（图 6-3）。

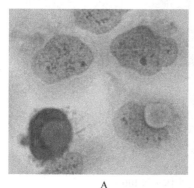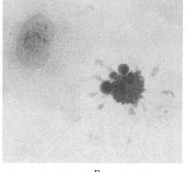

A B

图 6-3 染色质新月形边集与凋亡小体

A. 染色质新月形边集；B. 凋亡小体

【图片资料】请扫描图 6-3 右下方的二维码，观看苏木精-伊红染色法检测凋亡细胞形态的彩色图片，注意观察染色质新月形边集与凋亡小体。

【实验准备】

1. 材料 人肝癌 BEL-7402 细胞爬片。

2. 试剂 Ehrlich 苏木精染液，伊红染液，4%的甲醛，1%盐酸乙醇溶液，梯度乙醇溶液和二甲苯，中性树胶。

3. 器材 普通光学显微镜，细胞培养常规设备和用品（载玻片，盖玻片，滴管，小平皿等）。

实验四　Giemsa 染色检测凋亡细胞

【**实验原理**】　吉姆萨（Giemsa）染液是一种复合染料，基本成分是天青和伊红，适用于多种细胞染色，尤其是显示细胞核和染色体。细胞凋亡时细胞核染色质边集浓缩，染色体 DNA 断裂碎片进入凋亡小体，因此可以被很好地显示。

【**实验内容与方法**】

1. 取出盖玻片，PBS 溶液轻轻漂洗 2 次。

2. 充分干燥。

3. 甲醇固定 5～10min。

4. 空气干燥。

5. Giemsa 染液染色 10～20min。

6. 流水冲洗。

7. 充分干燥。

8. 二甲苯透明 2min，中性树胶封片。

9. 观察结果：高倍镜下观察，正常肝癌 BEL-7402 细胞核染成蓝紫色或紫红色，圆形或椭圆形，细胞质淡染，边界不明显。凋亡细胞核内发生边集的染色质呈深紫色。胞体周围凋亡小体着色深浅不一，深染者提示含有染色质断片。晚期的凋亡小体碎片不规则，淡染（图 6-4）。

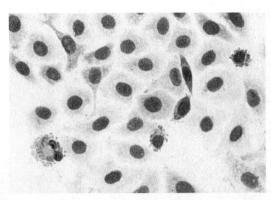

图 6-4　Giemsa 染色法显示凋亡小体（×400）

【图片资料】请扫描图 6-4 右下方的二维码，观看 Giemsa 染色法检测细胞凋亡的彩色图片，注意观察凋亡小体的形成。

【**实验准备**】

1. 材料　人肝癌 BEL-7402 细胞爬片。

2. 试剂　Giemsa 原液，pH7.0 的 PBS 溶液（使用前取 1ml Giemsa 原液与 91ml PBS 溶液混合），95%乙醇溶液。

3. 器材　显微镜，载玻片，盖玻片，小培养皿等。

实验五　吖啶橙荧光染色检测凋亡细胞

【实验原理】　由于吖啶橙（acridine orange，AO）与多聚体的 DNA 和 RNA 亲和力不同，可以同时显示细胞内的 DNA 和 RNA，使核 DNA 显示黄绿色荧光，细胞质和核仁显示橘红色荧光，因此可以很好地显示凋亡细胞的核以及凋亡小体变化。

【实验内容与方法】

1. 取出盖玻片，PBS 溶液轻轻漂洗 2 次。

2. 95%乙醇溶液固定 10min。

3. 充分干燥。

4. 滴加 0.01% 吖啶橙染液染色 5min。

5. 加盖玻片临时封固后荧光显微镜下（选用紫蓝光激发滤片）观察。

6. 观察结果　荧光显微镜下，正常肝癌 BEL-7402 细胞核发黄绿色荧光，细胞质发橘红色荧光；凋亡细胞核内边集的染色质呈深黄绿色，胞体周围含有染色质断片的凋亡小体呈黄绿色；无染色质断片的凋亡小体呈橘红色（图 6-5）。

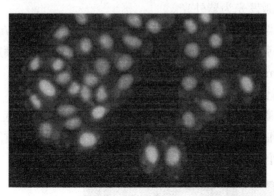

图 6-5　吖啶橙荧光染色显示凋亡细胞

【图片资料】请扫描图 6-5 右下方的二维码，观看吖啶橙荧光染色法检测细胞凋亡的彩色图片，注意观察凋亡细胞核和凋亡小体的变化。

【实验准备】

1. 材料　人肝癌 BEL-7402 细胞爬片。

2. 试剂　1%吖啶橙储存液　[10mg 吖啶橙溶于 100ml PBS 溶液（pH4.8～6.0）中，过滤后于 4℃避光保存]。

3. 器材　荧光显微镜，载玻片，盖玻片，吸管，吸水纸。

实验六　Ho.33342 与 PI 荧光双染检测凋亡细胞

【实验原理】　正常细胞和凋亡细胞都保持了膜功能的完整性，但凋亡细胞核染色质发生高度凝集和边缘化，并形成大小不同被膜包围的凋亡小体；而正常细胞核染色质均匀分布；坏死细胞膜损伤，染色质凝集程度远低于凋亡细胞。根据细胞膜功能完整性和核内染色质发生凝集的特点，用荧光探针碘化丙啶（PI）和 Ho.33342 双染方法可以区别凋亡细胞、坏死细胞和正常细胞。

PI 是双链核酸的标志物，可嵌入双链 DNA 或双链 RNA 中，PI 不能穿过功能完整的细胞膜，只能进入细胞膜有损伤的细胞。在紫外光或绿光激发后，坏死细胞呈现出很强的橘红色荧光。正常细胞和凋亡细胞膜功能完好，PI 不能进入细胞，故不发红色荧光。

荧光探针 Ho.33342 是一种特异性 DNA 标志物，主要结合于 A-T 碱基区，由于它具有亲脂性，可以进入细胞中标记 DNA，因此，对正常细胞、凋亡细胞和坏死细胞都可以进行标记。在紫外光激发下，正常细胞和凋亡细胞都发出明亮的蓝色荧光，坏死细胞因 PI 发出的强橘红色荧光而蓝色荧光被遮盖。所以从颜色上很容易将坏死细胞区分出来；再根据染色质凝集程度和凋亡小体是否存在区分正常细胞与凋亡细胞。

【实验内容与方法】

1. 取出 24 孔板中的盖玻片放入小培养皿中（注意保持细胞面朝上），用 0.01mol/L 的 PBS 溶液洗 3 次，每次 5min。

2. 滴加荧光染料 PI/Ho.33342（注释①）于盖玻片上，置 37℃湿盒中温育 30min。

3. 0.01mol/L 的 PBS 溶液洗 6 次，每次 5min。

4. 封片　将细胞面朝下用 90%碱性甘油（注释②）封片。

5. 荧光显微镜下观察，激发光为紫外光。

注释①　试剂盒中荧光染料浓度：PI 为 100μg/ml，Ho.33342 为 20μg/ml，染色前将两种染料 1∶1 混合，按平均每张飞片 40μl（PI 和 Ho.33342 各 20μl）的量滴加，使终浓度为 PI 50μg/ml，Ho.33342 10μg/ml。

注释②　90%碱性甘油配制：9 份甘油加 1 份 0.1mol/L PBS 溶液。

6. 观察结果　在紫外光激发下，正常细胞和凋亡细胞都发出明亮的蓝色荧光，坏死细胞发橘红色荧光。正常肝癌细胞核荧光均匀，而凋亡细胞核凝集的染色质发强蓝色荧光，周围可见带蓝色荧光的凋亡小体（图 6-6）。

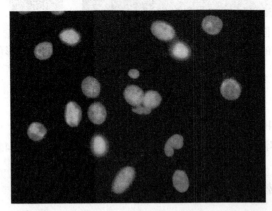

图 6-6　PI/Ho.33342 双染显示凋亡与坏死细胞（×400）

【图片资料】请扫描图 6-6 右下方的二维码，观看 Ho.33342 与 PI 荧光双染法检测细胞凋亡的彩色图片，注意观察凋亡细胞、坏死细胞和正常细胞的区别。

【实验准备】

1. 材料 人肝癌 BEL-7402 细胞爬片。

2. 试剂 Ho.33342、PI 试剂盒（PI：100μg/ml Ho.33342：20μg/ml）。

3. 器材 荧光显微镜，载玻片，盖玻片，小培养皿，吸管，吸水纸。

【注意事项】 荧光探针的储存和标记都要保持在暗环境中进行。

【思考题】

1. 引起细胞凋亡的因素有哪些？就你所知有哪些机制参与细胞凋亡过程？

2. 凋亡细胞最典型的形态学变化特征是什么？如何鉴别？

3. Ho.33342 和 PI 是细胞核常用的染料，其作用原理和使用特点是什么？

（李　霞）

第二节　凋亡细胞的超微结构观察

电子显微镜的分辨率达 0.2nm，可以在超微结构水平上观察细胞凋亡时各种细胞器的微细结构变化。常用的电子显微镜有两种：透射电镜和扫描电镜。透射电镜主要用来观察凋亡细胞内部的超微结构；扫描电镜适用于观察凋亡细胞表面结构。

实验七　透射电镜观察凋亡细胞

【实验原理】 凋亡细胞在透射电镜下最具有特征性：在细胞凋亡早期，细胞体积变小，细胞质浓缩，其内的细胞器保存较好或轻度增生。线粒体轻度肿胀；细胞质内可见较多空泡；细胞核染色质发生边集，在靠近核膜边缘聚集呈新月形，随之染色质发生块状固缩，电子密度增强，核形不规整，核膜表面凹凸不平，核发生碎裂，在细胞质内可见多个电子密度增强的核碎片。有些凋亡细胞周围有由膜包裹凸起于细胞表面的凋亡小体，小体内可见裂解的核碎片或内质网、线粒体、高尔基体等其他细胞结构。整个过程中，细胞膜、溶酶体膜保持完整。这些细胞内部发生的各种特征性形态变化均可通过透射电镜观察到。

【实验内容与方法】

1. 将人肝癌 BEL-7402 细胞接种在 25ml 培养瓶中，在对数生长期加入大蒜素（60mg/L），37℃、5%CO_2 饱和湿度条件下继续培养 3～4h，吸出培养液，用 PBS 溶液轻轻冲洗细胞 2 次，0.25%胰蛋白酶消化细胞，加等量培养液终止消化，1000r/min 离心 5～10min，弃去上清液，加入 5～6ml 培养液洗涤细胞，2000r/min 离心 10min，弃上清液，用 2.5%戊二醛固定细胞，1%锇酸后固定，丙酮脱水，618 包埋剂包埋，超薄切片后用乙酸铀及柠檬酸铅染色，H-800 电镜观察。

2. 观察结果 正常 BEL-7402 细胞表面有微绒毛，核大，核仁明显，内质网、线粒体、高尔基体等结构清晰。凋亡细胞体积缩小，电子密度增高，胞质内质网、线粒体、高尔基体结构完整，染色质聚集靠近核膜周边，呈高电子密度块状，核仁消失。细胞表面有许多由膜包裹的外凸小体，内部可见膜状结构（图 6-7）。

【实验准备】

1. 材料 人肝癌细胞株 BEL-7402 细胞。

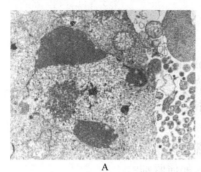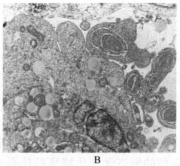

图 6-7　电镜观察凋亡小体

A. 凋亡细胞染色质边集；B. 透射电镜下的凋亡小体

【图片资料】请扫描图 6-7 右下方的二维码，观看透射电镜下凋亡细胞特征性形态变化。注意观察凋亡细胞染色质边集和凋亡小体。

2. 试剂　细胞培养常规试剂，2.5%戊二醛，梯度乙醇溶液，90%丙酮，无水丙酮，环氧树脂 E pon812，DDSA，MNA，DMP-30，乙酸铀染液，柠檬酸铅染液。

3. 器材　细胞培养设备仪器，透射电镜，超薄切片机，细胞培养常规用品。

实验八　扫描电镜观察凋亡细胞

【实验原理】　扫描电镜可以在亚细胞水平上生动地显现生物样品的三维结构；可以用来观察凋亡细胞表面形貌，如细胞体积缩小，细胞表面微绒毛减少或完全消失以及在凋亡细胞周围形成的大小不等的凋亡小体。

【实验内容与方法】

1. 将人肝癌 BEL-7402 细胞接种在塑料培养瓶皿中，在对数生长期加入大蒜素（60mg/L），37℃、5%CO_2、饱和湿度条件下继续培养 3～4h。吸出培养液，用 PBS 溶液轻轻洗细胞 2～3 次，用 2.5%戊二醛固定后，梯度乙醇溶液脱水，临界点干燥后真空喷镀，扫描电镜观察。

2. 观察结果　正常 BEL-7402 肝癌细胞表面有大量微绒毛；发生凋亡的细胞体积缩小，细胞表面微绒减少甚至消失；部分凋亡细胞表面有许多大小不等的球状凋亡小体（图 6-8）。

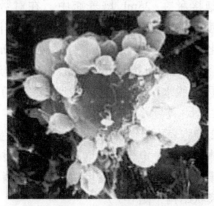

图 6-8　扫描电镜下的凋亡小体

【图片资料】请扫描图 6-8 右下方的二维码，观看扫描电镜下凋亡细胞特征性形态变化。注意观察凋亡小体的形成。

【实验准备】

1. **材料** 人肝癌细胞株 BEL-7402 细胞。
2. **试剂** 2.5%戊二醛梯度乙醇溶液，大蒜素，PBS 溶液。
3. **器材** 扫描电子显微镜（SIEMENS—AutoScan）。

（李　霞）

第三节　凋亡细胞的定量分析

凋亡细胞的定量分析最为常用的方法是流式细胞分析术。此技术利用流式细胞仪可以对大量细胞进行快速、准确、多参数的定量分析，并可以根据凋亡细胞体积、DNA 含量、蛋白质表达水平、酶活性、Ca^{2+}含量等变化特点，对某一细胞群体中的凋亡细胞进行定量分析。如测定细胞凋亡率、酶活性、Ca^{2+}含量变化等，通过对凋亡细胞多参数分析来研究诱导细胞凋亡的机制。本实验重点介绍用流式细胞仪检测细胞凋亡率的方法。其基本原理是根据细胞凋亡时在细胞核、亚细胞器、细胞膜所发生的特征性改变，通过染色标记后，对细胞群进行区分，从而计算出凋亡细胞的数目。

【实验目的】

1. 了解流式细胞仪在细胞凋亡研究中的用途。
2. 熟悉流式细胞仪检测样本制作的要求。

实验九　流式细胞术检测凋亡细胞

凋亡细胞的体积和细胞的核改变最具特征性，各种染色体荧光染料对凋亡细胞 DNA 的可染性也发生改变，通常情况下凋亡细胞的 DNA 可染性降低。同时凋亡细胞形态上的改变导致其光散射性改变。流式细胞仪可通过测定前散射光（与细胞的大小有关）、侧散射光（反映的是光在细胞内的折射作用，与细胞内的颗粒多少有关）的变化分析凋亡细胞。由于凋亡细胞固缩，体积变小，故前散射光降低；同时，细胞凋亡时，核破裂、染色体降解等造成细胞内颗粒增多，故凋亡细胞侧散射光常增加。另外，细胞坏死时，细胞肿胀，其前散射光、侧散射光在细胞坏死时都增大，因此可根据散射光区别凋亡细胞和坏死细胞。碘化丙啶（propidium iodide，PI）是一种核酸染料，它不能透过功能完整的细胞膜，但能够透过中晚期的凋亡细胞和坏死细胞的细胞膜，使细胞核染红。另外，细胞凋亡早期的变化可体现在细胞膜表面，细胞膜成分磷脂酰丝氨酸（PS）是一种带负电荷的磷脂，只分布在细胞膜脂双层的内侧，在细胞凋亡早期 PS 可从细胞膜内转移到细胞膜外，使之暴露于细胞膜外表面。需要指出的是，PS 转移到细胞膜外也可发生在细胞坏死中。膜联蛋白（annexin）V 是一种 Ca^{2+}依赖的磷脂结合蛋白，与 PS 有高度亲和力，同时也可将膜联蛋白V进行荧光素（EGFP、FITC）标记制备成荧光探针，再结合 PI、凋亡细胞的光散射性，利用荧光显微镜或流式细胞仪可分析早晚期凋亡细胞。

一、PI 单染法定量分析凋亡细胞

【实验内容与方法】

1. **细胞悬液制备** 将人肝癌 BEL-7402 细胞或 HepG2 细胞接种在 25ml 培养瓶中，在对数生长期加入大蒜素（60mg/L），37℃、5%CO$_2$、饱和湿度条件下继续培养 3～4h，吸出培养液，加入 0.25%的胰蛋白酶消化，加等量培养液终止消化，1000r/min 离心 5～10min，移去上清液，加入 600μl PBS 溶液。吹打混匀送流式细胞仪分析。如果不能立即测量，可以用 70%乙醇溶液固定后放 4℃冰箱保存。

2. 细胞染色 将上述细胞悬液离心（1500r/min，3min），加入 PI（含 RNaseA）500μl（PI 终浓度 50μg/ml）染色，37℃孵育 30min。

3. 检测 流式细胞仪测定 DNA 荧光强度，用凋亡软件定量分析细胞凋亡率及细胞周期分布。

4. 观察结果 在细胞周期的直方图上，G$_1$ 峰前出现的亚二倍体峰，即凋亡峰（Ap峰），通过此峰下的面积值可得出凋亡细胞在所测细胞群中所占的比率（可用凋亡软件定量）（图 6-9）。

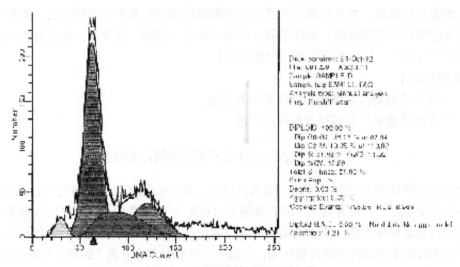

图 6-9 流式细胞检测显示凋亡峰

二、膜联蛋白 V/PI 双染法定量分析凋亡细胞

【**实验内容与方法**】

1. 细胞悬液制备 同本节实验九中一。

2. 细胞染色 细胞悬液离心（1500r/min，3min），收集细胞，用 100μl 的染色缓冲液悬浮细胞，每组加 5μl 的膜联蛋白 V-FITC 和 5μl 的 PI（含 RNaseA）染料混匀，并设立不加任何染料的一组作为阴性对照。室温下避光放置 15min，期间混匀 2～3 次。

3. 检测 流式细胞仪测定上述染料孵育后的细胞悬液中 DNA 的荧光强度，并用软件分析凋亡率。

4. 结果分析 见图 6-10Annexin V-FITC 和 PI 双染检测细胞凋亡。

【**实验准备**】

1. 材料 人肝癌细胞株 BEL-7402 细胞。

2. 试剂 膜联蛋白 V-FITC 染液，PI 液（50μg/ml），PBS 溶液，染色缓冲液。

3. 器材 流式细胞仪，离心机，电冰箱，细胞培养设备，细胞培养常规用品。

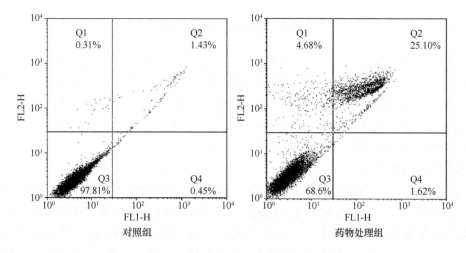

图 6-10　Annexin V-FITC 和 PI 双染检测细胞凋亡

Q3：活细胞，Annexin V/PI 均为阴性（Annexin V-/PI-）

Q4：早期凋亡细胞，Annexin V 阳性、PI 阴性（Annexin V+/PI-）

Q1：坏死细胞，Annexin V 阴性、PI 阳性（Annexin V-/PI+）

Q2：晚期凋亡细胞，同时被 Annexin V 和 PI 结合染色呈现双阳性（Annexin V+/PI+）

【思考题】

1. 流式细胞分析技术检测凋亡细胞的原理是什么？

2. 什么是亚二倍体峰？

（李　霞　苑辉卿）

第四节　细胞凋亡的分子生物学特征

细胞凋亡是有序的调控过程，除了细胞形态的变化外，分子水平也发生特征性的改变，包括：①DNA 降解，形成以约 200bp 为基数变化的片段，将凋亡细胞的基因组 DNA 进行电泳时呈现为梯度递增的条带。②凋亡相关蛋白酶如胱天蛋白酶（caspase）可在凋亡时活化，高度选择性地水解某些蛋白质而引发细胞凋亡。Caspase 家族中的 caspase 6、7、8、9 等的活化，可水解剪切 casepase 3 后使其激活。caspase 3 是细胞凋亡过程中最主要的终末剪切酶。前体 caspase 3 并无催化活性，经剪切后被激活。活化的 casepase 3 可进一步水解 DNA 修复蛋白等，使其功能丧失而导致细胞凋亡。③凋亡相关蛋白表达的变化，如 *Bcl-2*、*Bcl-xL* 作为原癌基因，能够延长细胞的生存，抑制细胞的凋亡，称为抗凋亡基因。而 Bcl-xS、Bax、Bad、Bak 等具有促进细胞凋亡的作用。抗凋亡蛋白 Bcl-2 的表达降低，而促凋亡蛋白 Bax 表达升高，则促进细胞凋亡。本实验检测大蒜素诱导的凋亡过程中，基因组 DNA、凋亡相关蛋白及酶的变化。

【实验目的】

1. 掌握凋亡细胞中 DNA 断裂特征及电泳检测方法。

2. 熟悉 casepase 3 酶活性检测原理和方法。

3. 熟悉 PCR、Western blotting 的原理及操作过程。

实验十 凋亡细胞 DNA ladder 检测

【实验原理】 细胞凋亡时染色体发生特征性变化，细胞内由于内源性核酸酶被激活，染色体 DNA 在核小体之间被切割，形成以核小体为单位的断裂条带，成为大小约为 $n×180～200bp$（$n=1，2，3，4\cdots$的 DNA 片段，电泳时可观察到分子量梯度递增的条带。DNA ladder 法基于此特征检测细胞凋亡。通过提取细胞基因组中的 DNA，琼脂糖凝胶电泳时显示阶梯状 DNA ladder，用于鉴定细胞是否发生了凋亡。

【实验内容与方法】

1. 细胞收集 上述用 25ml 培养瓶体外培养的细胞经凋亡诱导剂诱导后（2 瓶）得到凋亡组细胞（诱导方法同第三节实验九），同时设立正常对照组细胞（2 瓶）。细胞经预冷的 PBS 溶液洗涤并将每瓶细胞分别移入 1.5ml 无菌的 Eppendorf（简称 Ep）管中，在 4℃下 2000r/min 离心 5min，弃上清液。重复用预冷的 PBS 溶液再洗涤一次，离心后得到细胞沉淀。

2. 基因组 DNA 提取 用于 DNA ladder 分析的细胞沉淀加入 20μl 缓冲液溶解，混匀细胞沉淀。加 10μl RNA 酶 A/T1 混合液（分别为 500U/ml、20 000U/ml），轻弹管尖混匀，不要形成旋涡，37℃孵育 30～120min。加 10μl 蛋白酶 K 溶液（20mg/ml），轻弹管尖混匀，50℃孵育至少 90min，或放置过夜。裂解液加入 bxDNA 上样缓冲液待用。

3. 琼脂糖凝胶的制备

（1）凝胶板准备：将凝胶制备槽洗净、晾干后安装，将梳子插入到胶槽的定位槽中。

（2）灌胶：将熔化的 1%～2%琼脂糖凝胶冷却至约 65℃后，小心地将凝胶倒入胶槽中，控制灌胶速度，使胶缓慢地展开，直到整个有机玻璃板表面形成均匀的凝胶层，凝胶厚度一般为 0.3～0.5cm，待胶完全凝固（室温放置约 1h）。

4. 加样 将带有凝胶的有机玻璃胶板放入电泳槽中，加入 0.5×TBE 电泳缓冲液，液面需高于凝胶面约 0.5cm，轻轻拔出梳子，露出上样孔。将样品和 DNA 上样缓冲液混匀，将样品小心加入胶板的上样孔内。

5. 电泳 将靠近样品的一端连接负极，另一端连接正极，接通电源后进行电泳。低电压电泳（2～4V/cm）4～5h。当染料条带移动到距离凝胶前沿 1cm 时，停止电泳。

6. 染色 断开电源，将电泳后的胶小心推进含溴化乙锭（EB，0.5μg/ml）的染色液中，室温下染色约 10～30min。

7. DNA ladder 结果观察 凝胶经 EB 染色后，用凝胶成像仪进行检测。凋亡细胞形成明显的 DNA 梯度弥散条带。对照组细胞 DNA 在胶顶部，是一个高分子量条带。

【实验准备】

1. 材料 人肝癌细胞株 BEL-7402 细胞。

2. 试剂 PBS 溶液，RNA 酶 A/T1 混合液，蛋白酶 K 溶液（20mg/ml），6×DNA 上样缓冲液，EB 染色液。

3. 器材 细胞培养设备，细胞培养常规用品，离心机，灌胶设备，平板电泳设备，紫外凝胶成像仪。

实验十一 Caspase 3 酶活性测定

【实验原理】 Caspase 是一个在细胞凋亡过程中起重要作用的蛋白酶家族。其中

caspase 3 是细胞凋亡过程中的一个关键酶。caspase 3 可以剪切 procaspase 3、6、7、9，也可以直接特异性剪切许多 caspase 底物，包括 PARP[poly（ADP-ribose）polymerase]等。因此，可通过检测其底物含量的变化，分析 caspase 3 的酶活性。其基本原理是提取细胞或组织裂解液，与底物 Ac-DEVD-pNA（acetyl-Asp-Glu-Val-Asp p-nitroanilide）共同孵育，caspase 3 水解底物后产生黄色的 pNA（p-nitroaniline，4-硝基苯胺），pNA 在 405nm 附近有强吸收峰。采用分光光度法测定其吸光度值，用于检测 caspase 3 的活性，吸光度值越大，表明水解产物 pNA 的含量越高，则 caspase 3 的酶活性越高。

【实验内容与方法】

1. 标准曲线的绘制 取 900μl 检测缓冲液与 100μl 裂解液混合制成 1ml 标准品稀释液。将底物 pNA（10mmol/L）用稀释液稀释成 200μmol/L 的工作液按表 6-1 进行标准溶液配制。测出各管 A_{405} 的吸光度后，用标准 A_{405} 减去空白对照的 A_{405}，制作标准曲线。

表 6-1 标准溶液配制

	1	2	3	4	5	6
pNA 工作液（μl）	100	50	25	10	5	0
稀释液（μl）	0	50	75	90	95	100
标准浓度（μmol/L）	200	100	50	20	10	空白对照

2. 细胞总蛋白提取 用于 caspase 3 酶活性测定的细胞，经 PBS 溶液洗涤后，4℃ 1000r/min 离心 5min，弃上清，PBS 溶液重复洗涤一次，离心得到细胞沉淀置于冰上。加入细胞裂解液冰浴裂解 15min 后，4℃ 12 000r/min 离心 15min。将上清转入到冰浴预冷的离心管中，立即用于酶活性测定。同时取少量样品用 Bradford 法测定蛋白浓度，尽量使蛋白浓度达 1～3mg/ml。

3. caspase 3 酶活性测定 首先取 1.5ml Ep 管加入检验缓冲液（空白对照管 90μl、样品管 50μl），再于样品管中加入 40μl 待测样品溶液，混匀（混匀时避免产生气泡）。分别于对照管、样品管加入 10μl Ac-DEVD-pNA，混匀，使总体积为 100μl，避免产生气泡。37℃ 孵育 60～120min，直至颜色变化明显时进行吸光值测定，检测波长 405nm。如果颜色变化不明显，可以适当延长孵育时间，甚至可以过夜。

4. caspase 酶活性数据分析（样品的 A_{405} − 空白对照的 A_{405}）/样品蛋白浓度，通过标准曲线计算样品中催化产生的 pNA 的量。

【实验准备】

1. 材料 人肝癌细胞株 BEL-7402 细胞。

2. 试剂 PBS 溶液，pNA 工作液，稀释液。

3. 器材 细胞培养设备，细胞培养常规用品，离心机，紫外可见分光光度计。

实验十二 凋亡相关蛋白表达水平检测

【实验原理】 Bcl-2、Bax、casepase 3 与 PARP 是最典型的凋亡相关蛋白，常被用来检测细胞凋亡的发生。细胞步入凋亡进程后，*Bcl-2* 表达水平下降，而 *Bax* 表达随之上升；caspase 3 与 PARP 均出现剪切形式。因此，Bcl-2/Bax 比值的大小以及 caspase 3 与 PARP 剪切形式的表达高低可估计细胞凋亡水平。通过蛋白质印迹检测上述指标是检测凋亡发生的常用方法之一。

【实验内容与方法】

1. 凋亡诱导 将人肝癌 BEL-7402 细胞接种在 25ml 培养瓶中，在对数生长期加入紫杉醇（10nmol/L）或者对照溶剂，37℃、5% CO_2、饱和湿度条件下继续培养 24h。

2. 蛋白提取 弃培养基，用 PBS 溶液洗 2 次后弃去，加入 RIPA 蛋白裂解液（含蛋白酶体抑制剂）刮下并裂解细胞，提取总蛋白。

3. 蛋白印迹法检测凋亡相关蛋白的表达水平 按照蛋白印迹法的常规操作，进行 SDS-PAGE 电泳将不同分子质量的蛋白质分离后，将蛋白质转移到硝酸纤维素膜（NC）上，然后进行膜的处理，5%的脱脂牛奶封闭 1h 后，根据目标蛋白的分子质量裁出相应位置的膜，对应以第一抗体 Bcl-2、Bax、casepase 3 与 PARP 在 4℃封闭过夜，第二抗体为辣根过氧化物酶-羊抗兔 IgG 溶液，室温封闭膜 45min。最后加底物溶液反应 2～10min，至抗原区带显色清楚为止，用凝胶成像仪分析所检测蛋白。

4. 结果分析 在 NC 膜上 26kDa、21kDa、35kDa、116kDa 处分别呈现 Bcl-2、Bax、caspase 3 与 PARP 的条带，另外分别在 17kDa、89kDa 处呈现 casepase 3 与 PARP 的剪切形式。与对照组相比，紫杉醇组 Bax 显色较深，Bcl-2 显色则很浅或消失，Bcl-2/Bax 比值显著小于对照组；同时，casepase 3 与 PARP 出现明显的剪切形式，说明紫杉醇组细胞发生了凋亡。

蛋白质印迹技术

【视频资料】 请扫描上方二维码观看蛋白质印迹技术实验操作方法。

【实验准备】

1. 材料 人肝癌 BEL-7402 细胞裂解液，人免疫兔的抗 Bcl-2、Bax、casepase 3 与 PARP 抗体（一抗），辣根过氧化物酶-羊抗兔 IgG（二抗）。

2. 试剂 细胞培养常规试剂，紫杉醇，RIPA 蛋白裂解液，蛋白印迹常规试剂。

3. 器材 细胞培养设备仪器，垂直电泳设备，电转仪，暗室，蛋白印迹设备仪器。

实验十三　凋亡相关基因转录水平的表达检测

【实验原理】 凋亡相关基因的 Bcl-2、Bax 在转录水平的表达也可通过 PCR 技术进行检测。实时定量 PCR（real time quantitative PCR, real-time QPCR）为相对准确地测定 mRNA 表达水平的方法；而反转录 PCR（reverse transcription PCR，RT-PCR）检测方便，使用普通 PCR 仪也可对目的基因的 mRNA 进行半定量分析。通过提取细胞中总 RNAs,将总 RNAs 反转录后获得 cDNA 模板，通过 Bcl-2、Bax 的特异引物结合模板进行 PCR 扩增，将 PCR 产物进行电泳分析，以 3-磷酸甘油醛脱氢酶为参照基因，确定目的基因 Bcl-2、Bax 的相对表达水平。

一、反转录 PCR 检测凋亡相关基因的表达

【实验内容与方法】

1. 细胞收集 上述用 25ml 培养瓶对体外培养的细胞进行凋亡诱导剂诱导处理后得到凋亡细胞（诱导方法同第三节实验九），同时设立正常对照组细胞。细胞经预冷的 PBS

溶液洗涤并将每瓶细胞分别移入 1.5ml 无菌的 Ep 管中，在 4℃ 2000r/min 离心 5min，弃上清液。

2. 总 RNAs 提取 加入 1ml 的 Trizol 溶液，吹打细胞，室温放置 5min 后，加 0.2ml 氯仿，剧烈混匀 15s，室温静置 3min，使其分层。

3. 收集 RNAs 若分层不明显，可于 4℃ 离心机 12 000g 离心 15min，小心吸取上层水相至一新的 1.5ml 无菌 Ep 管中，加入等体积异丙醇，轻轻颠倒混匀，室温下放置 10min。溶液在 4℃、12 000g 离心 10min，此时 RNA 于管底形成沉淀。

4. RNAs 的纯化 含沉淀 RNA 的 Ep 管放入 4℃ 离心机离心，转速为 12 000r/min，离心 30min。弃上清液，沉淀加入 75% 乙醇溶液 500μl 吹打分散进行洗涤后，12 000r/min 离心 2min，弃上清液。重复洗涤一次后，沉淀置室温下挥干乙醇，约 10min。用 10μl 的 DEPC 水溶解 RNA 后备用。

5. RNA 的浓度与纯度检测 用紫外分光光度仪检测所提 RNA，要求达到如下范围：$A_{260}/A_{280}=1.8\sim2.0$，浓度不低于 0.5μg/μl。

6. 总 RNA 样品反转录成 cDNA

（1）冰上准备好各反应液（表 6-2）

表 6-2 反转录 PCR 反应（1）

反应体系	加样
总 RNA	1μg
随机引物（0.2μg/μl）	1μl
DEPC 水	至 12μl

轻轻混匀，并离心 5s。

（2）70℃放置 5min，冰上冷却，短暂离心。

（3）冰上依次加入表 6-3 内成分，轻轻混匀，短暂离心。

表 6-3 反转录 PCR 反应（2）

反应体系	加样体积（μl）
上述液体	12
5×反应缓冲液	4
RI（20 U/μl）	1
dNTP 混合液（10mmol/L）	2

（4）25℃保温 5min。

（5）加入 M-MLV 反转录酶（200 U/μl，1μl）。

（6）25℃反应 10min，42℃反应 60min。

（7）70℃ 10min 中止反应，冰上冷却，-20℃贮存。

7. RT-PCR 扩增目的基因 *Bcl-2*、*Bax* 及参照基因 *GAPDH* 取 3 支 200μl 的 Ep 管，分别加入表 6-4 中试剂。

（1）25μl PCR 扩增体系

表 6-4

反应组成体系	加样体积（μl）
MgCl₂溶液（25mmol/L）	1
模板 cDNA	1
dNTP 混合液（10mmol/L）	1
Bcl-2（或 Bax、GAPDH）上游引物（10μmol/L）	1
Bcl-2（或 Bax、GAPDH）下游引物（10μmol/L）	1
DEPC 水	17.5
10×Taq 酶缓冲液	2.5

（2）PCR 进行扩增：反应条件为预变性：95℃，10s；解链温度：94℃，5s；退火温度：55℃，15s；延伸：72℃，20s；循环次数：35 次。

8. 结果分析 1.5%琼脂糖凝胶电泳鉴定：取各管 10μl PCR 产物分别加入 6×上样缓冲液 2μl 混匀，同时以 DNA 分子量标准为对照，上样后在 0.5×TBE 电泳缓冲液中于 100V 电压下电泳 1h，用紫外检测仪检查，与 DNA 分子量标准对照分析。在相当于 PCR 产物大小的位置应出现橘红色荧光，肉眼可观察到清晰的条带。利用 GAPDH 内参基因检测上样量的均一性，比较正常对照组、凋亡细胞组中 Bcl-2、Bax 基因变化。

二、实时定量 PCR 检测凋亡相关基因的表达

【实验内容与方法】

1. PCR 反应体系的准备 以"反转录 PCR 检测凋亡相关基因的表达"中实验步骤 1～6 所获得的反转录产物 cDNA 为模板，进行 QPCR 分析，反应体系见表 6-5。

表 6-5　25μl 的 PCR 扩增体系

反应组成体系	加样体积（μl）
2×SYBR green Master mix	12.5
Bcl-2（或 Bax、GAPDH）上游引物（10μmol/L）	1
Bcl-2（或 Bax、GAPDH）下游引物（10μmol/L）	1
DEPC 水	9.5
模板 cDNA	1

2. PCR 反应条件 预变性：95℃，10s；解链温度：94℃，5s；退火温度：55℃，15s；延伸：72℃，20s；循环次数：35 次。

3. 结果分析 用 Software 软件分析 PCR 扩增曲线，数据的分析采用 $2^{-\triangle\triangle Ct}$ 的方法。采用 GAPDH 作为参照基因，目的基因 mRNA 水平表达相对于 GAPDH 的 mRNA 水平的变化，作为基因表达升高或者降低的标准。

【实验准备】

1. 材料 人肝癌 BEL-7402 细胞，PCR 引物。

2. 试剂 Trizol 试剂，PBS 溶液，DEPC 水，SYBR green Master mix，dNTP 混合液，Taq 酶，PCR 反应缓冲液，M-MLV 反转录酶，随机引物，特异引物，DNA 上样缓冲液，氯仿，异丙醇，乙醇等。

3. 器材 细胞培养设备，普通 PCR 仪，定量 PCR 仪，水平电泳仪，凝胶成像仪，离心机，Ep 管等。

【思考题】

1. 反转录 PCR 分析目的基因表达有何优缺点？

2. 如何选择定量 PCR 的参照基因？

（胡晓燕 刘奇迹 苑辉卿）

第七章　细胞自噬与相关分析

　　自噬（autophagy）是将胞质物质和亚细胞器包裹后运输至溶酶体进行降解。细胞通过单层或双层膜包裹细胞质的蛋白质、受损的亚细胞器等形成自噬体，然后运送到溶酶体并与溶酶体融合后形成自噬溶酶体，最后通过自噬溶酶体中多种水解酶将其所包裹的内容物进行消化和降解，并产生氨基酸、游离脂肪酸等物质以供机体重新利用，从而实现细胞本身的代谢需要和细胞器的更新。当细胞在饥饿、生长因子缺乏、细胞器损伤、蛋白质折叠错误或聚集、DNA损伤、放疗、化疗、微生物感染等应激情况下，可诱导细胞自噬水平升高，通过降解胞质内的成分获得能量、营养物质，使细胞能够适应环境。细胞的这种合成与降解的精细调节，对维持细胞的自身稳态有重要意义。细胞自噬与细胞凋亡、细胞衰老等一样，是十分重要的生物学现象，参与生物的发育、生长等多种过程。自噬过程受一系列复杂的信号分子的调控，调控机制的失衡将导致肿瘤、神经退行性疾病、早衰等的发生。

　　自噬是受信号调控的动态过程，有多种蛋白质、酶参与其过程，如自噬相关基因 *ATG*（autophagy related gene）家族，它们编码的蛋白质参与了自噬的全过程。按照自噬的形成过程分为起始、自噬体的形成、自噬溶酶体的形成三个阶段。

　　在自噬诱导信号的作用下，首先细胞胞质中会形成密闭的、球状的双层膜结构，称为自噬体，通过透射电镜可观察到此结构。有时能看到包裹的线粒体等，也是判断自噬发生的标准之一。在自噬形成的早期，伴随着 ATG 基因表达水平的升高，相关蛋白水平增加如 ATG5、Beclin 1、ATG7、ATG8（在哺乳动物中称为 LC3，微管相关蛋白 1 轻链 3（microtubule-associated protein 1 light chain 3）等，其中 LC3 被蛋白酶 ATG4 切割为 LC3-Ⅰ，后者可与磷脂酰乙醇胺（phosphatidylethanolamine，PE）连接，形成 LC3-Ⅱ。脂化的 LC3-Ⅱ与新生成的自噬体膜结合并留存于自噬体，直到成熟自噬体与溶酶体融合，因此 LC3-Ⅱ的生成常作为衡量自噬体形成的标志。本章将通过诱导细胞自噬、检测自噬体的形成、分子水平检测自噬相关基因的表达等实验，掌握自噬的诱导与常用的自噬相关标志物的分析方法。

第一节　细胞自噬的形态学分析

　　由于自噬过程中会形成特征性的自噬体，通过电镜的方法可直接观察此结构。另外，LC3 参与细胞自噬体的形成。LC3 包括 LC3-Ⅰ 和 LC3-Ⅱ两种类型。自噬发生时，定位于胞质中的 LC3-Ⅰ经加工成为 LC3-Ⅱ，后者定位于自噬体膜上，是自噬形成的标志性蛋白。绿色荧光蛋白（green fluorescent protein，GFP）是常用的荧光分子，毒性低，被广泛应用于生物分子的标记。转染带有 GFP 标记的 LC3 表达质粒，经自噬诱导剂处理后，观察细胞内 GFP-LC3 在胞内的定位及形成的绿色聚集斑点。

【实验目的】

1. 掌握透射显微镜下自噬细胞的超微结构特征。

2. 掌握通过 GFP-LC3 融合蛋白转染示踪自噬形成的方法。

3. 了解培养细胞的自噬诱导方法。

实验一 透射电镜观察自噬体的形成

【**实验原理**】 mTOR 信号途径可抑制自噬的发生，可利用其特异性抑制剂雷帕霉素阻断该途径、激活细胞自噬。由于自噬体属于亚细胞结构，普通光镜下看不到，因此，直接观察自噬体需通过透射电镜。发生自噬的细胞在透射电镜下呈现特征物：自噬前体、自噬体和自噬溶酶体。整个过程中细胞的形态正常，细胞膜与细胞核均保持完整，只是在细胞内可看到大量的泡体结构。

【**实验内容与方法**】

1. 自噬诱导 将人肝癌 BEL-7402 细胞接种在 2 瓶 25ml 培养瓶培养，至细胞密度在 50%～60% 后，对照组细胞加入反含等量对照溶剂（溶解雷帕霉素的溶剂）的培养基、样品组加入含雷帕霉素（10nmol/L）的培养基，37℃、5% CO_2、饱和湿度条件下继续培养 24h。

2. 细胞固定 细胞用雷帕霉素诱导 24h 后，吸出培养液，用 PBS 溶液轻轻冲洗细胞 2 次，然后加入适量 2.5% 戊二醛固定液，室温下放置 3～5min，用细胞刮刀刮下贴壁细胞，移入离心管中 2000r/min，离心 15～20min，使细胞成团块，弃上清液，换入新鲜固定液，1% 锇酸后固定。

3. 包埋与切片 固定后的细胞经丙酮脱水，618 包埋剂包埋，超薄切片后用乙酸铀及柠檬酸铅染液染色后用于电镜观察。

4. 电镜观察结果 自噬细胞的胞液内出现明显的自噬前体、自噬体和自噬溶酶体。其中，自噬前体的特征：新月状或杯状，双层或多层膜，有包绕胞质成分的趋势。自噬前体的特征：双层或多层膜的液泡状结构，内含胞质成分，如线粒体、内质网、核糖体等。自噬溶酶体的特征：单层膜，胞质成分已降解（图 7-1）。

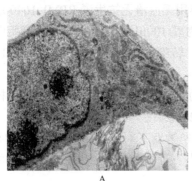 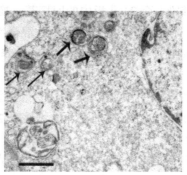

A   B

图 7-1 电镜观察自噬体的形成

A. 对照；B. 自噬诱导剂处理

【**实验准备**】

1. 材料 人肝癌细胞株 BEL-7402 细胞。

2. 试剂 细胞培养常规试剂，雷帕霉素，2.5% 戊二醛溶液，梯度乙醇溶液，90% 丙酮溶液，无水丙酮，乙酸铀染液，柠檬酸铅染液。

3. 器材 细胞培养设备仪器，透射电镜，超薄切片机，细胞培养常规用品。

【虚拟实验】

1. 登录虚拟实验平台（http://mvl.sdu.edu.cn/virlab/），选择《内质网应激的电镜观察实验》模块。

2. 实验目的 以培养的细胞为材料，学习电镜样品的制备方法。

3. 观看实验录像 学习用于电镜观察的细胞样品准备要点、所需特殊试剂。

4. 虚拟实验操作 根据页面提示，选择所需实验仪器、试剂，进行细胞的处理和样品准备，观察并记录实验结果。

实验二　GFP-LC3 自噬斑点的荧光显微镜检测

【实验原理】 免疫荧光技术是分子生物学常用的检测方法，也可将标志蛋白如 GFP 的表达序列与自噬基因 *LC3* 连接，构建成 GFP-LC3 融合蛋白表达载体。将此载体转染进入细胞，利用自噬诱导剂处理细胞，激活细胞自噬。无自噬时，GFP-LC3 融合蛋白弥散在胞质中；自噬被激活时，GFP-LC3 融合蛋白转位至自噬体膜，在胞质中形成自噬体聚集斑点，荧光显微镜下观察到多个明亮的绿色荧光斑点，一个斑点相当于一个自噬体，可以通过自噬体形成计数来评价细胞自噬活性的高低。

【实验内容与方法】

1. 细胞培养 将人肝癌 BEL-7402 细胞按 1×10^6/孔接种于 24 孔板，37℃、5%CO_2 孵箱中培养至显微镜下观察细胞密度达到 50%～70%丰度。

2. DNA/脂质体复合物制备 取 GFP-LC3 质粒 0.8μg，溶于 50μl 无血清无抗生素 RPMI 1640 培养基中；取脂质体 lipofectamine^{TM}2000 2μl 溶于 50μl 的无血清无抗生素 RPMI 1640 培养基中，轻柔混匀，室温孵育 5min，将脂质体分别与对照质粒（GFP）、GFP-LC3 质粒混合，轻柔混匀后室温静置 20min。

3. 细胞转染 弃 24 孔板中的旧培基，换用无血清无抗生素 RPMI 1640 培养基洗涤细胞一次，将上述制备好的脂质体和质粒混合物以 100μl/孔分别加入 2 孔细胞中，再每孔加入 400μl 培养基，混匀后置细胞培养箱中培养。转染后 4～6h，更换含抗生素和血清的 RPMI 1640 常规培养基孵育。

4. 自噬诱导 细胞培养 24h 后，对照组加入含等量对照溶剂的培养基、样品组加入含雷帕霉素（10nmol/L）的培养基，继续培养 24h。

5. 观察结果 用荧光倒置显微镜在蓝光激发下对 GFP-LC3 进行实时观察，可见自噬的细胞里呈现多个明亮的绿色荧光斑点；而阴性对照组中，绿光较暗，呈弥散状（图 7-2）。

【实验准备】

1. 材料 GFP-LC3 表达质粒，人肝癌细胞株 BL-74%。

2. 试剂 细胞培养常规试剂，雷帕霉素（10nmol/L），脂质体 lipofectamine^{TM}2000。

3. 器材 细胞培养设备仪器，荧光倒置显微镜。

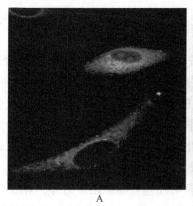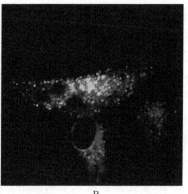

图 7-2 自噬斑点的观察
A. 对照；B. 自噬诱导剂处理

第二节 自噬标志蛋白的表达分析

细胞自噬体形成过程中伴随许多蛋白表达的变化，如自噬相关基因 *ATG5*、*ATG7*、*LC3* 等表达水平的提高，同时自噬的底物降解也加快，可通过蛋白印迹方法进行检测。

【实验目的】

1. 掌握自噬标志蛋白 LC3B 的变化特征。

2. 掌握通过蛋白质印迹检测自噬的方法。

实验三 蛋白质印迹法检测自噬标志蛋白的变化

【实验原理】 LC3B 常被作为自噬标志物。自噬形成时，胞质型 LC3（即 LC3-Ⅰ）会酶解掉一小段多肽，转变为（自噬体）膜型（即 LC3-Ⅱ），存在 LC3B-Ⅰ和 LC3B-Ⅱ两种类型的转化。因此，LC3-Ⅱ/Ⅰ比值的大小可用于估计自噬水平的高低。通过蛋白质印迹方法可检测 LC3-BⅠ和 LC3B-Ⅱ水平。另外，p62 蛋白是自噬的底物，当自噬水平升高时，此蛋白的降解加速，蛋白水平迅速下降，也可用于自噬形成的判断。

【实验内容与方法】

1. 细胞培养 将人肝癌 BEL-7402 细胞接种在 25ml 培养瓶中，培养条件同本章实验二。

2. 自噬诱导 对照细胞加入含等量对照溶剂的培养基、样品组加入含雷帕霉素（10nmol/L）的培养基，37℃、5% CO_2、饱和湿度条件下继续培养 24h。

3. 蛋白提取 弃培养基，用 PBS 溶液洗 2 次后弃去，加入 RIPA 蛋白裂解液（含蛋白酶体抑制剂）室温放置 5min 裂解细胞。用细胞刮刀刮下细胞，将细胞裂解液加入 1.5ml 的 Ep 管中，于 4℃离心 30min（13 000r/min）。离心所得上清液移至新的 1.5ml Ep 管，弃沉淀，上清液即为提取总蛋白。

4. 蛋白定量 分别取 BSA 蛋白标准品（500 μg/ml）0μl、4μl、8μl、12μl、16μl、20 μl 加入 6 支 Ep 管中，双蒸水补足至总体积为 25 μl。待测蛋白分别取 1 μl，加水稀释 100 倍，混匀后，取其中 25 μl 进行蛋白浓度测定。测定方法按照 BCA 蛋白浓度测定试剂盒方法，将 A 液与 B 液按照体积比 50∶1 混匀后，加入上述的 25 μl 蛋白体系中，60℃反应 30min

后，加入 96 孔板中测定 570nm 处的吸光度，绘制标准曲线，计算待测蛋白浓度。同一溶液取三份样品测定后取平均值。

5. 蛋白印迹法检测 LC3B-Ⅱ/Ⅰ水平　按照蛋白印迹法的常规操作，进行 SDS-PAGE 电泳将不同分子质量的蛋白质分离后，将蛋白质转移到硝酸纤维素膜上，然后进行膜的处理，第一抗体为 LC3B、p62 和内参照蛋白 GAPDH，第二抗体为偶联辣根过氧化物酶的 IgG 溶液。最后加底物溶液反应 2～10min，用凝胶成像仪扫描印迹条。

6. 结果分析　膜上在 16 kDa 和 18 kDa 处呈现条带，分别为 LC3B-Ⅰ 和 LC3B-Ⅱ。雷帕霉素组 LC3B-Ⅱ显色较深，LC3B-Ⅰ显色则很浅或消失，而对照组则相反。故相应的雷帕霉素组 LC3B-Ⅱ/Ⅰ 比值显著大于对照组，表明细胞自噬激活。另外，对照组在 60kDa 处出现明显条带，而雷帕霉素组此条带极浅，表明 p62 蛋白被活化的自噬迅速降解（图 7-3）。

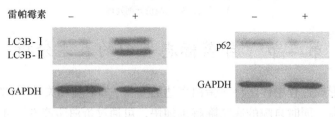

图 7-3　自噬标志蛋白的表达水平分析

【实验准备】

1. 材料　人肝癌细胞株 BFL-7402，人免疫兔的抗 LC3B 血清（一抗），辣根过氧化物酶-羊抗兔 IgG（二抗）。

2. 试剂　细胞培养常规试剂，雷帕霉素 10nmol/L，蛋白印迹常规试剂。

3. 器材　细胞培养设备仪器，蛋白印迹设备仪器.

【思考题】

1. 细胞自噬和凋亡是否可同时发生？两者在功能上有何关联？

2. 如何在形态、分子水平检测自噬的活化？还有哪些方法或技术可用于自噬的分析？

3. 如何从细胞形态、亚细胞器、分子水平区分细胞自噬与凋亡？

（苑辉卿　刘永青）

第八章　真核生物基因表达调控分析

真核细胞基因表达过程在多个层次水平上受到严格调控，包括染色质水平，转录水平，转录后、翻译及翻译后水平调控等。因此，基因表达调控研究是分子生物学最重要和最复杂的研究领域。本章实验主要介绍 DNA 的甲基化分析和启动子活性分析的常用方法。

实验一　甲基化特异性 PCR（MSP）检测基因启动子甲基化

【实验目的】
1. 学习从人外周血细胞提取基因组 DNA 的一般方法。
2. 掌握甲基化特异性 PCR 的实验原理和方法。
3. 了解该项技术在科研实验中的应用。

【实验原理】　真核细胞基因的修饰能够影响基因的表达活性，主要指基因序列的甲基化修饰，是在 DNA 甲基转移酶（DNA methyltransferase，DNMT）的催化作用下，利用 S-腺苷甲硫氨酸（S-adenosylmethionine，SAM）提供甲基，在 CpG 二核苷酸富集区（CpG 岛）胞嘧啶中嘧啶环的 C5 位加上甲基形成 5-甲基胞嘧啶（5mC）的共价修饰过程，是在不改变 DNA 序列信息的情况下改变基因表达模式的一种表观遗传修饰方式。一般认为 DNA 甲基化后与组蛋白的结合更紧密，从而抑制基因的转录表达。DNA 甲基化在细胞的发育、基因的表达及维持基因组的稳定性方面起着重要的作用。CpG 岛的高甲基化是肿瘤中存在的普遍现象，而启动子 CpG 岛的高甲基化是除突变和缺失外，肿瘤中抑癌基因失活的第三种机制。

目前甲基化特异性 PCR（methylation specific PCR，MSP）是检测基因甲基化最常用的方法，具有简便、特异、灵敏的优点。MSP 法的原理是首先用亚硫酸氢钠修饰处理变性解链的基因组 DNA，所有未发生甲基化的胞嘧啶都被转化为尿嘧啶 C→U（T），CG→UG，而已甲基化的胞嘧啶则不变。然后设计针对甲基化和非甲基化序列的引物并对所测基因的同一核苷酸序列进行聚合酶链反应（PCR）扩增，最后通过琼脂糖凝胶电泳分析，确定与引物互补的 DNA 序列的甲基化状态。

在进行 PCR 时，针对 CpG 岛甲基化和非甲基化两种 DNA 设计两套不同的引物对：一对引物序列（甲基化引物对）针对经亚硫酸氢钠处理后的甲基化 DNA 链设计，若用该对引物能扩增出片段，说明该检测位点发生了甲基化；另一引物（非甲基化引物对）针对经亚硫酸氢钠处理后的非甲基化 DNA 链设计，若用该对引物能扩增出片段，说明该检测位点没有甲基化。两对引物都具有很高的特异性，与未经处理的 DNA 序列无互补配对。

本实验以谷胱甘肽 S-转移酶 pi（glutathione S-transferases，GSTPi）为例，具体介绍 MSP 的实验过程。实验中提供两组对照样品，一组为完全甲基化基因组 DNA，另一组为完全非甲基化基因组 DNA。针对 GSTPi 启动子 CpG 位点设计一对甲基化引物，一对非甲基化引物，引物序列如下：

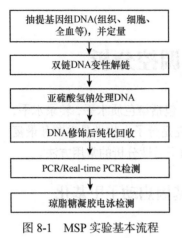

图 8-1 MSP 实验基本流程

甲基化引物：上游 5'-TTCGGGGTGTAGCGGTCGTC-3'

下游 5'-GCCCCAATACTAAATCACGACG-3'

非甲基化引物：上游 5'-GATGTTTGGGGTGTAGTGGTTGTT-3'

下游 5'-CCACCCCAATACTAAATCACAACA-3'

【实验内容和方法】 MSP 实验基本流程（图 8-1）

一、基因组 DNA 的提取

1. 步骤见"实验十凋亡细胞 DNA ladder 检测"。

2. 提高 DNA 的纯度，减少或避免 RNA、蛋白的污染，因此在提取过程中需使用蛋白酶 K 及 RNA 酶以去除杂质。

3. 检测 DNA 的浓度和纯度

（1）紫外-分光光度计检测 DNA 溶液的吸光度，计算浓度，判断纯度。

（2）0.8%的琼脂糖凝胶电泳：检测所提基因组 DNA 的纯度，并根据 Marker 的上样量估计其浓度，以用于下一步的修饰。

二、亚硫酸氢钠修饰基因组 DNA

1. 取 2μg DNA 样品于 1.5ml Ep 管中，加入灭菌 DDW 稀释至 50μl。

2. 加 5.5μl 新鲜配制的 3 mol/L NaOH 溶液，42℃水浴变性 30min。

3. 水浴期间，配制 10mmol/L 对苯二酚（氢醌）溶液和 3.6 mol/L 亚硫酸氢钠（pH5.0）溶液。

4. 待水浴结束后，加入 30μl 刚配制好的 10mmol／L 对苯二酚（氢醌）溶液，溶液变成淡黄色。

5. 加 520μl 3.6 mol/L 亚硫酸氢钠（pH5.0）溶液混匀。

6. Ep 管外裹以铝箔纸，避光，轻柔颠倒混匀溶液。

7. 稍微静置后，加 200 μl 液状石蜡，防止水分蒸发，隔绝空气，限制氧化。

8. 50℃避光水浴 16h。

三、修饰后 DNA 纯化回收

1. 吸弃上层液状石蜡，然后吸取混合液至另一洁净 1.5ml Ep 管中。

2. 使用 Promega's Wizard DNA Clean-up 纯化回收系统回收修饰后 DNA

（1）70℃水浴预热双蒸水；配制 80%异丙醇溶液。

（2）加 1ml Promega's Wizard DNA Clean-up 树脂，轻柔颠倒混匀，使 DNA 充分与树脂结合。

（3）将注射器针筒与试剂盒提供的回收柱紧密连接后，将上述混合物转移至针筒内，将 2ml Ep 管放置于回收柱下接收废液。放针栓轻轻加压，将液体挤出（一定要用力均匀且轻，否则会把小柱内薄膜挤破，失去作用），此时可见小柱内有白色树脂沉积。

（4）将注射器与回收柱分离后拔出针栓，再将针筒与回收柱连接，向针筒内加入 2ml 80%的异丙醇溶液洗涤，插入针栓轻轻加压，将异丙醇溶液挤出。

（5）移除注射器，将回收柱置于 1.5ml 洁净 Ep 管上，10 000r/min 离心 2min，以去除残余异丙醇成分，使树脂干燥。此时，修饰后 DNA 处于与树脂结合状态。

（6）将回收柱置于另一洁净 1.5mlEp 管上，加 50μl 预热 DDW（60～70℃），静置 2～3min。

（7）10 000r/min 离心 30s，洗脱修饰 DNA，至终体积为 50μl，弃回收柱。

3. 加 5.5μl 新鲜配制的 3mol/L NaOH 溶液，37℃孵育 15min，短暂离心。

4. 加 1μl 10mg/ml 糖原溶液。

5. 加 33.3μl 5mol/L 乙酸铵溶液。

6. 加 330μl 冷无水乙醇（-20℃），充分混匀，-20℃过夜沉淀（或者-70℃ 30min）。

7. 4℃，12 000r/min 离心 30min，弃上清液。

8. 加 500μl 70%乙醇溶液洗涤，4℃，12 000r/min 离心 10min。重复洗涤一次。

9. 弃上清液，短暂离心后，小心将残余液体吸净，室温干燥 5min。

10. 加入 10μl 双蒸水，溶解沉淀。

11. -20℃保存 DNA 溶液或者直接用于 MSP。

四、修饰后 DNA 用于 PCR

利用两对引物对亚硫酸氢盐处理后的 DNA 进行 PCR 扩增。

1. 反应体系如表 8-1 所示。

表 8-1 PCR 反应体系（1）

反应体系（25μl）	加样体积（μl）
模板（亚硫酸氢盐处理后）	2
上游+下游引物（10μmol/L）	1
ZymoTaq™ Premix（2×）	12.5
双蒸水	9.5

2. 反应条件

$$
\text{PCR 条件}
\begin{cases}
95℃ & 10\text{min} \\
\left.\begin{array}{ll} 95℃ & 30\text{s} \\ 58℃ & 35\text{s} \\ 72℃ & 1\text{min} \end{array}\right\} & 40\ \text{个循环} \\
72℃ & 7\text{min} \\
4℃ & \sim\text{Hold}
\end{cases}
$$

3. PCR 产物进行琼脂糖凝胶电泳检测。

五、结果与分析

根据琼脂糖凝胶电泳每个泳道电泳条带的泳动情况,可以分析判断基因启动子的甲基化情况。

【实验准备】

1. 材料 琼脂糖,外周血细胞。

2. 试剂 DNA 提取试剂,引物,灭菌蒸馏水,Promega's Wizard DNA Clean-up 试剂盒,乙醇,异丙醇,对苯二酚(氢醌),亚硫酸氢钠,液状石蜡,糖原,5mol/L 乙酸铵溶液,Hot-start Taq 酶,10×PCR 反应缓冲液,dNTP,10×TAE,6×上样缓冲液,DNA 分子量标记,溴化乙啶(EB)染液等。

3. 器材 恒温水浴箱,低温离心机,PCR 仪,紫外线透射仪,漩涡振荡器,电泳仪,电泳槽,微量移液器,枪头及离心管,2.5ml 注射器等。

【注意事项】

1. 基因组 DNA 提取时操作要轻柔,尽量保持基因组 DNA 的完整性。

2. 基因组 DNA 的量不需十分精确,宁多勿少,在以后纯化回收步骤中 DNA 会有丢失,且此方法修饰最多可至 4μg。

3. 实验中用到的 Ep 管需用 DEPC 水处理。

4. 所有试剂均须新鲜配制。

5. 亚硫酸氢钠溶液呈强酸性,必须用 NaOH 将 pH 调至 5.0,否则 pH 不合适会影响后续纯化吸收。

6. 水浴最好达 16h,虽可以短至 8h,但后者修饰会有不完全。修饰时间应掌握在 10～16h,修饰时间过长会导致甲基化胞嘧啶也被转化成尿嘧啶且 DNA 模板破坏加剧,而时间过短会导致修饰不彻底。

7. 引物的选择和设计非常关键,否则易导致假阳性;如果亚硫酸氢钠对 DNA 处理不完全,也易导致假阳性。可通过限制性内切酶酶解法检验 PCR 产物作进一步判断。MSP 的引物序列中至少含有 1 个以上 CpG 位点,最好是含有多个 CpG 位点,这样可保证引物的特异性,同时可以提高 DNA 启动子甲基化碱基的检出率。

8. 琼脂糖凝胶 EB 染色过程中注意防护。

【思考题】

1. MSP 检测启动子甲基化程度的原理是什么?

2. MSP 实验过程中需要注意什么问题?

(田克立 李先哲)

实验二 荧光素酶报告基因瞬时转染分析启动子活性

【实验目的】

1. 学习从人外周血细胞提取基因组 DNA 的一般方法。

2. 掌握利用荧光素酶报告基因分析启动子活性的基本原理和方法。

3. 掌握化学发光仪的使用方法。

【**实验原理**】 启动子是 RNA 聚合酶结合模板 DNA 并启动转录的部位。对启动子活性分析常采用报告基因（reporter gene）的方法。报告基因是编码可被检测的蛋白质或酶的基因，即其表达产物容易被鉴定的基因。一般通过基因重组将其编码序列与待测 DNA 序列（基因表达调控序列，包括启动子序列等）连接形成嵌合基因，并克隆到载体上，然后导入受体细胞中进行表达，通过测定所表达报告基因产物的量而推测该 DNA 序列的启动活性。

作为报告基因，必须具备以下几个条件：

1. 已被克隆和全序列已测定。

2. 在受体细胞中无相似的内源性表达产物，即无背景；不会受细胞内其他酶活性的影响。

3. 其表达产物能够进行定量测定。

常用的报告基因包括氯霉素乙酰转移酶基因（*cat*）、β-半乳糖苷酶基因（*LacZ*）、荧光素酶基因（*Luciferase*）、绿色荧光蛋白基因（*GFP*）等。其中荧光素酶报告基因具有检测速度快、灵敏度高、费用低、不需使用放射性核素等优点，被广泛使用。

荧光素酶是能够催化不同底物氧化发光的一类酶，哺乳动物细胞无内源性荧光素酶。常用的荧光素酶有细菌荧光素酶、萤火虫荧光素酶（firefly luciferase）和海肾荧光素酶（renilla luciferase）等。其中萤火虫荧光素酶灵敏度高，检测线性范围宽达 7～8 个数量级，是最常用于哺乳动物细胞的报告基因。

荧光素酶基因报告系统是以荧光素（luciferin）为底物来检测萤火虫荧光素酶活性的一种报告系统。将荧光素酶报告基因载体转染到受体细胞中，荧光素酶可以催化荧光素氧化，氧化的过程中会发出生物荧光，其最强发光波长为 560nm，通过荧光测定仪（化学发光仪）来检测荧光素氧化过程中释放的生物荧光，可以反映荧光素酶活性。海肾荧光素酶在催化腔肠素（coelenterin）氧化过程中也会发出生物荧光，其最强发光波长为 465nm，通常被用作评价转染效率的内参照，以消除细胞数量和转染效率的差异。

通过荧光素酶及其底物这一生物发光体系，可以灵敏、高效地检测基因启动子的启动活性；还可用于检测转录因子与目的基因启动子区 DNA 的相互作用。通常把感兴趣的基因转录调控元件克隆至萤火虫荧光素酶基因的上游或其他适当部位，构建成报告基因质粒，然后转染细胞，适当刺激或处理后裂解细胞，测定荧光素酶活性。通过荧光素酶活性的高低判断刺激或不同刺激对感兴趣的调控元件的影响。

报告基因实验往往会受到各种实验条件如细胞活性和转染效率等的影响，Dual-Luciferase®双荧光素酶报告基因检测系统中含有在同一细胞中共转染并同时表达的两种荧光素酶。先以荧光素为底物来检测萤火虫荧光素酶，后以腔肠素为底物来检测海肾荧光素酶，后者作为内参照为试验提供一基准线。在后续加入海肾荧光素酶底物的同时加入抑制萤火虫荧光素酶活性的物质，使后续检测仅仅测定到海肾荧光素酶的活性，实现双荧光素酶报告基因检测，实验中报告基因和对照基因的酶没有种源同源性，萤火虫荧光素酶和海肾荧光素酶对应不同的反应底物，反应中没有任何的交叉干扰。该检测系统减少了外部干扰，报告基因经过内参照的处理可以减小细胞活性和转染效率对实验的影响，使实验数据更可信。

基因组 DNA 的提取通常用于构建基因组文库、Southern 杂交（包括 RFLP）及 PCR 分离基因等。利用基因组 DNA 较长的特性，可以将其与细胞器或质粒等小分子 DNA 分离。加入一定量的异丙醇或乙醇，基因组的大分子 DNA 即沉淀形成纤维状絮团飘浮其中，可用玻璃棒将其取出，而小分子 DNA 则只形成颗粒状沉淀附于壁上及底部，从而达到提取基因 DAN 的目的。在提取过程中，染色体会发生机械断裂，产生大小不同的片段，因此分离基因组 DNA 时应尽量在温和的条件下操作，如尽量减少酚/氯仿抽提、混匀过程要轻缓，以保证得到较长的 DNA。不同生物（植物、动物、微生物）的基因组 DNA 的提取方法有所不同；不同种类或同一种类的不同组织因其细胞结构及所含的成分不同，分离方法也有差异。

实验的基本流程：从人外周血细胞中提取基因组 DNA。设计引物利用 PCR 法从基因组 DNA 中克隆所需的基因启动子片段，将此片段插入荧光素酶报告基因质粒（如 pGL3-basic）中，导入大肠杆菌，筛选阳性克隆，测序，扩增克隆并提纯质粒备用。同时准备相应的空载质粒（阳性对照含 SV40 启动子，阴性对照不含启动子）对照，提纯备用。将报告基因质粒分别导入哺乳动物细胞中进行瞬时表达，同时导入共转染质粒作为内参照，提取蛋白并用于荧光素酶检测。加入特定的荧光素酶底物，通过检测荧光的强度可以测定荧光素酶的活性，计算相对荧光强度，并与空载对照比较。如果该启动子能够启动荧光素酶基因的表达，则荧光素酶的表达量与启动子的启动活性成正比。

【实验内容与方法】

1. 人基因组 DNA 的提取请参照"实验十凋亡细胞 DNA ladder 检测"。

2. 人 Sp1 基因启动子-荧光素酶报告基因质粒（pGL3- Sp1）的构建

（1）引物设计及合成：根据基因数据库（gene databank）中人 *Sp1* 基因 5′ 上游序列以及 pGL3-basic 质粒图谱（图 8-2），将人 Sp1 基因序列输入至 Primer Premier 5.0 设计引物：

F： ATTG<u>AGCTC</u>   TGTCACCAGATCTCGTCC（*Sac* I）

R： AATTG<u>CTAGC</u> CCCGCCCCCGCTTCACG（*Nhe* I）

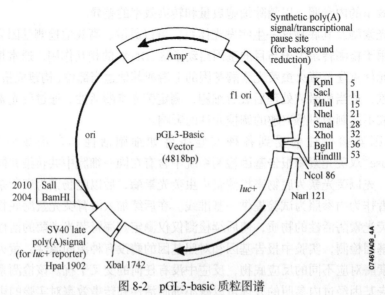

图 8-2 pGL3-basic 质粒图谱

（2）PCR 扩增人 *Sp1* 基因启动子：以人基因组 DNA 为模版，PCR 扩增人 *Sp1* 基因 5′ 上游 1.2 kb 启动子序列（转录起始点上游 1kb，下游 0.2kb）。

PCR 反应体系如表 8-2 所示。

表 8-2　PCR 反应体质（2）

反应液组成体系	加样体积（μl）
10×PCR 缓冲液	2.5
上游引物（20 μmol/L）	1
下游引物（20 μmol/L）	1
dNTP（各 2.5mmol/L）	2
人白细胞 DNA	0.5
Taq 酶（5U/μl）	0.25
双蒸水	17.75
总体积	25

PCR 反应条件为：94℃预变性　　2min
94℃变性　　30s
60℃退火　　30s　　⎫
72℃延伸　　1min　⎬　30 个循环
　　　　　　　　　⎭
72℃末次延伸　10min
4℃　　hold

（3）PCR 产物鉴定：1%琼脂糖凝胶电泳参考"附录六第三节电泳技术"。
（4）目的 DNA 片段的胶回收：方法见相关章节。
（5）用 *Sac* I 和 *Nhe* I 双酶切 PCR 产物及 pGL3-basic 质粒。
双酶切反应体系如表 8-3 所示。

表 8-3　双酶与反应体系

反应液组成体系	加样体积（μl）
DNA 模板	5
Sac I	0.5
Nhe I	0.5
10× L 缓冲液	1
双蒸水	3
总体积	10

酶切反应条件：37℃水浴 2h。
将酶切产物在 1%的琼脂糖凝胶中进行电泳，切胶并按操作（4）回收目的片段。
（6）用 T4 DNA 连接酶连接 *Sp1* 启动子片段与线性化 pGL3-basic（表 8-4）。

表 8-4　T4DNA 连接酶连接 *Sp1* 片段与线性化 pGL3-basic 反应体系

反应液组成体系	加样体积（μl）
线性化的 pGL3-basic	2
Sp1 基因启动子片段	6
10×T4 DNA 连接缓冲液	1

续表

反应液组成体系	加样体积（µl）
T4 DNA 连接酶	0.5
双蒸水	0.5
总体积	10

恒温仪中 22℃连接 10min。

（7）重组质粒转化受体菌并进行 PCR 和酶切鉴定：将连接产物转化感受态 *E. coli*，挑取单菌落摇菌扩增并提取质粒（方法见第一篇第三章实验八），进行 PCR 和双酶切鉴定。

1）PCR 反应体系如表 8-5 所示。

表 8-5 重组质粒转化受体菌 PCR 反应体系

反应液组成体系	加样体积（µl）
10×PCR 缓冲液	2.5
上游引物（20 µmol/L）	1
下游引物（20 µmol/L）	1
dNTP（各 2.5mmol/L）	2
pGL3-Sp1 质粒	0.1
Taq 酶（5U/µl）	0.25
双蒸水	18.15
总体积	25

PCR 反应条件为：
$$
\begin{array}{lll}
95℃预变性 & 5min & \\
95℃变性 & 45\,s & \\
60℃退火 & 45\,s & \Big\}\ 28\,个循环 \\
72℃延伸 & 3min & \\
72℃末次延伸 & 5min &
\end{array}
$$

取 PCR 产物与 6×Loading Buffer 混匀上样，于 1%琼脂糖凝胶进行电泳。

2）双酶切鉴定：用 *Nhe* I 和 *Xba* I、*Nhe* I 和 *Sac* I 分别酶切重组质粒，酶切体系如表 8-6 所示。

表 8-6 重组质粒双酶切反应体系

反应液组成体系	加样体积（µl）
pGL3-Sp1 质粒	5
Sac I（或 *Xba* I）	0.5
Nhe I	0.5
10× L 缓冲液（或 T+BSA 缓冲液）	1
双蒸水	3
总体积	10

酶切反应条件：37℃水浴 2h。将酶切产物与 6×Loading Buffer 混匀上样，于 1%琼脂糖凝胶进行电泳。

（8）将 PCR 和双酶切鉴定正确的 pGL3-Sp1 质粒进行测序鉴定。经测序鉴定后即获得人 *Sp1* 基因启动子-荧光素酶报告基因质粒 pGL3- Sp1。

3. HeLa 细胞的培养及细胞转染

（1）HeLa 细胞培养于含 10%新生小牛血清的 RPMI 1640 培养基中，细胞呈贴壁状态生长，在倒置显微镜下观察细胞生长状况并拍照。

（2）胰酶消化 HeLa 细胞，按 2×10^5/孔接种于 6 孔板，37℃，5%CO_2 条件下培养过夜，当细胞融合度达 80%～90%时，进行转染。

（3）将 2 μg 质粒 DNA 稀释溶解在 100 μl opti-MEM 中，轻轻混匀。

（4）将 5 μl 转染试剂 FuGENE®hD Transfection Reagent 加入到含有质粒 DNA 的 100 μl opti-MEM 中，轻轻混匀，15～25℃孵育 15min。为了避免影响转染效率，加入过程中尽量避免将转染试剂接触到管壁。

（5）将转染试剂和质粒 DNA 混合液加入 6 孔板的细胞培养基中，轻轻混匀，将培养板放于培养箱中孵育，6h 后换完全培养基继续培养 24～48h 后，检测启动子的活性。

注释①以上操作按照一个孔所需的 opti-MEM、转染试剂和质粒的量计算。

注释②每组设置 3 个重复孔，以 pGL3-basic 质粒作为阴性对照，同时共转染 pRL-TK（包含海肾荧光素酶基因）质粒作为内参照。

4. 双荧光素酶活性检测

（1）裂解细胞：弃培养液，PBS 溶液冲洗细胞 3 次，向培养孔加入 50 μl 1× Passive lysisbuffer，在摇床上摇动 15min 使细胞裂解。

（2）将细胞裂解液转移到 Ep 管，立即检测或放–80℃冰箱保存。

（3）取 20 μl 细胞裂解物加入 96 孔板，再加入 100 μl LAR（luciferaseassay reagent），放入化学发光仪中测定 M_1（萤火虫荧光素酶活性）值。

（4）再加入 100 μl Stop &glo®试剂，放入化学发光仪中测定内参照质粒 pRL-TK 的 M_2（海肾荧光素酶活性）值。

（5）将 M_1 值与 M_2 值相比（M_1/M_2）即为被检测质粒转染细胞后所测得的荧光素酶的相对活性。发光仪程序设置：延迟 2s，测定时间 10s。

【实验准备】

1. 材料 人静脉血白细胞，HeLa 细胞，Taq DNA pol，限制性内切酶（*Sac* I、*Nhe* I、*Xba* I、TaKaRa），PCR 引物，pGL3-basic，pRL-TK 载体

2. 试剂 RPMI 1640 培养基，新生小牛血清，opti-MEM FuGENE®hD Transgection Reagent，Dual-Luciferase®双荧光素酶报告基因检测系统。

3. 器材 微孔板发光检测仪，96 孔白板，微量移液器，加样枪头等。

【注意事项】

1. 因为荧光素酶活性受温度影响，在定量发光检测过程中 Dual-Luciferase®荧光素酶缓冲液 Ⅱ 和 Stop &glo®缓冲液应始终保持室温。混合试剂冻存后再次使用，为确保试剂性能，应在低于 25℃条件下溶解。溶解后充分混匀，最简单的方法是室温水浴溶解。

2. 报告基因检测受多种因素影响（载体状态、细胞状态、转染量、转染效率、裂解效率、加样精度、检测过程等），因此同批次样品检测值也可能出现浮动。所以实验至少做 3 个复孔，并且引入另一个报告基因作为内参，提高实验准确性。

3. 双荧光素酶报告基因的载体比例　根据实验具体情况调整。建议做一个预实验来调整（萤火虫载体与海肾载体比例分别用 1∶10、1∶20、1∶50、1∶100），萤火虫荧光素酶检测发光值大于海肾荧光素酶发光值的比例较好。

4. 双荧光素酶反应体积　20μl（细胞裂解产物）-100μl（萤火虫荧光素酶底物）-100μl（海肾荧光素酶底物），底物量可根据实际情况调整，但一定要保证底物过量，不然会造成检测结果出现大的偏差。

【思考题】

1. 简述利用荧光素酶报告基因分析启动子活性的基本原理。

2. 实验中为什么要采用双荧光素酶报告基因检测系统？

（徐　霞　田克立）

第九章　四氯化碳致培养肝细胞损伤的分析

四氯化碳（CCl_4）是经典的动物肝损伤造模药物，进入机体后在肝脏经细胞色素 P450 激活生成自由基，攻击肝脏细胞膜上的磷脂分子，与膜脂质和蛋白质分子进行共价结合，破坏膜结构和功能的完整性，使钙离子内流增加，最终导致肝细胞中的可溶性酶渗出，造成肝细胞损伤。损伤细胞会发生形态的改变如出现凋亡特征、酶活性的改变、脂肪变性等特征，可用于检测分析。另外，CCl_4 也可以在体外诱导培养的肝细胞发生损伤，用来筛选肝损伤保护药物。

第一节　培养肝细胞损伤模型的诱导与形态学分析

本实验选用 DMSO（细胞冻存液的成分之一，可以与 RPMI 1640 培养液互溶，并且对细胞的毒性作用极小），将 DMSO 与 CCl_4 以物质的量比 1∶2 混合，振荡后加入 RPMI 1640 培养液中，得到结晶细小的 CCl_4 溶液。加入培养基中使细小 CCl_4 结晶均匀分散于培养基中，以取得理想损伤实验结果。

【实验目的】

1. 掌握细胞损伤实验的设计方法。

2. 掌握油红 O 的染色与检测的方法。

实验一　肝细胞损伤的诱导及常规形态检查

【实验原理】　以 CCl_4 体外诱导肝细胞损伤后，细胞显示凋亡的形态学变化，因此可以做 Giemsa 染色和吖啶橙荧光染色等常规方法的观察。

【实验内容与方法】

1. 诱导肝细胞损伤

（1）细胞培养：HepG2 细胞以 $5×10^4/ml$ 密度接种于 $25cm^2$ 培养瓶中，待细胞铺满瓶底 80%以上，胰酶消化整瓶细胞后计数，分别接种到 24 孔和 96 孔培养板，接种细胞量为前者 $2×10^4/$孔，后者 $1×10^4/$孔，严格无菌操作后置于 37℃、5% CO_2、饱和湿度培养箱内培养，每日定期观察并记录细胞生长状况，待布满孔板后进行试验操作，其中 24 孔板用于油红 O 染色，96 孔板用于 MTT 法检测细胞存活率。

细胞培养与分组实验：细胞培养生长到 80%时，6 孔板用于收集细胞提取总 RNA。

（2）CCl_4 损伤液制备：将 DMSO 与 CCl_4 按物质的量比 1∶2 混合，振荡后加入 DMEM 高糖培养基中（终浓度为 $0.4μmol/μl$），得到结晶细小的 CCl_4 溶液。

（3）CCl_4 损伤细胞：在 HepG2 细胞对数生长期加入 CCl_4 损伤液（终浓度分别为 $2μmol/ml$、$4μmol/ml$、$6μmol/ml$），2h 后观察细胞。

2. 形态学观察

（1）倒置相差显微镜下细胞观察：正常对照细胞贴壁情况良好，形态完整；CCl₄损伤组可见细胞肿胀变形或萎缩，出现凋亡小体，细胞形态不饱满，视野内细胞数量明显降低，损伤程度具有浓度依赖性，2h后可出现典型凋亡肝癌HepG2细胞，随时间延长出现凋亡高峰（图9-1）。

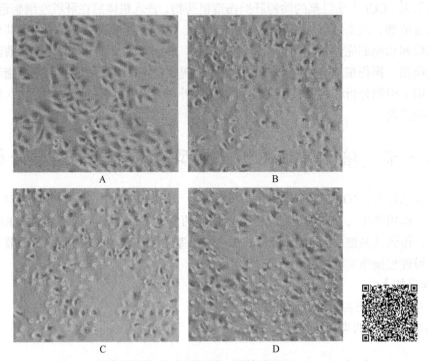

图9-1 相差显微镜观察细胞培养情况（×100）

A. 正常对照组；B. 2μmol/ml CCl₄损伤组；C. 4μmol/ml CCl₄损伤组；D. 6μmol/ml CCl₄损伤组

【图片资料】请扫描图9-1右下方的二维码，观看细胞形态的彩色图片，注意正常细胞和凋亡细胞的形态差异。

（2）Giemsa染色：①取出盖玻片，PBS溶液轻轻漂洗2次。②充分干燥。③甲醇固定5～10min。④空气干燥。⑤Giemsa工作液染色10～20min。⑥流水冲洗。⑦充分干燥。⑧二甲苯透明2min，中性树胶封片。

（3）吖啶橙荧光染色：①取出盖玻片，PBS溶液轻轻漂洗2次。②95%乙醇溶液固定10min。③充分干燥。④滴加0.01%吖啶橙染液染色5min。⑤加盖玻片临时封固后荧光显微镜下（选用紫蓝光激发滤片）观察。

（李 霞）

实验二 损伤细胞的脂肪变性检测

【实验原理】

以CCl₄体外诱导肝细胞损伤后，除发生细胞形态学变化以外，更重要的是导致细胞脂肪变性。可用油红O染色方法对其进行定性及定量的检测。油红O是脂肪特异性染色剂，能够与脂肪结合，使脂滴着色，常用来鉴定成熟的脂肪细胞，观察脂滴的形成。脂滴含量的多少间接反映了脂肪细胞的分化成熟程度。所以可以用油红 O 染色法鉴定脂肪的形成，并借助紫外-分光光度计定量检测 510nm 波长处的吸光度变化分析脂变程度。

【实验内容与方法】

1. 油红 O 染色 加入 CCl₄ 处理 2h 后，吸掉培养基，PBS 溶液洗 2 次/5min，新鲜配制 10%甲醛溶液固定 10min，油红 O 染液染色 20min，显微镜下观察拍照（图 9-2）。

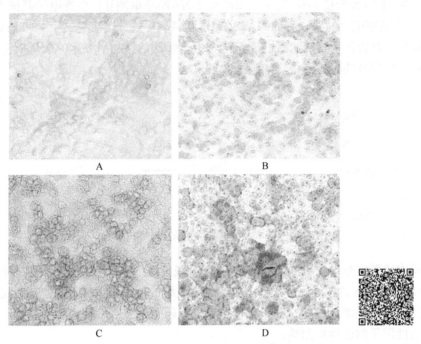

图 9-2 油红 O 染色结果（×100）

A. 正常对照组；B. 2μmol/ml CCl₄ 损伤组；C. 4μmol/ml CCl₄ 损伤组；D. 6μmol/ml CCl₄ 损伤组

【图片资料】 请扫描图 9-2 右下方的二维码，观看 CCl4 体外诱导肝细胞损伤后脂肪变性油红 O 染色结果的彩色图片，注意细胞中脂滴着色变化。

2. 脂肪变性的定量检测 60%异丙醇溶液萃取油红 O 10min 后，用酶标仪检测 510 nm 波长处的吸光度，对脂肪变程度进行定量分析，每组 4 孔，以上实验均重复 3 次。

【实验准备】 油红 O 染液：称取油红 O 0.1 g，用 100 ml 异丙醇过夜溶解后即为原液，室温下避光储存。临用前取 6 份油红 O 原液，加入 4 份双蒸水混匀，滤纸过滤后，避光静置 10 min，取上清液染色。

（李 霞）

第二节 肝细胞损伤的定量分析

肝细胞受损伤后会引起细胞的凋亡、坏死等，因此，通过测定细胞内酶的活性，可分析活细胞的数目。如琥珀酸脱氢酶活性（第二篇综合实验第一章实验一）、NAD（P）H 脱氢酶活性等，用于定量分析细胞的损伤程度。

实验三 CCK 法检测细胞存活率

【实验目的】

1. 掌握 CCK 法检测细胞存活的方法。

2. 掌握存活细胞百分数的计算方法。

【实验原理】 Cell Counting Kit-8（简称 CCK-8）试剂中含有 WST-8 [2-（2-甲氧基-4-硝基苯基）-3-（4-硝基苯基）-5-（2，4-二磺酸苯）-2H-四唑单钠盐]，它在电子载体 1-methoxy PMS 的作用下被细胞中的脱氢酶如 NAD（P）H 脱氢酶等还原为有色的甲臜（formazan）（图 9-3）。生成的甲臜的数量与酶的活性成正比。由于酶的活性与活细胞的数量成正比，因此可根据甲臜产物颜色的深浅分析活细胞的数目。

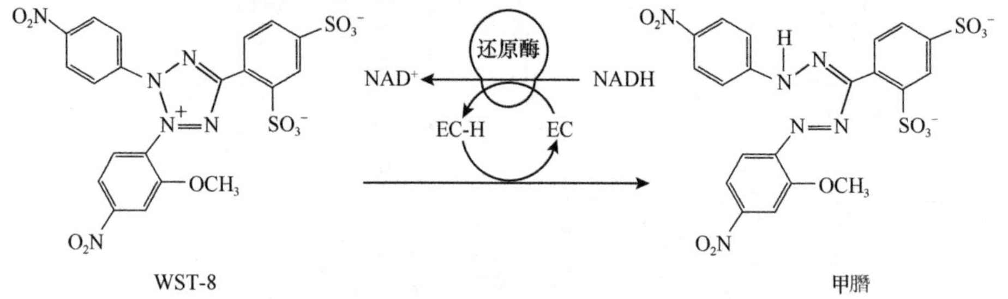

图 9-3 WST-8 与脱氢酶反应原理

本实验中培养细胞内含有脱氢酶，使 WST-8 脱氢还原为具有高度水溶性的黄色甲臜，使用酶标仪在 450nm 波长处测定 A_{450}，通过 A_{450} 值可计算不同条件下细胞存活比率。该方法已被广泛用于细胞增殖试验、细胞毒性试验以及药敏试验、大规模的抗肿瘤药物筛选、一些生物活性因子的活性检测等。

【实验内容与方法】 设空白组、正常对照组、加药实验组（空白组不加细胞、正常对照组不加药物，其余均与加药实验组同样处理）。

1. 细胞传代 将贴壁生长的肝癌细胞株 HepG2 细胞用 0.02%EDTA 及 0.25%胰蛋白酶消化终止后，细胞计数调整细胞密度为 5×10^4/ml，每孔 100μl 传于 96 孔板，待细胞培养至对数生长期时加药。

2. 药物终止前 2～3h，于细胞板各孔加入 10 μl 的 CCK-8 溶液，放入 CO_2 培养箱于 37℃继续培养 1～4h（具体时间需要预实验测定）。

3. 用酶标仪测定在 450nm 处的吸光度（如无 450nm 滤光片，可以使用 420～480nm 的滤光片）。

4. 观察结果 各组 A_{450} 取均值后，按公式计算存活细胞百分数。

存活细胞（%）=（$A_{450 实验组}/A_{450 对照组}$）×100%（以空白组 A_{450} 值调零）

【实验准备】

1. 材料 体外培养的人肝癌细胞株 HepG2 细胞。

2. 试剂

（1）PBS 溶液：加入 NaCl 8g、KCl 0.2g、Na_2HPO_4 1.44g、KH_2PO_4 0.24g，HCl 调至 pH=7.4，调容至 1L，高压灭菌。

（2）0.02%EDTA：EDTA 0.1g 溶于 500ml PBS 溶液中，高压灭菌。

（3）0.25%胰蛋白酶：胰蛋白酶 1.25g 溶于 500ml PBS 溶液中，0.22μm 滤头过滤。

（4）1640 培养液、胎牛血清、青霉素、链霉素。

3. 器材 超净工作台，CO_2 培养箱，倒置相差显微镜，枪头，加样枪，细胞计数器，培养瓶，96 孔板。

（苑辉卿）

第三节 损伤肝细胞相关酶的分析

肝细胞富含多种代谢酶，当细胞受损伤时，细胞内的代谢酶会释放至血液中，通过测定血液中肝脏特异酶的含量，可诊断肝损伤的程度。在实验室中，通过测定受损伤肝细胞释放至培养基中酶的含量，也同样可帮助评估细胞受损程度。

实验四 肝损伤细胞乳酸脱氢酶活性检测

【实验目的】

1. 掌握通过检测细胞乳酸脱氢酶活性评估细胞损伤的原理和方法。

2. 掌握细胞毒性的计算方法。

3. 了解通过血清乳酸脱氢酶测定肝损伤的临床意义。

【实验原理】 乳酸脱氢酶（lactate dehydrogenase，LDH）广泛分布于机体所有组织细胞的胞质内，是参与糖无氧酵解和糖异生的重要酶。LDH 催化丙酮酸与乳酸之间的氧化还原反应，在碱性条件下，有辅酶Ⅰ存在时，促进乳酸向丙酮酸方向的反应，而在中性条件下促进丙酮酸向乳酸的转化（为逆反应）。LDH 使乳酸脱氢转变成丙酮酸时，NAD^+ 被还原生成 NADH，NADH 和氧化型 2-(4-碘苯)-3-(4-硝基苯)-5-苯四唑（INT，2-(p-iodophenyl)-3-(p-nitrophenyl)-5-phenyl tetrazolium chloride）被硫辛酰胺脱氢酶（diaphorase）催化反应生成 NAD^+ 和紫红色甲䐶（formazan），由此产生的颜色变化可证明乳酸脱氢酶的上述催化作用并可通过比色来定量乳酸脱氢酶的活性。

$$NAD^+ + 乳酸 \xrightarrow{\text{乳酸脱氢酶}} 丙酮酸 + NADH$$

$$NADH + INT（黄色）\xrightarrow{\text{硫辛酰胺脱氢酶}} NAD^+ + 甲䐶（红色）$$

LDH 的同工酶有五种形式，即 LDH-1（H4）、LDH-2（H3M）、LDH-3（H2M2）、LDH-4（HM3）及 LDH-5（M4），其分布有明显的组织特异性，可协助诊断疾病。肝炎的发病早期，肝细胞受损后 LDH 释放，导致血清中该酶含量升高。本实验中，CCl_4 处理体外培养细胞诱发细胞膜结构的破坏，进而导致细胞质内的酶释放到培养液里，其中包括活性较为稳定的 LDH。通过检测从细胞膜破裂的细胞中释放到培养液中的 LDH 的活性，就可以实现对细胞毒性的定量分析。LDH 释放被看作细胞膜完整性的重要指标，广泛用于细胞毒性检测。

【实验内容与方法】

1. 将人肝癌细胞株 HepG2 细胞以每孔 5×10^4 密度接种于 96 孔板中，在对数生长期进行分组实验：设空白组、正常对照组、CCl$_4$诱导组（空白组不加细胞、正常对照组不加 CCl$_4$）。

2. 药物作用 4h 后，将 96 孔板用多孔板离心机 400g 离心 5min。分别取各孔的培养上清液 120μl，加入到另一新 96 孔板中。

3. 各孔分别加入 60μl LDH 检测工作液（乳酸溶液 20μl，INT 溶液 20μl，硫辛酰胺脱氢酶溶液 20μl，均来自碧云天公司乳酸脱氢酶细胞毒性检测试剂盒），混匀，室温（约 25℃）避光孵育 30min。

4. 使用酶标仪测定各孔吸光度 A，检测波长 490nm。

5. 计算细胞毒性百分数

各组 A 值取均值后，以下式计算：

$$细胞毒性（\%）=（A_{实验}/A_{对照}）\times 100\%（以空白组 A 值调零）。$$

【实验准备】

1. 材料　人肝癌细胞株 HepG2 细胞。

2. 试剂　乳酸溶液、INT 溶液与硫辛酰胺脱氢酶溶液（均来自碧云天公司乳酸脱氢酶细胞毒性检测试剂盒），CCl$_4$。

3. 器材　Thermo multiskan MK3 全自动酶标仪，细胞培养设备仪器，细胞培养常规用品，微量移液器。

实验五　肝损伤细胞谷丙转氨酶活性检测

【实验目的】

1. 掌握通过检测细胞谷丙转氨酶活性评估细胞损伤的方法。

2. 熟悉谷丙转氨酶的性质和活力检测的原理。

3. 了解血清谷丙转氨酶检测的临床意义。

【实验原理】　谷丙转氨酶（glutamic-pyruvic transaminase，GPT）是谷氨酸和丙酮酸之间的氨基转移酶，存在于血浆及多种身体组织中，其中肝细胞质内含量最多。血清谷丙转氨酶水平是反映肝脏受损的非常特异和敏感的指标，当肝细胞因中毒等发生变性坏死时谷丙转氨酶会释放出来，使血清中该酶水平升高。

目前常用的谷丙转氨酶检测方法为改良赖氏法。血清或细胞培养上清液中的谷丙转氨酶在 37℃、pH7.4 的条件下，可催化底物中的丙氨酸与 α-酮戊二酸生成谷氨酸和丙酮酸，生成的丙酮酸可与起终止和显色作用的 2，4-二硝基苯肼发生加成反应，生成丙酮酸-2，4-二硝基苯肼，进而在碱性环境中生成红棕色的苯腙硝醌化合物，其颜色的深浅在一定范围内与丙酮酸的生成量成正比，从而反应出谷丙转氨酶活性的高低。

【实验内容与方法】

1. 将人肝癌细胞株 HepG2 细胞以每孔 5×10^4 密度接种于 96 孔板中，在对数生长期进行分组实验：设空白组、正常对照组、CCl$_4$诱导组（空白组不加细胞、正常对照组不加 CCl$_4$）。

2. 药物作用 4h 后，将 96 孔板用多孔板离心机 400g 离心 5min。分别取各孔的培养上清液 20μl，加入到另一新 48 孔板中。

3. 各孔分别加入 100μl 底物工作液，混匀后 37℃孵育 30min。

4. 各孔分别加入 100μl 2，4-二硝基苯肼，混匀后 37℃孵育 20min。

5. 各孔分别加入 100μl NaOH 溶液（4mol/L），混匀，于 5min 以后，30min 以内使用酶标仪测定各孔吸光度值 A，检测波长 520nm。

6. 计算细胞毒性百分数

各组吸光度取均值后，以下式计算：

$$细胞毒性（\%）=（A_{520实验}/A_{520对照}）×100\%（以空白组 A_{520} 调零）$$

【实验准备】

1. 材料 人肝癌细胞株 HepG2 细胞。

2. 试剂 谷丙转氨酶底物工作液（含 α-酮戊二酸 2μmol/ml 和 DL-丙氨酸 200μmol/ml，以 NaOH 溶液调 pH 至 7.4），2,4-二硝基苯肼溶液（0.2mg/ml，以 1mol/L HCl 配制），NaOH 溶液（4mol/L），CCl_4。

3. 器材 全自动酶标仪，细胞培养设备仪器，细胞培养常规用品，微量移液器等。

（苑辉卿 刘永青）

实验六 肝细胞中 PPARγ1 表达水平的检测

【实验目的】 掌握肝细胞损伤时常见相关基因的表达分析方法。

【实验原理】 过氧化物酶体增殖物激活受体（peroxisome proliferator-activated receptor，PPARs）是一类核受体家族，具有 PPARα、PPARβ、PPARγ3 种亚型，不同亚型在体内不同器官的分布及功能也不尽一致。其中 PPARγ 主要表达于白色脂肪组织，PPARγ 水平的升高意味着有脂细胞的生成。PPARγ 存在四种亚型：PPARγ1、PPARγ2、PPARγ3、PPARγ4，四者均由同一基因编码，由于启动子和转录后剪接方式的不同而产生。其中 PPARγ1 是PPARγ 最主要的亚型，主要分布在脂肪组织、肝脏、心脏、胰腺、肠、肾脏和骨骼肌等组织，其中在大肠和脂肪组织表达最高，在正常肝细胞中的表达量仅为脂肪组织的 10%～20%。因此，本实验中我们选择检测 PPARγ1 的活性水平变化。

【实验内容与方法】

1. 细胞传代 细胞培养生长到 80%时进行传代，培养于 6 孔板中。

2. CCl_4 处理 细胞经 CCl_4 作用 2 h 后，离心收集细胞，用 Trizol 试剂裂解细胞，提取总 RNA。

3. 总 RNA 浓度测定 用紫外分光光度仪检测所提 RNA 浓度与纯度。

4. 反转录 参见第六章细胞凋亡实验。

5. PCR 反应体系制备 根据 PPARγ 和内参 GAPDH 的引物，利用 PCR 仪扩增目的基因（表 9-1）。

表 9-1 PCR 反应体系

反应液组成体系	加样体积（μl）
10×PCR 缓冲液（含 Mg^{2+}）	5
上游引物（20 μmol/L）	1
下游引物（20 μmol/L）	1
dNTP（各 2.5mmol/L）	4

续表

反应液组成体系	加样体积（μl）
模板（RT 产物）	1
Taq 酶（5U/μl）	0.5
双蒸水	37.5
总体积	50

6. PCR 扩增　反应程序如下：95℃，3 min；95℃，45 s；60℃，40 s（具体退火温度需要根据引物而有别）；72℃，50s；　循环次数 27 次；最后 72℃，6min。

7. PCR 产物的电泳鉴定　取 PCR 产物 50 μl，加 5.5 μl 的 10×loading buffer，混合均匀后，加入 1 μl Gel Red，经 1%琼脂糖凝胶电泳分离，100 V 电泳 45～60 min，凝胶成像仪观察结果，应用 Image-Master VDS 图像扫描分析系统测定目的条带与内参条带的吸光度（图 9-4）。

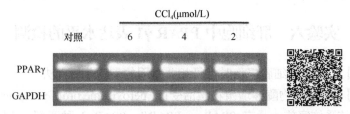

图 9-4　PPARγ 经 PCR 扩增后琼脂糖凝胶电泳图谱

【图片资料】请扫描图 9-4 右方的二维码，观看肝细胞损伤后 PPAR-γ1 表达水平的变化。

（李　霞）

第十章　人遗传性状基因的分子诊断与应用

实验一　Duchenne 型肌营养不良的基因诊断

病例资料：Duchenne 型肌营养不良（Duchenne muscular dystrophy，DMD）是一种原发于肌肉组织的遗传病，特点是进行性加重的肌肉萎缩与无力，临床表现为小腿腓肠肌的假性肥大，血清酶学明显升高。本病呈 X 连锁隐性遗传，一般男性儿童发病。DMD 基因位于 Xq21.2-21.3，全长 2300kb 左右，由 79 个外显子组成。导致疾病发生的突变有多种形式，60%是外显子缺失突变，5%是重复突变，35%是 DNA 小片段的缺失或点突变。一名妇女的一个儿子患有假肥大型肌营养不良（DMD）疾病，她的一个同胞弟弟也患有该病，现在该妇女又已怀孕，前来咨询并要求做产前诊断。通过对突变分析证实，这两名患者皆由于外显子 20 中发生了一点突变导致，该突变导致一 *Eco*R I 酶切位点丢失。

【实验目的】

1. 掌握利用系谱与 DNA 检测所得信息相结合用于产前基因诊断的方法。

2. 了解 DNA 分析技术在遗传病产前基因诊断中的应用。

【实验原理】

PCR-RFLP 分析技术是在 PCR 技术基础上，根据限制性内切酶识别位点改变而导致的酶切位点增加或消失的特点，对 DNA 进行鉴定；利用 PCR 特异扩增的 DNA 片段中包含某个碱基突变，经特定限制酶切割后，通过凝胶电泳分离酶切产物大小，比较分析与对照样本的异同，判断该 DNA 是否存在突变。应用 PCR-RFLP 分析技术可以检测已知的点突变，也可以在家系中连锁分析进行基因诊断。

根据 DMD 基因序列，本实验利用 PCR 结合 RFLP 设计了一对特异性引物，首先扩增出 DMD 基因长度为 389 的特异性片段，然后选择 *Eco*R I 限制性核酸内切酶对扩增产物进行消化，野生型基因拥有限制性核酸内切酶 *Eco*R I 的酶切位点，可被切为 253bp 和 136bp 两个片段；而突变型基因没有限制性核酸内切酶 *Eco*R I 的酶切位点，不会被切断，酶解后仍为 389bp 的片段；如果酶解后 389bp、253bp 和 136bp 片段均出现，说明是野生型基因与突变型基因的女性杂合子。

【实验准备】

1. 试剂

（1）DNA 提取试剂、引物 I 和 II（20μmol/L）、TaqDNA 聚合酶（5U/μl）、10×PCR 反应缓冲液、dNTP（2.5mmol/L）、灭菌蒸馏水、限制性内切酶 *Eco*R I（20 U/μl）、10×酶切缓冲液。

（2）琼脂糖粉、10×TAE、6×上样缓冲液、DNA 分子量标记、5mg/ml 溴化乙锭（EB）染液。

2. 实验用品　孕妇羊水、家系中患者的外周血、孕妇外周血、家系中正常男性外周血。

3. 仪器和设备　PCR 自动热循环仪、紫外透射仪、微量移液器、枪头及离心管、容器盒、恒温水浴箱。

【实验内容与方法】

1. 羊水与外周血 DNA 提取（略）

2. 基因组 DNA 定量（略）

3. PCR 扩增（略）

4. 琼脂糖凝胶电泳（略）

【注意事项】

1. 聚丙烯酰胺和溴化乙锭（EB）是有毒的，需戴手套操作，避免污染。

2. 每组有患者、患者父母和胎儿 DNA 样本，分别进行 PCR 扩增。

【预期实验结果与分析】　根据患者及其相关成员的亲属关系画遗传系谱图，观察并记录聚丙烯酰胺凝胶电泳分离的 DNA 片段长度，画出家系各成员 DMD 基因 *Eco*R Ⅰ RFLP 等位片段与系谱相关图，进行连锁分析，判断其所生子女患假肥大型肌营养不良的可能性。

【虚拟实验】

1. 登录虚拟实验平台（http://mvl.sdu.edu.cn/virlab/），选择"全血 DNA 提取"模块。

2. 实验目的　掌握人类基因组 DNA 的提取方法。

3. 观看实验录像　学习 DNA 提取相关实验方法。

4. 虚拟实验操作　根据页面提示，选择所需实验仪器和试剂，进行检测，观察并记录实验结果。

（刘奇迹）

实验二　多重 RT-PCR 检测染色体易位

【实验目的】

1. 掌握多重 RT-PCR 相关实验原理和具体实验步骤。

2. 掌握多重 RT-PCR 用于检测染色体易位产生融合基因的技术原理和方法。

【实验原理】　染色体易位属于染色体结构畸变。染色体易位（translocation）主要有两种类型：相互（reciprocal）易位和罗伯逊（Robertsonian）易位。相互易位是两条非同源染色体之间互换一个区段，就是两条染色体同时发生断裂，断下的区段相互交换重接。如果在断裂重接过程中，没有丢失染色体片段，这称为平衡易位。平衡易位一般不产生表型效应，但会产生染色体不平衡的子代。罗伯逊易位是在两个端部着丝粒染色体之间发生的。当两个端部着丝粒染色体在着丝粒区发生断裂后，往往会丢失染色体的短臂，而长臂则在着丝粒区相互重接。染色体易位的结果也改变了原来基因间的连锁关系，使本来在不同染色体上的基因由于染色体易位而处在相互邻接的位置上，特别是染色体断端和重接位置上的基因，这会产生明显的表型效应。染色体易位是大多数类型白血病出现的一个标志，国际卫生组织在 2000 年已经将其列为白血病分类方案中重要的指标。

多重 RT-PCR（multiplex RT-PCR）是在常规 RT-PCR 基础上发展起来的检测技术。其基本原理是在反应体系中加入两对或两对以上引物，用于同时扩增两个或两个以上目的基因。多重 RT-PCR 不仅保持了 RT-PCR 敏感性高和特异性强的特点，而且具有节约模板和时间等一系列优点。

在慢性粒细胞白血病（CML）中，约 90%以上患者存在第 22 号染色体的一条长臂缺失，缺失部分易位到 9 号染色体的一长臂末端。缺失的 22 号染色体长臂称为费城染色体即 Ph 染色体（Philadelphia chromosome）。Ph 染色体的形成机制是 t（9；22）（q34；q11）易位，形成 *BCR/ABL* 融合基因。*BCR/ABL* 融合基因编码的蛋白具有酪氨酸激酶活性，导致细胞恶性增殖，图 10-1 是此易位的图解。

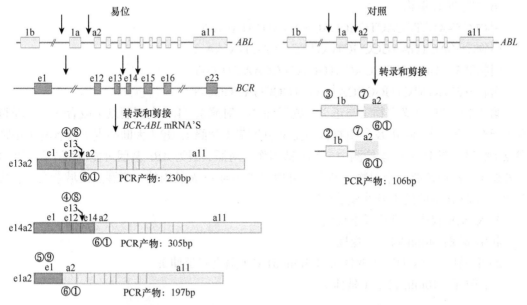

图 10-1 t（9；22）（q34；q11）易位中融合基因图解

ABL 基因包含两个可能的 1 号外显子，1b 和 1a。在几乎所有已知报道病例中，融合 mRNA 的 *ABL* 基因都始于 2 号外显子（a2）的 5'端。3 个可能的 *BCR-ABL* PCR 产物在图下标出了产物大小（根据 www.bioscience.org 图示改编）

【实验内容与方法】

1. 外周血细胞总 RNA 的提取与鉴定（略）。

2. 在 PCR 管中装入总量为 1μg 的提取 RNA，1μl 20mmol/L 随机引物，DEPC 水补齐到 13μl。70℃加热 5min，立即冰上冷却，高速短暂离心，冰上保存。

3. 按表 10-1 成分配制反转录总反应液（每管 20μl）。

表 10-1 总反应液组成体系

反应液组成体系	加样体积（μl）
5×反转录缓冲液	4
dNTP（10mmol/L）	2
200 U/μl 反转录酶	1

加入 13μl 上一步体系，混合。37℃孵育 1h，95℃加热 5min。室温下短暂高速离心，冰上保存。

4. 要进行易位检测，需要制备两种总反应液（表 10-2）。t（9；22）第一轮和第二轮 PCR 引物序列如下，给出的碱基序列与人类 *ABL* 基因序列匹配。

第一轮 PCR 引物：

引物①5′-TGATTATAGCCTAAGACCCGGA-3′

引物②5′-ATCTGCCTGAAGCTGGTGGGCT-3′

引物③5′-GCAGCAGCCTGGAAAAGTACTT-3′

引物④5′-GAAGTGTTTCAGAAGCTTCTCC-3′

引物⑤5′-ACCATCGTGGGCGTCCGCAAGA-3′

第二轮 PCR 引物：

引物⑥5′-ATCTCCACTGGCCACAAAATCATACA-3′

引物⑦5′-AGTGAAGCCGCTCGTTGGAACTCCAA-3′

引物⑧5′-TGGAGCTGCAGATGCTGACCAACTCG-3′

引物⑨5′-AGATCTGGCCCAACGATGGCGAGGGC-3′

第 1 轮 PCR 反义引物①与正义引物②和③（对照）、④（大断裂点）或者⑤（小断裂点）配对。第二轮 PCR 反义引物⑥与正义引物⑦（对照）、⑧（大断裂点）或者⑨（小断裂点）配对（图 10-1）。本检测中，*ABL* 基因作为对照，因为 *ABL* 基因可能有两个不同的 1 号外显子，所以需要两个引物②和③。引物④和⑧与 *BCR* 基因的大断裂点区域杂交，引物⑤和⑨与 *BCR* 基因的 1 号外显子杂交。

放入 PCR 仪中，进行以下反应：

起始步骤：4min 94℃（变性）；

26 个循环：30s 94℃（变性），1.5min 61℃（退火和延伸）；

1 个循环：10min 72℃（延伸）。

表 10-2　t（9；22）（q34；q11）易位检测第一轮 PCR 总反应液配制

成分	对照（μl）	融合（μl）
20mmol/L 引物①	1	1
20mmol/L 引物②	1	0
20mmol/L 引物③	1	0
20mmol/L 引物④	0	1
20mmol/L 引物⑤	0	1
5×PCR 缓冲液	4	4
Taq 聚合酶（2.5 U/μl）	1	1
模板	2	2
4dNTP 混合液	4	4
水	6	6
总体积	20	20

5. 将 2μl 反应产物加入 18μl 水中。混匀，短暂离心。准备两种总反应液用于对照和融合测试，如表 10-3 所示。将 1μl 稀释的第一轮 PCR 反应产物加入到对应总反应液，按照第 4 步反应条件进行热循环，仅将循环数由 26 改为 30。

6. 每个第二轮 PCR 产物取 10μl，进行琼脂糖电泳检测。大片段易位会产生 305bp 和（或）230bp 的条带，小片段易位会产生 197bp 的条带。如果二者同时存在，大片段和小片段融合 mRNA 可能产生 262bp 的条带，对照组产生 106bp 的条带。

表 10-3　t（9；22）（q34；q11）易位检测第二轮 PCR 总反应液配制

成分	对照（μl）	融合（μl）
20mmol/L 引物②	0	0
20mmol/L 引物⑤	0	0
20mmol/L 引物⑥	1	1
20mmol/L 引物⑦	1	0
20mmol/L 引物⑧	0	1
20mmol/L 引物⑨	0	1
5×PCR 缓冲液	4	4
2.5 U/μl Taq 聚合酶	1	1
模板	1	1
4dNTP 混合液	4	4
水	8	7
总体积	20	20

【实验准备】

1. 材料　外周血细胞提取的 RNA。

2. 试剂　DEPC 水，5×反转录缓冲液，10mmol/L dNTP 混合液，RNA 酶抑制剂，200 U/μl 反转录酶，10mmol/L 随机引物，5×PCR 扩增缓冲液，2.5 U/μl Taq DNA 聚合酶，20mmol/L 第一轮和第二轮 PCR 引物。

3. 仪器　37℃、70℃、90℃水浴器材，Biametra PCR 仪及 PCR 管

【注意事项】　涉及 RNA 的实验要求仔细操作避免 RNA 降解，用 DEPC 处理过的水来配制所有溶液。

【虚拟实验】

1. 登录虚拟实验平台（http://mvl.sdu.edu.cn/virlab/），选择"PCR 检测"模块。

2. 实验目的　掌握聚合酶链反应的原理和操作方法。

3. 观看实验录像　学习 PCR 反应相关实验方法。

4. 虚拟实验操作　根据页面提示，选择所需实验仪器和试剂，进行检测，观察并记录实验结果。

（李　曦）

实验三　利用短串联重复序列进行亲权鉴定

一对夫妇怀疑由于医护人员的粗心，把自己的孩子给弄错了，现抱着刚出生不久的孩子前来咨询，请求用遗传学的方法进行验证。

【实验目的】　掌握短串联重复序列在医学遗传学中的应用。

【实验原理】　在前面的实验中我们已经介绍过短串联重复序列多态，由于多态位点遵循孟德尔遗传，孩子的两个等位基因中一个来自父亲，一个来自母亲，选择若干个杂合度高的多态位点分析，根据等位基因的传递情况即可判断亲子关系。

【实验内容与方法】

1. 外周血 DNA 提取（略）

2. 引物设计（略）

3. PCR 扩增（略）

4. 琼脂糖凝胶电泳（略）

5. 聚丙烯酰胺凝胶电泳

【预期实验结果与分析】 根据电泳条带情况，认真读取并记录基因型，根据等位基因传递情况进行分析判断。

【实验准备】

1. 试剂 DNA 提取试剂、引物（20μmol/L）、Taq DNA 聚合酶（5U/μl）、10×PCR 反应缓冲液、dNTP（2.5mmol/L）、灭菌蒸馏水

2. 电泳相关试剂等 琼脂糖粉、10×TAE、10×TBE（pH8.3）、6×上样缓冲液、DNA 分子量标记、5mg/ml 溴化乙锭（EB）染液、尿素、95%乙醇溶液、冰醋酸（分析纯）、40%（W/V）丙烯酰胺（Acr∶Bis=19∶1）、四甲基乙二胺（TEMED）、15% NaOH 溶液、20% AgNO₃ 溶液、甲醛（分析纯）、无水乙醇（分析纯）等。

3. 实验用品 被检测者外周血

4. 仪器和设备 PCR 自动热循环仪、紫外透射仪、微量加样器、枪头及离心管、容器盒、垂直电泳装置、电泳仪等。

【注意事项】 参照第六章实验一培养细胞凋亡传导。

【虚拟实验】

1. 登录虚拟实验平台（http://mvl.sdu.edu.cn/virlab/），选择"DNA 琼脂糖凝胶电泳"模块。

2. **实验目的** 掌握琼脂糖凝胶电泳分离技术及其应用。

3. **观看实验录像** 学习 DNA 琼脂糖凝胶电泳相关实验方法。

4. **虚拟实验操作** 根据页面提示，选择所需实验仪器和试剂，进行检测，观察并记录实验结果。

（刘奇迹）

第三篇 创 新 实 验

创新实验的内容主要由学生根据所学知识、实验技能，按照提出的实验问题自主进行实验设计，可提出多种实验方案，根据实验条件完成全部或部分的实验内容，并对实验结果进行分析讨论。也可由学生提出问题、设计实验方案、实施实验、进行结果分析。

【实验目的】

1. 提高学生自主选题、设计创新实验的能力。

2. 提高学生利用所学知识方法来分析、解决问题的能力。

实验一 糖尿病的生化及遗传检测分析实验

【导言】 糖尿病是由于胰岛素绝对或相对分泌不足及靶组织细胞对胰岛素敏感性降低，进而引起糖、脂肪、蛋白质、水和电解质等一系列代谢紊乱的疾病。糖尿病的发生涉及多种生化或遗传机制，包括胰岛素生物合成异常；胰岛素、胰高血糖素的分泌或作用异常；胰岛素结构基因突变；胰岛素与受体结合异常或结合后功能缺陷；出现抗胰岛细胞抗体等。且糖尿病各种症状的产生均有其相应的生化机制，如无论是内源性胰岛素减少，还是胰岛素受体数目、功能异常，均可引起糖氧化利用障碍。

【实验要求】

1. 查阅资料，总结糖尿病发病的生化和遗传机制。

2. 根据糖尿病的生化及遗传发生机制，设计其检测分析实验。

3. 每4~5人组成一个小组，通过查找资料，确定所检测指标的理论依据、实验方法、预期实验结果及说明的问题。

4. 对所设计的实验，进行具体的实验准备，包括所需试剂的配制、所需实验材料、所需仪器设备及器具。

5. 提前一个月提交实验设计报告，由老师和学生组成评议小组，共同对所提交的实验方案进行合理性、创新性评价。

6. 对可行的实验，由示范中心创造条件，课题小组进行实验，并给出实验结果。

【结果评定】 由评议小组根据学生实验设计报告、实验结果、说明的问题等进行评议，给出综合成绩。

【实验报告】 （见附录）。

【虚拟实验】

1. 登录虚拟实验平台（http://mvl.sdu.edu.cn/virlab/），选择《糖尿病相关生化检测》模块。

2. **实验目的** 学习糖尿病相关生化检测项目及检测原理；学习糖尿病相关生化检测项目的实验方法及临床意义。

3. **观看实验录像** 学习糖尿病相关生化检测项目的实验方法。

4. 虚拟实验操作 根据页面提示，选择所需实验仪器、器材、试剂，进行糖尿病相关生化项目的检测，观察并记录实验结果。

（苑辉卿　田克立）

实验二　唐氏综合征的产前诊断方法

【导言】 唐氏综合征又称 21 三体综合征，是一种发病率较高的染色体病，发病率为 1/800～1/600。由于该病目前尚无有效治疗方法，通过产前诊断预防患儿的出生是避免该病发生的一种有效途径，经典的方法是通过抽取孕妇羊水做细胞培养，对胎儿进行核型分析。

【实验要求】 请利用所学医学遗传学知识设计另外一种方法进行产前诊断。

【结果评定】 根据学生实验设计报告、实验结果及口头答辩情况，对实验方法的合理性、创新性进行评议并给出综合成绩。

【实验报告】 （见附录）。

【虚拟实验】

1. 登录虚拟实验平台（http://mvl.sdu.edu.cn/virlab/），选择"人类染色体标本制备"模块和"小白鼠骨髓细胞染色体标本制备"模块。

2. 实验目的 掌握人类外周血淋巴细胞染色体和小白鼠骨髓细胞染色体标本的制备方法。

3. 观看实验录像 学习人类外周血淋巴细胞染色体和小白鼠骨髓细胞染色体标本制备的相关实验方法。

4. 虚拟实验操作 根据页面提示，选择所需实验仪器和试剂，进行检测，观察并记录实验结果。

（刘奇迹）

实验三　家族性高胆固醇血症的诊断方法

【导言】 家族性高胆固醇血症（familial hypercholesterolemia, FH）是一种常染色体显性遗传性疾病，是脂质代谢单基因疾病中最常见且最严重的一种，又称 LDL 受体病或高脂蛋白血症 Ⅱa 型。本病人群发生比例为 1：500，杂合子和纯合子都发病。1973 年，Goldstein 和 Brown 证实了其分子病理基础系低密度脂蛋白受体基因突变所致的受体功能缺陷，因此荣获了 1987 年诺言贝尔生理学或医学奖。

本病最特征的临床表现为血浆低密度脂蛋白胆固醇（LDL-C）水平明显升高，伴多发黄色瘤和早发冠心病。该病的发病机制是细胞膜表面低密度脂蛋白受体（LDLR）基因突变，导致 LDLR 缺如或功能异常，体内低密度脂蛋白代谢障碍，血浆总胆固醇和低密度脂蛋白胆固醇（LDL-C）水平升高。过量的 LDL-C 沉积于各组织，形成黄色瘤和粥样斑块，最终导致心血管疾病的发生。

家族性高胆固醇血症分为杂合子和纯合子两种类型。纯合子型家族性高胆固醇血症临床上极其罕见，发生率仅为百万分之一。这类患者由于 LDL 受体缺乏，出生后不久，血清总胆固醇水平升高可达 18.1~31.1mmol/L（600~1200mg/dl）。随着年龄的增长，在身体的许多部位可发生皮肤黄色瘤和肌腱黄色瘤。大多数患者在 30 岁以前就有严重而广泛的动脉粥样硬化，冠状动脉、颈动脉、髂动脉、股动脉等都会受累，甚至有患儿 3 岁时就死于心肌梗死的病例。

杂合子型家族性高胆固醇血症临床上较多见。这类患者 LDL 受体数目仅为正常数目的一半，故其血浆总胆固醇水平较正常人明显升高，通常是正常人的 2~3 倍，大部分患者血浆总胆固醇水平最终可达 9.1~12.9mmol/L（300~400mg/dl），伴有皮肤黄色瘤和肌腱黄色瘤的发生。患者常常过早发生冠心病，男性患者通常在 40~50 岁出现冠心病症状，而女性患者则大约比男性迟 10 年发生。

对于大多数病例而言，根据血浆胆固醇和三酰甘油浓度、常染色体显性遗传家族史，结合肌腱黄色瘤等特征性临床表现即可初步作出临床诊断。需与 FH 相鉴别的是多基因高胆固醇血症，后者血浆胆固醇仅轻度升高，出现时间晚，不伴肌腱黄色瘤，一级亲属中不表现显性遗传。对于少数伴有血浆三酰甘油浓度升高的 FH 患者，尚需与家族性混合性高脂血症相鉴别。有 10%~15% 的病例，单从血浆总胆固醇或 LDL-C 水平难以明确，FH 的确诊要依靠 LDLR 活性测定和 LDLR 基因的检测。

临床上对于胆固醇 ≥7.9 mmol/L（300mg/dl），而三酰甘油正常或偏高者，要考虑家族性高胆固醇血症的可能。若同时存在下列 4 项标准中的两项，即可从临床角度诊断家族性高胆固醇血症：①有高脂血症的家族史；②有确立的早发冠心病家族史；③体检时发现黄色瘤；④男性 45 岁（女性 55 岁）前患有确立的冠心病。

FH 发病率高，危害性大（尤其纯合子），尚无特效治疗方法。产前诊断有利于及时施行选择性人工流产、引产，防止先天缺陷儿的出生，是预防 FH 的重要手段。主要的检测对象为 FH 家族成员，父母已生过一个 FH 纯合子及 FH 高发地区的人群。对产前诊断发现的 FH 纯合子胎儿建议进行人工流产。现有的产前诊断方法主要包括胎儿血胆固醇浓度测定、LDLR 功能测定及从基因水平检测 LDLR 的缺陷。

【实验要求】

先证者，男性，10 岁，自出生起身体多个部位逐渐出现结节，并有心绞痛发作。怀疑为家族性高胆固醇血症，可对患儿及家系成员进行心电图、心脏及大血管彩色多普勒超声等检查。另外，实验室生化检查及遗传特征分析也是必需的，请利用所学的理论知识及生物化学、分子生物学、遗传学等学科的实验技能解决以下问题：

（1）如何进行血脂测定？有哪些方法？其优缺点是什么？

（2）如何对 LDLR 基因的启动子、外显子进行序列分析？

（3）如何利用所得结果与 GenBank 公布的该基因正常序列比对找出突变，并进行家系分析？

（4）如何进行载脂蛋白 B100（ApoB100）基因 Q5300R 突变分析，以排除家族性 ApoB100 缺陷症（FDB）？

【结果评定】 由评议小组根据学生实验设计报告、实验结果、说明的问题等进行评议，给出综合成绩。

【实验报告】 （见附录）。

（田克立 苑辉卿）

实验四 血友病的诊断

【导言】 血友病(hemophilia)分为 A、B 两型。血友病 A 是由凝血因子Ⅷ(factor Ⅷ，FⅧ)基因缺陷导致血浆 FⅧ含量减少或功能异常所致；血友病 B 是由凝血因子Ⅸ(factor Ⅸ，FⅨ)基因缺陷导致血浆 FⅨ含量减少或功能异常所致。两型血友病都是 X 染色体性连锁隐性遗传病，临床上是以自发性或轻微外伤后出血难止为特征的出血性疾病。

FⅧ基因位于 X 染色体长臂末端 Xq28，全长 186kb，含有 26 个外显子和 25 个内含子。FⅨ基因位于 Xq26.3-27.2，全长 34kb，有 8 个外显子、7 个内含子。导致血友病 A 发生的 FⅧ基因突变的种类很多，主要是基因点突变、缺失、插入和倒位等，已报道的点突变有 347 种。导致血友病 B 发生的 FⅨ 基因突变十分复杂，主要是点突变、缺失和插入等。

【实验要求】 患者为男孩，自幼有反复出血史，轻微损伤或小手术后出血不止。经查该患儿的舅父为血友病患者，实验室检查发现患者凝血时间和白陶土部分凝血活酶(Kptt)时间延长，凝血异常能被硫酸钡吸附血浆纠正而不能被正常血浆纠正，用放射免疫法测定Ⅷ因子活性(Ⅷ：C)低于 10%；而Ⅷ因子相关抗原(Ⅷ：Ag)活性正常，诊断为血友病 A。请解决下述问题：

FⅧ和 FⅨ基因突变的检测包括直接法和间接法两大类，直接法至少有 12 种实验技术或方法；间接法至少有 5 种实验技术或方法，请查找资料，分别列出其具体的实验技术或方法，并说明其主要原理。

【结果评定】 由评议小组根据学生查找资料所得的结果、对所采用的实验技术的原理是否清楚等进行评议，给出综合成绩。

【实验报告】 (见附录)。

(田克立 苑辉卿)

实验五 重组人促红细胞生成素在细胞中的表达、分离和纯化

【导言】 促红细胞生成素(erythropoietin，EPO)是一种糖蛋白激素，分子质量约 34kDa。血浆中存在的 EPO 由 165 个氨基酸组成，糖基化程度很高，糖基成分主要是唾液酸。根据碳水化合物含量不同，天然存在的 EPO 分为两种类型，α 型含 34%的碳水化合物，β 型含 26%的碳水化合物。两种类型在生物学特性、抗原性及临床应用效果上均相同。EPO 是一种作用于骨髓造血细胞，促进红系祖细胞增生、分化，最终成熟的内分泌激素，对机体供氧状况发挥重要的调控作用。在胚胎早期，EPO 由肝生成，然后逐渐向肾转移，出生后主要由肾小管间质细胞分泌。EPO 作为促进红细胞生成，增加红细胞容量的主要激素，已广泛应用于临床上各类贫血的治疗。其中，最有效的是肾衰竭、尿毒症所伴随贫血的治疗。另外，对肿瘤相关性贫血、早产儿和孕产妇贫血、围手术期减少异源性输血等方面也有良好的疗效。此外，EPO 还具有脑缺血时的神经元保护等其他作用。人类 EPO 基因位于 7 号染色体长臂 22 区。1985 年，其 cDNA 被成功克隆，利用基因重组技术开始大批量生产重组人促红细胞生成素(recombinant human erythropoietin，rHuEPO)，并广泛应用于临床。

【实验要求】

1. 如何利用基因重组技术构建 EPO 表达载体？

2. 如何将表达载体导入 CHO 细胞并进行高效表达？

3. 表达产物的分离纯化方法有哪些？各自的优缺点是什么？

4. 如何利用电泳技术、层析技术对表达产物进行定性分析、纯度鉴定？

5. 如何确定表达产物的分子量、等电点、氨基酸序列分析、生物学活性测定？

6. 根据示范中心的实验条件，你准备做哪些实验？请提交具体的实验内容、操作步骤及预期实验结果。

【结果评定】 由评议小组根据学生提交的实验设计方案、具体的实验操作步骤、实验所得的结果及查阅文献情况进行综合评议，给出综合成绩。

【实验报告】 （见附录）。

（田克立　苑辉卿）

实验六　*p53* 基因与肿瘤相关性实验设计

【导言】 *p53* 基因是重要的肿瘤抑制基因，其表达产物 P53 蛋白为转录调节蛋白，能与 DNA 特异结合，在 G1 期检查 DNA 损伤，监视基因组的完整性，控制着细胞周期的进程，被称为"基因卫士"。当 DNA 受到损伤时 *p53* 表达急剧增加，与特异 DNA 相互作用，诱导 *p21* 基因转录表达，阻止 DNA 复制，使细胞周期停滞于 G1 期，以提供足够的时间使损伤 DNA 修复；如果修复失败，P53 蛋白则启动细胞凋亡程序，使有癌变倾向的损伤细胞死亡，防止肿瘤的发生。

p53 基因是迄今发现与人类肿瘤相关性最高的基因，突变是 P53 蛋白丧失正常功能的主要原因，在人类 50%以上的肿瘤组织中均发现了 *p53* 基因的突变，是肿瘤中最常见的遗传学改变。当 *p53* 基因突变后，由于其空间构象发生改变，不但失去了对细胞正常生长、凋亡和 DNA 修复的调控作用，而且还由抑癌基因转变为癌基因，抑制正常野生型 *p53* 的功能，使细胞的增殖失去控制，导致细胞癌变。

【实验要求】

1. 查阅资料，复习癌基因和抑癌基因与肿瘤发生之间的关系。

2. 总结 *p53* 基因突变与肿瘤发生之间的关系。

3. 根据 *p53* 基因在细胞增殖、凋亡等过程中的调控作用以及在肿瘤发生中的作用机制，设计相应实验进行检测分析。

（1）DNA 损伤时可诱导 *p53* 基因的表达，请设计实验进行检测。

1）查阅资料设计 DNA 损伤细胞模型，以观察 *p53* 在 DNA 损伤中的作用。

2）*p53* 基因表达检测方法。

3）P53 蛋白在细胞周期、损伤修复以及细胞凋亡等方面的调控作用。

（2）*p53* 基因突变是人类肿瘤中最常见的遗传学改变，请结合所学知识设计突变筛查实验以探讨 *p53* 基因突变与人类肿瘤发生的关系：

* 材料：人外周血细胞，组织（癌组织和癌旁组织）

4. 每 4～5 人组成一个小组，通过查找资料，确定所检测指标的理论依据、实验方法、预期实验结果及说明的问题

5. 对所设计的实验，进行具体的实验准备，包括所需试剂的配制、所需实验材料、所需仪器设备及器具。

6. 提前一个月提交实验设计报告，由老师和学生组成评议小组，共同对所提交的实验方案进行合理性、创新性评价。

7. 对可行的实验，由示范中心创造条件，课题小组进行实验，并给出实验结果。

【结果评定】

由评议小组根据学生实验设计报告、实验结果、结果分析等进行评议，给出综合成绩。

【实验报告】 （见附录）。

（田克立）

实验七　小鼠组织细胞形态及功能分析

【实验要求】

1. 根据学过的细胞生物学实验方法，4～5 人一组（自由组合）设计实验以解决以下问题。

（1）对于一只新生小鼠，如何将小鼠体内的某种组织制备成单细胞悬液？

（2）如何鉴定其细胞膜功能完好？

（3）如何对细胞中存在的某种化学成分进行定性、定量分析？

2. 预先填写本科生实验设计报告。

3. 课题小组进行介绍、答辩，每位代表 10min。

4. 由学生和指导教师组成的答辩小组对学生实验报告、口头答辩情况综合给出成绩。

【实验报告】 （见附录）。

（李　霞）

实验八　小鼠组织特种细胞的形态及特征性成分的鉴定

【实验要求】

1. 根据学过的细胞生物学实验方法，4～5 人一组（自由组合）设计实验以解决以下问题。

（1）对于一只新生小鼠，如何将小鼠体内的某种组织制备成单细胞悬液，并分离纯化出悬液中某一种细胞？

（2）如何进行细胞鉴定和定性、定量分析该种细胞中存在某种化学成分？

2. 预先填写本科生实验设计报告。

3. 课题小组进行介绍、答辩，每位代表 10min。

4. 由学生和指导教师组成的答辩小组对学生实验报告、口头答辩情况综合给出成绩。

【实验报告】 （见附录）。

（李　霞）

附　　录

附录一　实验室规则

1. 实验前必须认真预习实验内容，明确本次实验的目的和要求，掌握实验的基本原理，否则不能进行实验。

2. 实验时应自觉遵守实验室纪律，保持室内安静，不能大声说笑和喧哗。

3. 实验过程中要听从教师指导，认真按照实验步骤和操作规程进行实验。若想改进和设计新的实验方法，必须取得实验指导教师的同意。实验时应认真进行实验记录，实验完毕后应及时整理数据，按时交实验报告。

4. 实验台面、试剂架、水池及各种实验仪器内外必须保持清洁整齐，药品用完后立即盖好瓶盖放回原处，严禁瓶盖及药勺混杂，勿使药品洒在实验台面上。

5. 所用试剂和去离子水要注意节省，按实验实际需求使用，多余的重要试剂和各种有机试剂要按教师要求进行回收，昂贵的如 Sephadex、Sepharose 凝胶等化学试剂，用后必须及时回收，不得丢弃。

6. 配制的试剂和实验过程中的样品，尤其是保存在冰箱和冷室中的样品，必须贴上标签、写上品名、浓度和日期等。存放在冰箱中的易挥发溶液和酸性溶液，必须严密封口。

7. 实验完毕后必须及时清洗各种仪器物品并放好，保持实验台面和实验柜内的整洁。毛刷用后必须立即挂好，各种实验用品不得丢弃在水池内。

8. 使用贵重精密仪器应严格遵守操作规程。使用分光光度计时不得将溶液洒在仪器内外和地面上。使用高速冷冻离心机、PCR 仪等贵重仪器必须经过考核。仪器发生故障应立即报告实验指导教师，未经许可不得自己随意检修。

9. 实验室内严禁吸烟、进食，严禁用嘴吸移液管和虹吸管。易燃液体不得接近明火和电炉，凡产生烟雾、有害气体和不良气味的实验，均在通风柜内进行。

10. 严禁使用其他组的仪器，不得将器皿遗弃在实验台面上，损坏玻璃仪器要及时向指导教师报告，并自觉登记，学期结束时按规定进行处理。

11. 每位学生要熟悉实验室内水、电闸的位置，注意节约用水，烘箱和电炉用毕必须立即断电，要严格遵守实验室安全用电规则和其他安全规则。

12. 每次实验完毕，值日生要认真做好实验室的卫生值日工作。最后离开实验室的实验人员，必须检查并关好水、电、门、窗。

附录二　实验室安全及防护

实验室经常使用各种仪器设备、化学试剂、玻璃器皿，容易发生触电、着火、爆炸、中毒、割伤等情况。因此要求每位在实验室工作的人员都必须有充分的安全意识，严格的防范措施，一旦发生意外能进行正确处理，以防事故扩大。

1. 预防火灾必须严格遵守以下操作规程

（1）严禁在开口容器和密闭体系中用明火加热有机溶剂，只能使用加热套或水浴加热。

（2）废有机溶剂不得倒入废物桶，应倒入回收瓶，以后再集中处理。量少时用水稀释后排入下水道。

（3）不得在烘箱内存放、干燥、烘烤有机物。

（4）在有明火的实验台面上不允许放置开口的有机溶剂或倾倒有机溶剂。

2. 灭火方法　实验室中一旦发生火灾切不可惊慌失措，要保持镇静，根据具体情况正确地进行灭火或立即报火警（火警电话"119"）。

（1）容器中的易燃物着火时，需用灭火毯盖灭。

（2）乙醇、丙酮等可溶于水的有机溶剂着火时可以用水灭火。汽油、乙醚、甲苯等有机溶剂着火时不能用水灭火，只能用灭火毯和砂土盖灭。

（3）导线、电器和仪器着火时不能用水和二氧化碳灭火器灭火，应先切断电源，然后用 1211 灭火器（内装二氟一氯一溴甲烷）灭火。

（4）个人衣服着火时，切勿慌张奔跑，以免风助火势，应迅速脱衣，用水龙头浇水灭火，火势过大时可就地卧倒打滚压灭火焰。

3. 中毒　实验室常见的化学致癌物有石棉、砷化物、铬酸盐、溴化乙锭等。剧毒物质有氰化物、砷化物、乙腈、甲醇、氯化氢、汞及其化合物等。中毒的原因主要是不慎吸入、误食或由皮肤渗入。

中毒的预防：

（1）保护好眼睛最重要，使用有毒或有刺激性气体时，必须佩戴防护眼镜，并应在通风橱内进行。

（2）用有毒物品时必须戴橡皮手套。

（3）严禁用嘴吸移液管，严禁在实验室内饮水、进食、吸烟，禁止赤膊和穿拖鞋。

（4）不要用乙醇等有机溶剂擦洗溅洒在皮肤上的药品。

4. 外伤

（1）防止触电：①不能用湿手接触电器。②电源裸露部分都应绝缘。③坏的接头、插头、插座和不良导线应及时更换。④先接好线路再插接电源，反之先关电源再拆线路。⑤仪器使用前要先检查外壳是否带电。⑥如遇有人触电要先切断电源再救人。

（2）防止电器着火：①保险丝、电源线的截面积、插头和插座都要与使用的额定电流相匹配。②三条线要平均用电。③生锈的电器、接触不良的导线接头要及时处理。④电炉、烘箱等电热设备不可过夜使用。⑤仪器长时间不用要拔下插头，并及时拉闸。⑥电器、电线着火不可用泡沫灭火器灭火。

附录三　实验室常用玻璃仪器的洗涤与清洁

实验常用各种玻璃仪器，其清洁程度直接影响实验的可靠性和准确性。因此，玻璃仪器的清洗不仅是实验前后的常规工作，而且是一项最基本的技术。

洗涤过的玻璃仪器要求清洁透明，表面不含可溶解的物质。水沿器皿壁自然下流时不挂水珠。

【玻璃仪器的清洗】　玻璃仪器的清洗方法很多，需根据实验的要求，以及污物性质选用不同的清洗方法。

1. 新购置玻璃仪器的清洗 新购置玻璃仪器表面附着油污和灰尘,特别是附着有可游离的金属离子。清洗方法如下:

(1)先用肥皂水刷洗,流水冲净。

(2)浸于 10% Na_2CO_3 溶液中煮沸。用流水冲净。

(3)于 1%~2% HCl 溶液中浸泡过夜。流水洗净酸液,用少量蒸馏水多次冲洗后,干燥备用。

2. 使用过的玻璃仪器清洗

(1)非计量玻璃仪器或粗容量仪器,如试管、烧杯、量筒等先用肥皂水刷洗,再用自来水冲洗干净,最后用蒸馏水冲洗 2~3 次后,倒置于清洁处晾干。

(2)容量分析仪器,如吸量管、滴定管、容量瓶等,先用自来水冲洗,晾干后,于铬酸洗液浸泡数小时。然后用自来水和蒸馏水冲洗干净,干燥备用。

(3)比色皿用毕立即用自来水反复冲洗,如有污物黏附于皿壁,宜用盐酸或适当溶剂清洗。然后用自来水、蒸馏水冲洗干净。切忌用刷子、粗糙的布或滤纸等擦拭。洗净后,倒置晾干备用。

【清洗液的原理与配制】

1. 铬酸洗液 广泛用于玻璃仪器的洗涤,其清洁效力来自于它的强氧化性和强酸性。由重铬酸钾($K_2Cr_2O_7$)和浓硫酸配制而成。

硫酸越浓,铬酐越多,其清洁效力越强。因洗液具有强腐蚀性,所以使用时必须注意安全。当洗液由棕红色变为绿色时,不宜再用。

2. 配制方法

(1)取重铬酸钾 5g 置于 250ml 烧杯中,加 5ml 水使其尽量溶解,然后缓慢加入 100ml 工业用浓硫酸,边加边搅拌,冷却后备用。

(2)取 100ml 工业用浓硫酸置于烧杯中,小心加热,然后慢慢加入重铬酸钾 5g,边加边搅拌,待全部溶解后冷却,贮于具塞瓶中。

(3)肥皂水和洗衣粉溶液 是最常用的洗涤剂,主要是利用其乳化作用以除去污垢,一般玻璃仪器均可用其刷洗。

(4)5% $Na_3PO_4·12H_2O$ 水溶液 主要用于洗涤油污。所洗仪器不可用于磷的测定。

(5)乙二胺四乙酸二钠洗液 5%~10%的 EDTA 二钠洗液,加热煮沸,可去除玻璃器皿内部钙、镁盐类的白色沉淀和不易溶解的重金属盐类。

(6)尿素洗液 45%的尿素溶液是血污和蛋白质的良好洗液。

(7)草酸洗液 称取 5~10g 草酸,溶于 100ml 水中,加入少量浓硫酸或浓盐酸,可清洗高锰酸钾的痕迹。

(8)盐酸-乙醇洗液 3% 的盐酸-乙醇可以除去玻璃器皿上的染料附着物。

(9)乙醇-硝酸混合液 用于清洗难以去除的有机物。最适合于洗净滴定管。

【吸量管的种类和使用】 吸量管是生化实验最常用的玻璃仪器之一,测定的准确性和吸量管的正确选择与使用密切相关。

1. 吸量管的分类(附录图 3-1)

(1)奥氏吸量管:供准确量取 0.50ml、1.0ml、2.0ml、3.0ml 液体所用。此种吸量管只有一个刻度,当放出所量取的液体时,管尖残留的液体必须吹入容器内。

（2）移液管：常用来量取 50.0ml、25.0ml、10.0ml、5.0ml、2.0ml、1.0ml 的液体，这种吸量管只有一个刻度，放液时，量取的液体自然流出后，管尖需在容器内壁停留 15s。注意管壁残留液体不要吹出。

（3）刻度吸量管：供量取 10ml 以下任意体积的溶液。一般刻度包括尖端部分，将所量取液体全部放出后，还需要吹出残留于管尖的溶液。此类吸量管为"吹出式"，吸量管上端标有"吹"字。未标"吹"字的吸量管，则不必吹出管尖的残留液体。

2. 吸量管的选择

（1）量取整数体积液体，并且量取要求准确时，应选用奥氏吸量管。

（2）量取大体积液体时要用移液管。

（3）量取任意体积的液体时，应选用取液量最接近的吸量管。如欲取 0.15ml 应选用 0.2ml 的刻度吸量管。

（4）在同一试验中，如欲加同种试剂于不同管中，并且取量不同时，应选择一支与最大取液量最接近的刻度吸量管，如各试管应加的试剂量为 0.30ml、0.50ml、0.70ml、0.90ml 时，应选用一支 1ml 刻度吸量管。

3. 吸量管的使用

（1）拿法：中指和拇指拿住吸量管的上端，示指置于吸量管顶端。

（2）取液：用洗耳球吸液体至刻度上，注意液面上升，吸完后用示指堵住吸量管上端，并用滤纸擦拭其外壁。

（3）调刻度：吸量管与地面保持垂直，下口与试剂瓶接触并成一角度，用示指控制液体下降至最上一刻度液体凹面处，刻度和视线应在同一水平面上。

（4）放液：吸量管移入准备接受溶液的容器中，仍使其出口尖端接触器壁并成一角度。吸量管保持垂直，放开示指，使液体自动流出。吸量管的使用如附录图 3-2 所示。

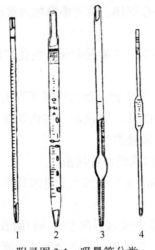 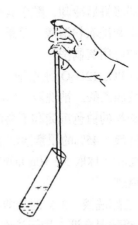

附录图 3-1　吸量管分类　　　　　　附录图 3-2　吸量管的使用

【微量移液器的分类和使用】

1. 分类

（1）固定容量：常用的有 25μl、50μl、100μl、200μl、500μl、1000μl。

（2）可调容量：常用的有 0.5～10μl、10～50μl、20～200μl、200～1000μl 等不同规格。

每种微量加样器都有专用的聚丙烯塑料吸头，吸头通常是一次性使用。

2. 使用　加样器是一种在一定容量范围内可随意调节的精密取液装置，其取液量取决于装置内活塞上下的移动距离，该距离的调节可通过调节轮控制螺杆实现。

（1）将相应的聚丙烯塑料吸头装在吸液杆顶端，并轻轻旋转一下以确保密封。然后用四指并拢握住加样器上部，用拇指按住塞杆顶端的按钮，向下按到第一停点。

（2）将加样器的吸头插入待取的溶液表面，注意不要插入过深，缓慢松开按钮，吸上液体，并停留 1～2s。

（3）将吸头沿器壁取出。

（4）排液时吸头接触倾斜的器皿壁，先将按钮按到第一停点，停留 1s，再按压到第二停点，吹出吸头尖部的剩余溶液，然后按下除吸头推杆，将吸头推入废物缸内。

3. 注意事项

（1）选择合适量程范围的加样器，不能超过量程使用。

（2）选择与加样器匹配的枪头，安装枪头时不要用力过猛。

（3）加样器每日用完后，应旋到最大刻度。

（4）吸取液体时一定要慢吸慢放，缓慢平稳地松开拇指，绝不允许突然松开，以防将液体吸入过快冲入加样器内腐蚀柱塞而造成漏气。

（5）吸头需预先吸取一次样品溶液，然后再正式移液，因为吸取血清蛋白质溶液或有机溶剂时，吸头内壁会残留一层"液膜"，造成排液量偏小而产生误差。

（6）浓度和黏度大的液体会产生误差，为消除其误差，可由实验确定补偿量，补偿量可用调节旋钮改变读数窗的读数来进行设定。

（7）可用分析天平称量纯水的重量并用计算的方法来校正加样器，20℃时 1ml 蒸馏水重 0.9982g。

移液管的使用方法　　　微量加样器使用方法

【视频资料】请扫描上方二维码观看移液管的使用方法和微量加样器使用方法。

【虚拟实验】

1. 登录虚拟实验平台（http://mvl.sdu.edu.cn/virlab/），选择《移液枪的使用》模块。

2. 实验目的　掌握移液枪的使用方法及注意事项，熟悉移液枪的种类、规格及选择原则。

3. 观看实验录像　学习移液枪的使用方法及注意事项。

4. 虚拟实验操作　根据页面提示，选择合适规格的移液枪进行操作。

附录四　生物绘图的要求与方法

生物绘图是把显微镜下观察到的图像记录下来的一种表达方式，也是细胞生物学实验报告的一种形式。生物绘图是一种科学的记录，不同于一般艺术性绘图，它的一点一线都表示一定的结构，要求科学真实。因此，只有在观察清楚、分析比较明确的基础上才能下笔作图，不能为了美观而随意添加内容。

1. 绘图用品 2H铅笔、软橡皮、直尺、实验报告纸。

2. 绘图要求

（1）首先认真观察生物标本，弄清它的基本形态特征和重点观察部位的毗邻关系。

（2）生物绘图的线条要粗细均匀而连续，在一条连续线上不能有重叠。表示结构和明暗立体感不能用铅笔涂，而要用铅笔打出小圆点，用点的疏密程度表示。必要时可用彩色呈现标本的颜色。

（3）要标注图上各部分结构的名称，用直尺在图的一边或两边引出平行线，各引线末端要对齐，标注字迹要工整美观。

附录五　生物学实验设计报告

班级：				报告时间：　　年　　月　　日	
实验名称				成绩	
负责人		主要成员			

一、实验目的和意义

二、研究动态

三、实验内容与方法

四、实验目标与结果

参考文献

附录六　常用实验技术原理

第一节　分光光度技术

分光光度技术（spectrophotography）是利用物质特有的吸收光谱来鉴别物质或测定其含量的一项技术，该技术灵敏度强，精确度高，操作简便、快速；对于复杂的组分系统，无需分离即可检测出其中的微量组分，因此分光光度技术已成为生物学研究领域中广泛使用的方法之一。

一、基 本 原 理

物质对光波有选择性的吸收作用，不同物质由于其分子结构不同，对不同波长光线的吸收能力也不同，有色溶液之所以呈现出不同的颜色，是由于物质对光的选择性吸收所致，有些物质能选择性吸收特定波长的紫外光或红外光，因此，每种物质都具有其特征性的吸收光谱。分光光度法所使用的光谱范围在 200nm～10μm（1μm= 1000nm）。其中 200～400nm 为紫外光区，400～760nm 为可见光区，760～10 000nm 为红外光区。在一定条件下，物质对光的吸收程度与该物质浓度成正比，因此可利用各种物质不同的吸收光谱及其吸收强度，对不同物质进行定性和定量分析。

分光光度技术依据的原理是朗伯-比尔（Lambert-Beer）定律，该定律阐明了溶液对单色光吸收的多少与溶液浓度和溶液厚度之间的关系。当光线通过透明介质时，溶液吸收了一部分光能，因此当光透射出溶液之后，光强度减弱。溶液浓度越大，或溶液的厚度越大（即光在溶液中所经过的路径越长），则对光的吸收越强，光的强度减弱也越显著。

1. 朗伯（Lambert）定律　当一束单色光通过一光吸收介质时，光强度随吸收光介质的厚度增加而呈指数减少，即

$$\frac{I}{I_0} = e^{-K_1 l}$$

式中：I_0 为入射光强度；I 为透射光强度；l 为介质的厚度；K 为吸光系数：表示吸光物质在单位浓度和单位厚度时的吸光度，是物质的一个特征常数，由物质的性质与光的波长决定。对于同一物质和一定波长的入射光而言是一个常数。

当溶液浓度单位为 mol/L，光程厚度为 1cm 时的吸光系数称为摩尔吸光系数，又称摩尔吸光度，用 ε 表示，其单位是[L/（mol·cm）]，一般采用 ε 值最大的波长进行比色测定。

2. 比尔（Beer）定律　当一束单色光通过一光吸收介质时，光强度随介质浓度的增加而呈指数减少。即

$$\frac{I}{I_0} = e^{-K_2 C} \quad （C \text{ 为溶液浓度}）$$

两者结合在一起称为 Lambert-Beer 定律，即吸光度与溶液浓度和液层厚度的乘积成正比。

$$\frac{I}{I_0} = e^{-KCl}$$

透光度 T 为 I/I_0，通常以百分率表示。

$$T = \frac{I}{I_0} = e^{-KCl}$$

取对数

$$-\lg\frac{I}{I_0} = -\lg T = A = KCl$$

$-\lg\dfrac{I}{I_0}$ 称为吸光度（A）。

采用适当的光源、棱镜和适当的光源接收器,让某一波长的光透过某一溶液,通过仪器的测定,定性鉴别物质或定量测定某一组分含量的方法即为分光光度法。通过对光波长的调整,可使溶质浓度的测定范围不仅仅局限于可见光,尚可扩大到紫外光区和红外光区。经单色器(棱镜)得到的光源虽然不是纯的单色光,但波长范围更狭窄,更符合 Lambert-Beer定律,其灵敏度大为提高。

二、分光光度技术的基本应用

(一)测定溶液中物质的含量

可见或紫外分光光度法都可用于测定溶液中物质的含量。在实际测定过程中,可采用两种方法。

1. 标准管法(标准比较法) 用已知浓度的测定物(标准溶液)与待测定溶液同样处理,测定吸光度,再根据前式计算,即 $A_1=K_1C_1L_1$;$A_2=K_2C_2L_2$,式中 A_1、A_2 分别为已知浓度标准溶液和未知浓度待测溶液的吸光度;C_1、C_2 分别为已知浓度标准溶液和未知浓度待测溶液中待测物浓度。由于盛放标准液和待测液的吸收池径长相同($L_1=L_2$),故上二式可写成:

$$\frac{A_1}{K_1C_2} = \frac{A_2}{K_2C_2}$$

因标准液和待测液中溶质为同一物质,K 值相同,即 $K_1=K_2$

可换算成下式: $C_2 = \frac{A_2}{A_1}C_1$

上式为实验操作中常用的计算式。因吸收池本身和溶剂也会产生一定的光吸收,故需设置一个空白管,即其中除了待测溶质以外,其他的成分完全相同。以空白管对准光路对仪器调零,消除非待测物的吸收,所测值即为待测物的光吸收值。

2. 标准曲线法 先配制一系列已知的不同浓度的测定物溶液(标准溶液),与待测溶液同样方法处理,分别读取各管吸光度值,以各管吸光度值为纵坐标,各管溶液浓度为横坐标,绘制标准曲线,在一定的浓度范围内标准曲线应该是一条经过原点的直线。然后测定待测液的吸光度,即可从标准曲线上查到其相对应的浓度。

一般认为,标准曲线范围在测定物浓度的一半到二倍之间,并使吸光度在 0.05～1.0 范围内为宜。所作标准曲线仅供短期使用。标准曲线制作与待测管测定应在同一台仪器上进行,以避免产生误差。

物质含量测定时所用波长通常要选择被测物质的最大吸收波长,物质含量的微小变化将引起较大的吸光度差异,使灵敏度提高;同时可以避免其他物质的干扰。

(二)利用吸收光谱鉴定化合物

使用分光光度计可以绘制吸收光谱曲线。方法是用各种不同波长的单色光分别通过某一浓度的溶液,测定此溶液对每一种单色光的吸光度,然后以波长为横坐标,以吸光度为纵坐标绘制吸光度-波长曲线,此曲线即吸收光谱曲线。各种物质有其特征性的吸收光谱曲线,因此用吸收光谱曲线图可以进行物质种类的鉴定。当一种未知物质的吸收光谱曲线和某一已知物质的吸收光谱曲线相同时,则很可能它们是同一物质。一定物质在不同浓度时，其吸收光谱曲线中峰值的大小不同，但形状相似，即吸收高峰和低峰的波长是一定不变的。

紫外线吸收是由不饱和的结构造成的，含有双键的化合物表现出吸收峰。紫外吸收光谱比较简单，同一种物质的紫外吸收光谱应完全一致，但具有相同吸收光谱的化合物其结构不一定相同。除了特殊情况外，单独依靠紫外吸收光谱决定一个未知物结构，必须与其他方法配合。紫外吸收光谱分析主要用于已知物质的定量分析和纯度分析。

三、分光光度计结构

能够从各种波长的混合光中将单色光分离出来并检测其强度的仪器称为分光光度计。因使用的波长范围不同分光光度计可分为紫外、可见、红外及万用（全波段）分光光度计等。

无论哪一种分光光度计其原理和结构基本相似，一般包括以下几个部件（附录图 6-1）。

1. 光源　分光光度计常用的光源有两种，即钨灯和氢灯（或氘灯）。在可见光区，近紫外光区和近红外光区常用钨灯，用作可见光分光光度计的光源。氢灯和氘灯能发射 150～400nm 的紫外线，可用作紫外光区分光光度计的光源。

2. 单色器　可把混合光分解为单一波长光的装置。多用棱镜或光栅作为其色散元件。光波通过棱镜时，不同波长的光折射率不同。波长越短，折射率则越大。反之，波长越长，折射率则越小。因而能将不同波长的光分开。

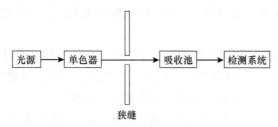

附录图 6-1　分光光度计基本部件

3. 吸收池（比色杯、比色池）一般由玻璃或石英制成，用来盛放待测溶液。各比色杯壁厚度等规格应尽可能完全相等，否则将产生测定误差。玻璃比色杯适用于可见光区，在紫外区测定时要用石英比色杯。

4. 检测系统　由光电池、光电管、光电倍增管组成。

5. 测量装置　检测器产生的光电流以某种方式转变成模拟的或数字的结果，模拟输出装置包括电流表、电压表、记录器、示波器及与计算机联用等，数字输出则通过模拟/数字转换装置如数字式电压表等。现代的仪器常附有自动记录器，可自动描出记录曲线。

四、常见分光光度计

（一）722 型分光光度计

1. 仪器结构　722 型光栅分光光度计由光源室、单色器、样品室、光电管暗盒、电子系统及数字显示器等部件组成。其工作原理见附录图 6-2。

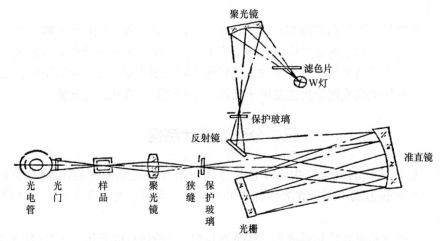

附录图 6-2　722 型分光光度计的结构图

2. 操作方法

（1）接通电源开关。

（2）将灵敏度旋钮调至"1"档（放大倍率最小）。

（3）开启电源，指示灯亮，选择开关置于"T"，波长调至测试用波长，预热 20min。

（4）打开样品室盖（光门自动关闭），调节"0"旋钮，使数字显示为"0.000"，盖上样品室盖，将吸收池架处于空白液体位置，使光电管受光，调节透光率"100%"旋钮，使数字显示为"100.00"。

（5）预热后，按步骤 4 连续几次调整"0"和"100%"即可进行测定工作。

（6）将选择开关由"T"旋置"A"，调节吸光度调零旋钮，使数字显示为"0.000"，然后将被测样品移入光路，显示值即为被测样品的吸光度值。

（7）浓度 C 的测量：将选择开关由"A"旋置"C"，将已标定浓度的样品放入光路，调节浓度旋钮，使数字显示为标定值，将被测样品移入光路，即可读出被测样品的浓度。

（二）752 型紫外分光光度计

1. 将灵敏度旋钮调至"1"档（放大倍数最小）。

2. 接通电源预热 30min。将选择开关置于"T"档。

3. 选择所需波长，打开样品室盖，调节 0%旋钮，使数字显示为"0.000"。

4. 将空白液置于光路上，盖上样品室盖，使光线通过空白溶液，调节透光率旋钮，使数字显示为 100.0%（T），如果显示不到 100.0%（T），可适当增加灵敏度的档数。

5. 然后将被测溶液置于光路中，数字显示值即为被测溶液的透光率。

6. 若不需测透光率，仪器显示 100.0%（T）后，将选择开关调至"A"，调节吸光度旋钮，使空白液吸光度数字显示为"000.0"。再将被测溶液置于光路后，数字显示值即为溶液的吸光度。

7. 若将选择开关调至"C"档，将已知浓度的标准溶液置于光路中，调节浓度旋钮使数字显示为标定值，再将被测溶液置于光路，则可显示出相应的浓度值。

五、注意事项

1. 吸收池的使用和清洗

（1）测定波长在 360nm 以上时，可用玻璃吸收池；波长在 360nm 以下时，要用石英吸收池。

（2）同组使用的吸收池必须配套。可将波长选择于实际使用的波长上，各吸收池均注入蒸馏水，将其中一个的透射比调至 100%处，然后测量其他各吸收池的透射比，凡透射比之差不大于 0.5%即可配套使用。

（3）吸收池的四面仅有两面为光滑透明光学玻璃，另两面则为磨毛玻璃。吸收池光学表面不能有任何污损，否则会引起光吸收的增加。因此拿取吸收池时，只能用手指接触两侧的磨毛玻璃，避免接触光学面。

（4）盛装溶液时，液体约占全部容积的 2/3，吸收池中所盛溶液不能太少，否则光路不能透过待测溶液；但也不能太多，否则溶液易洒出，从而污损或腐蚀仪器。光学面如有残液可先用滤纸轻轻吸附，然后再用镜头纸或丝绸擦拭，不能使用易磨损吸收池的普通纱布。

（5）凡含有腐蚀玻璃的物质的溶液，不得长期盛放在吸收池中。

（6）每次使用后，应立即倒空或以吸液泵吸干，然后用水冲洗吸收池 3～4 次。必要时可用 1∶1 的盐酸浸泡，然后用水冲洗干净。

（7）不能将吸收池放在火焰或电炉上进行加热或干燥箱内烘烤。

2. 波长选择　选择波长是测定的关键，可根据被测物的最大吸收峰，选择合适的波长。测定时应固定波长，防止波长改变，造成错误结果。

3. 其他　不测量时，应使样品室盖处于开启状态，否则会使光电管疲劳，数字显示不稳定。

分光光度计使用方法
【视频资料】请扫描上
方二维码观看分光光
度计使用方法。

（田克立　陈蔚文）

第二节　层析技术

层析技术（chromatography）是目前生物化学与分子生物学最常用的技术之一，该技术利用混合物中各组分理化性质（吸附力、分子形状、大小、分子极性、分子亲和力及分配系数等）的差异，而最终达到对物质进行分离纯化和分析鉴定的目的。

一、基本原理

任何层析系统都具有两个相，即固定相和流动相。固定相固定不动，流动相相对固定相做单相的相对运动，从而推动样品中各组分通过固定相向前移动。由于混合物中各组分的理化性质不同，对流动相和固定相具有不同的作用力，因此在流动相推动样品通过固定相的过程中，通过不断地吸附—解吸—吸附—解吸作用，造成混合物中各组分距离不等的迁移，从而达到分离的目的。

二、层析技术的分类

1. 根据层析的物理状态分类 气相层析和液相层析。气相层析指流动相为气体，固定相可以是液体（气液层析），也可以是固体（气固层析）；液相层析指流动相为液体，固定相可以是液体（液液层析），也可以是固体（液固层析）。

2. 根据层析的方式分类 纸层析、薄层层析和柱层析。纸层析是以滤纸作固定相进行的层析；薄层层析是将固定相研成粉末，再压成薄膜或薄板，类似于纸层析；柱层析是将固定相装于柱内的层析。纸层析和薄层层析主要适用于小分子物质的快速检测分析和少量分离制备，通常为一次性使用，而柱层析是常用的层析形式，适用于样品分析和分离。

3. 根据层析的原理分类 吸附层析、分配层析、离子交换层析、凝胶层析和亲和层析等。下面根据层析的原理，依次介绍这些层析。

三、吸 附 层 析

吸附层析（absorption chromatography）是以固体吸附剂为固定相，以有机溶剂或缓冲液为流动相构成的一种层析方法。

（一）基本原理

任何两个相之间都可以形成界面，其中一个相的物质或溶解在其中的溶质，在另一相表面上密集的现象，称为吸附。能够将其他物质聚集到自己表面上的物质，称吸附剂；聚集于吸附剂表面的物质称吸附物。当混合物随流动相流经由吸附剂组成的固定相时，由于吸附剂对不同的物质具有不同的吸附力，从而使不同组分的迁移速度产生差异，最终达到分离的目的。

由于吸附过程是可逆的，因此被吸附物在一定条件下可以解析出来。假如混合物中含A、B两种物质，在随着流动相流经固定相时，它们会连续不断地分别产生吸附—解吸—吸附—解吸的现象。由于洗脱液和吸附剂对A、B的吸附与解吸（溶解）力不同，A和B的移动速度也就不同。溶解度大而吸附力小的物质走在前面；溶解度小而吸附力大的物质走在后面。经过一段时间以后，A、B两种物质就会分开。

（二）常用吸附剂的类型及特性

层析用的吸附剂应该满足以下要求：①在层析溶剂中不溶解；②对洗脱液及被分离物质呈化学惰性；③吸附能力强，同时具吸附可逆性。

常用吸附剂为多孔结构。粒子大小、形状及孔的结构是影响层析的基本因素。下面简要介绍几种常用吸附剂。

1. 硅胶 硅胶略带酸性，适用于中性和酸性物质的分离，如氨基酸、糖、脂类等，其优点是化学惰性强、吸附量大、制备容易。

2. 氧化铝 氧化铝略带碱性，适用于中性及碱性物质的分离，如生物碱、类固醇、维生素、氨基酸等，其优点是吸附量大、价格低廉、分离效果好。

3. 活性炭 活性炭大多以木屑为原料。根据其粗细程度可分为三种：①粉末活性炭：

颗粒极细，呈粉末状，吸附量及吸附力大；②颗粒活性炭：颗粒较大，比表面积及吸附力都比粉末活性炭小；③锦纶—活性炭：以锦纶为黏合剂，将粉末活性炭制成颗粒，比表面积介于粉末活性炭和颗粒活性炭之间，吸附能力较两者弱。

（三）影响因素

1. 吸附剂的选择　吸附剂的选择是吸附层析的关键，吸附层析介质种类繁多，需要通过预实验来选择确定。

2. 溶剂和洗脱剂的选择　主要考虑样品的溶解度和稳定性，一种好的溶剂应该对样品有很好的溶解性，有利于吸附介质对溶质的吸附；而洗脱剂则对被吸附在吸附介质上的样品有较强的解吸附能力，被洗脱的物质具有较好的稳定性，不发生聚合、沉淀、变性等化学反应。

四、分配层析

（一）基本原理

分配层析是利用混合物中各组分在两种不同溶剂中的分配系数不同而使物质得到分离的方法。分配系数是指一种溶质在两种互不相溶的溶剂中的溶解达到平衡时，该溶质在两种溶剂中所具浓度之比。不同的物质因其在各种溶剂中的溶解度不同，因而具有不同的分配系数。在一定温度下，分配系数可用下式表示：

$$K_\mathrm{d} = \frac{C_2}{C_1}$$

式中，K_d 为分配系数；C_2 是物质在固定相中的浓度；C_1 是物质在流动相中的浓度。分配系数与温度、溶质及溶剂的性质有关。

在分配层析中，大多选用多孔物质作为支持物，利用它对极性溶剂的亲和力，吸附某种极性溶剂作为固定相；用另一种非极性溶剂作为流动相。如果把待分离的混合物样品点在多孔支持物上，在层析过程中，非极性溶剂沿支持物流经样品点时，样品中的各种混合物便会按分配系数大小转入流动相而向前移动。当遇到前方的固定相时，溶于流动相的物质又将与固定相进行重新分配，一部分转入固定相中。因此，随着流动相的不断向前移动，样品中的物质便在流动相和固定相之间进行连续地、动态地分配。这种情形相当于非极性溶剂从极性溶剂中对物质的连续抽提过程。由于各种物质的分配系数不同，分配系数较大的物质留在固定相中较多，在流动相中较少，层析过程中向前移动较慢；相反，分配系数较小的物质进入流动相中较多而留在固定相中较少，层析过程中向前移动就较快。根据这一原理，样品中的各种物质就能分离开来。

分配层析中应用最广泛的多孔支持物是滤纸，称纸上分配层析。其次是硅胶、硅藻土、纤维素粉、微孔聚乙烯粉等。

（二）纸上分配层析

纸上分配层析（纸层析）设备简单、价格低廉，常用于氨基酸、肽类、核苷酸、糖、维生素、有机酸等多种小分子物质的分离、定性和定量。

纸层析是以滤纸作为惰性支持物。滤纸纤维与水有较强的亲和力，能吸收 22% 左右的水，而且其中 6%～7% 的水是以氢键形式与纤维素的羟基相结合，在一般条件下较难脱去。而滤纸纤维与有机溶剂的亲和力很小，所以纸层析是以滤纸的结合水为固定相，以有机溶剂为流动相。当流动相沿滤纸经过样品点时，样品点的溶质在水和有机溶剂之间不断地进行分配，一部分样品随流动相向前移动，进入无溶质区而开始重新分配，其中的一部分溶质由流动相又进入水相（固定相）。随着流动相的不断流动，各种不同组分按其各自的分配系数，不断地在流动相和固定相之间进行分配，并沿着流动相向前移动，从而使各种物质得到分离和提纯。

五、离子交换层析

离子交换层析（ion exchange chromatography）是利用固定相偶联的离子交换基团和流动相中解离的离子化合物之间发生可逆的离子交换反应而进行的分离方法。

（一）基本原理

离子交换层析是利用离子交换剂对各种离子的亲和力不同，借以分离混合物中各种离子的一种层析技术，其主要特点是依靠带有相反电荷的颗粒之间相互吸引的作用。离子交换层析的固定相是载有大量电荷的离子交换剂；流动相是具有一定 pH 和一定离子强度的电解质溶液。当混合物溶液中带有与离子交换剂相反电荷的溶质流经离子交换剂时，后者即对不同溶质进行选择性吸附。随后，用带有与溶质相同电荷的洗脱液进行洗脱，被吸附的溶质可被置换而洗脱下来，从而达到分离混合物中各种带电荷溶质的目的。

离子交换剂根据其所带电荷的性质分为阴离子交换剂和阳离子交换剂两类。阴离子交换剂本身带有正电荷，可以吸引并结合混合物中带负电荷的物质；阳离子交换剂本身带有负电荷，可以吸引并结合混合物中带正电荷的物质。许多生物物质，如氨基酸、蛋白质、核苷酸等都具有离子化基团，它们可以带净正电荷，也可以带净负电荷，其带净电荷情况取决于溶液 pH 及化合物的等电点。因此可以利用化合物所带净电荷不同，从混合物中加以分离。附录图 6-3 是以阴离子交换剂为例，说明离子交换层析的一般原理。

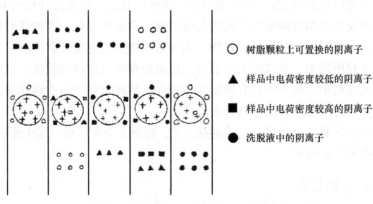

○ 树脂颗粒上可置换的阴离子

▲ 样品中电荷密度较低的阴离子

■ 样品中电荷密度较高的阴离子

● 洗脱液中的阴离子

1. 开始状态　2. 吸附样品　3. 开始洗脱　4. 洗脱结束　5. 再生

附录图 6-3　离子交换基本原理

（二）离子交换剂

离子交换剂主要由惰性载体和交换基团两部分组成。载体为高分子聚合物或多糖类化合物交联而成的球形颗粒；离子交换基团分为酸性离子基团（阳离子交换基团）和碱性离子基团（阴离子交换基团），可与被分离物质发生可逆性的交换作用。

常用的离子交换剂主要有离子交换树脂、离子交换纤维素、离子交换葡聚糖或离子交换琼脂糖凝胶等。

1. 离子交换树脂　以苯乙烯作为单体，苯二乙烯为交联剂，进行聚合和交联反应生成的具有三维网状结构的高分子聚合物。在其上引入所需要的酸性基团或碱性基团。带酸性基团的属阳离子交换树脂，带碱性基团的属阴离子交换树脂。

2. 离子交换纤维素　离子交换纤维素对蛋白质和核酸的纯化极为有用，生物大分子不能渗入到交联的结构中，因此不能在一般的树脂上被分离。而纤维素之所以具有分离、纯化高分子量化合物的能力，是因为它具有松散的亲水性网状结构，有较大的表面积，大分子可以自由通过。因此对生物大分子来说，纤维素的交换能力比离子交换树脂要大，同时纤维素来源于生物材料，洗脱条件温和，回收率高。常用的离子交换纤维素有两种，一种是二乙基氨基纤维素，即 DEAE-纤维素，属阴离子交换剂；另一种是羧甲基纤维素，即 CM-纤维素，属阳离子交换剂。

3. 离子交换葡聚糖或离子交换琼脂糖凝胶　将离子交换基团连接于交联葡聚糖或琼脂糖上而制成的各种交换剂。交联葡聚糖和琼脂糖具有三维网状结构，因此这种交换剂既有离子交换作用，又具有分子筛作用。

六、凝 胶 层 析

凝胶层析（gel chromatography）又称凝胶过滤、凝胶色谱、分子筛层析、分子排阻层析等，是指混合物随流动相流经固定相的层析柱时，混合物中各组分按其分子大小不同而被分离的技术。

（一）基本原理

凝胶层析的固定相是凝胶。凝胶是一种不带电荷的具有三维空间多孔网状结构的物质，凝胶的每个颗粒内部都具有很多细微的小孔，如同筛子一样，小的分子可以进入凝胶网孔，而大的分子则被排阻于凝胶颗粒之外，因而具有分子筛的性质。

当混合物样品加到凝胶层析柱时，样品随洗脱液的流动而移动。此时样品一般做两种运动：①随洗脱液垂直向下移动；②做不定向扩散运动。分子量小的物质，在不定向扩散中可以进入到凝胶孔内部，然后再扩散出来，故流程长，通过柱子的速度慢，一般后流出层析柱；分子量大的物质，由于不能进入到凝胶孔内部，只能在凝胶颗粒之间移动，故流程短，先流出层析柱。这样，分子量大小不同的物质就会彼此得到分离。附录图 6-4 可以形象地说明这个分离过程。

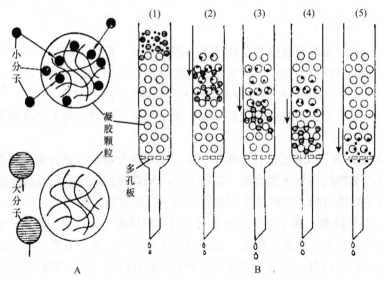

附录图 6-4　凝胶层析的原理

凝胶孔隙中的水称内水，用 V_i（inner volume）表示。凝胶颗粒孔隙之间的水称外水，用 V_o（outer volume）表示，层析柱中凝胶颗粒的体积用 V_g（gel volume）表示，层析柱的总体积以 V_t（total volume）表示，即 $V_t = V_g + V_i + V_o$。

某一混合物被分离时，各组分在一定的凝胶层析柱内的洗脱行为常用分配系数 K_d 来表示。

$$K_d = \frac{V_e - V_o}{V_i}$$

式中，V_e 为洗脱体积，指分离物被洗脱时所用的洗脱液体积。在凝胶层析时大分子物质完全不能进入胶孔，即 $V_e = V_o$，则 $K_d = 0$，最先被洗脱；相反小分子物质能自由地进出胶孔，即 $V_e = V_o + V_i$ 则 $K_d = 1$，最后被洗脱，而中等分子物质部分进胶，其中 $V_o < V_e < V_o + V_i$，即 K_d 在 $0\sim1$，它们将按 K_d 值由小到大的顺序先后被洗脱（附录图 6-5）。

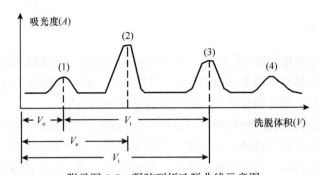

附录图 6-5　凝胶到析洗脱曲线示意图
（1）完全排阻的大分子；（2）中等分子；（3）完全渗透的小分子；（4）吸附分子

（二）常用凝胶的种类及特性

常用的凝胶主要有琼脂糖凝胶、交联葡聚糖凝胶、聚丙烯酰胺凝胶、琼脂糖-葡聚糖复合凝胶等。

1. 琼脂糖凝胶　是从琼脂中分离出来的天然凝胶，由 D-半乳糖和 3，6-脱水-L-半乳糖交替结合而成的大孔胶。其半乳糖分子中含有许多羟基，因此具有良好的亲水性，在层析过程中易与水溶性溶质或溶剂接触。琼脂糖凝胶的优点是不带电荷，吸附力非常小。主要用于分离分子量 40 万以上的物质，如核酸、病毒等。

其商品名因生产厂家不同而异，如 Sepharose（瑞典）、Sagavac（英国）、Bio-Gel（美国），每一品名又有不同的型号。最常用的琼脂糖凝胶层析介质是 Sepharose B 系列，如 Sepharose 4B、Sepharose 6B 等。"B"前面的阿拉伯数字表示琼脂糖的百分浓度，浓度越高表示交联度越大，凝胶孔径越小，分子量分离范围越小；与之相反，浓度越低表示交联度越小，凝胶孔径越大，分子量分离范围越大。

2. 交联葡聚糖凝胶　其基本骨架是葡聚糖。瑞典出产的商品名为 Sephadex，国产的商品名为 Dextran。不同型号的凝胶用"G"表示，从 G-10～G-200。"G"后面的数字表示每 10g 干胶的吸水量，例如，G-25 为每克凝胶膨胀时吸水 2.5g，同样 G-200 每克干胶吸水 20g。"G"反映凝胶的交联程度，"G"值越大，凝胶的交联度越小，网孔越大，分离的分子量范围越大。可根据待分离混合物分子量的大小，选用不同"G"值的凝胶。

3. 聚丙烯酰胺凝胶　由单体丙烯酰胺先聚合成线性聚合物，再以交联剂共聚交联而成。控制交联剂的用量可制成各种型号的凝胶。交联剂越多，孔隙越小。聚丙烯酰胺凝胶的商品为 Bio-Gel P，由美国 Bio-Rad 生产，型号很多，从 P-2 至 P-300 共 10 种，P 后面的数字再乘 1000 就相当于该凝胶的排阻限度。如，"P-2"表示最小排阻范围是 2000 Da（道尔顿）。

4. 琼脂糖-葡聚糖复合凝胶　商品名为 Superdex，是把葡聚糖凝胶通过交联剂交联到琼脂糖上，因此兼具二者的优点。

5. 聚苯乙烯凝胶　商品为 Styrogel，具有大网孔结构，可用于分离分子量 1600～40 000 000 的生物大分子，适用于有机多聚物、分子量测定和脂溶性天然物的分级，凝胶机械强度好，洗脱剂可用甲基亚砜。

（三）影响凝胶柱层析的主要因素

1. 层析柱的选择与装填　层析柱的大小应根据分离样品量的多少及对分辨率的要求而定。凝胶柱填装后用肉眼观察应均匀、无纹路、无气泡。

2. 洗脱液的选择　洗脱液的选择主要取决于待分离样品，一般来说只要能溶解被洗脱物质而不使其变性的缓冲液都可用于凝胶层析。为了防止凝胶可能存在的吸附作用，一般洗脱液都含有一定浓度的盐。

3. 加样量　加样量的多少应根据具体的实验而定。一般分级分离时加样量为凝胶柱床体积的 1%～5%，而分组分离时加样量为凝胶柱床体积的 10%～25%。

4. 凝胶的再生　在凝胶或层析柱床表面常有一些污染，必须作适当处理。葡聚糖凝胶柱可用 NaOH（0.2mol/L）和 NaCl（0.5mol/L）混合液处理，聚丙烯酰胺凝胶和琼脂糖凝胶遇酸、碱不稳定，故常用盐溶液处理。

七、亲 和 层 析

生物体内有许多高分子化合物，具有和某些对应的专一分子可逆结合的特性。例如，酶和底物、抗原和抗体、激素与其受体、维生素与其特异结合蛋白、糖蛋白与植物凝集素等都具有这种特性。这种生物大分子和配基之间形成专一的可解离复合物的能力称为亲和力。亲和层析（affinity chromatography）利用待分离物质和它的特异性配体间具有特异的亲和力，它们之间可以可逆地结合和解离而达到分离目的。

亲和层析的基本原理是，把欲分离的可亲和的一对分子的一方作为配基，在不影响其生物学功能的情况下，与不溶性载体结合使其固定化，然后装入层析柱。把含有欲分离物质的混合液作为流动相加入亲和层析柱。这时，混合物中只有能与配基形成复合物的物质才被层析柱吸附，不能被吸附的杂质从柱中直接流出。然后改变流过层析柱的溶液，促使配基与亲和物质解离，从而释放出亲和物质来。亲和层析可用于纯化生物大分子、稀释液的浓缩、不稳定蛋白质的贮藏、分离核酸等。

亲和层析的优点是条件温和、操作简单，专一性强、效率高，尤其是分离含量少而又不稳定的活性物质最为有效。但亲和层析具有一定的局限性，不是所有的生物高分子都有特定配基，所以使用范围较窄；另外针对分离的对象必须制备专一的配基和选择特定的层析条件，也限制了它的应用。

层析操作技术
【视频资料】请扫描上方二维码观看层析操作技术。

【思考题】
1. 根据层析原理可将层析分为哪几类？
2. 离子交换层析与凝胶层析的区别是什么？

（徐　霞　苑辉卿）

第三节　电泳技术

带电颗粒在电场作用下向着与其电性相反的电极移动的现象，称为电泳（electrophoresis）。带正电荷的粒子向负极移动，带负电荷的粒子向正极移动。电泳技术是生物化学与分子生物学的基本实验技术之一，可用于许多生物物质，包括氨基酸、多肽、蛋白质、脂类、核苷、核苷酸及核酸等的分离分析，并可用于分析物质的纯度和分子量的测定等。

一、电泳的基本原理

许多生物分子都带有电荷，在电场作用下可发生移动。由于混合物中各组分所带电荷性质、数量及分子量各不相同，即使在同一电场作用下，各组分的泳动方向和速度也存在差异，因此在一定时间内，它们移动距离不同，从而达到分离鉴定的目的。

（一）电泳迁移率

设一带电粒子在电场中所受的力为 F，F 的大小取决于粒子所带电荷 Q 和电场强度 E，即：$F = QE$

根据 Stoke 定律，一球形粒子在非真空条件下（例如在溶液中）运动时所受的阻力（F'）与分子移动的速度（v）、分子半径（r）、介质的黏度（η）有关，即：

$$F' = 6\pi r\eta v$$

当粒子在电场中作稳定运动时：$F=F'$，即：

$$QE = 6\pi r\eta v$$

移项得

$$\frac{v}{E} = \frac{Q}{6\pi\gamma\eta}$$

v/E 表示单位电场强度时粒子的运动速度，称为电泳迁移率（mobility），以 μ 表示，即：

$$\mu = \frac{v}{E} = \frac{Q}{6\pi\gamma\eta}$$

可见，带电颗粒的迁移率与其本身所带净电荷的数量、颗粒大小、形状和介质的黏度等多种因素有关，一般说，所带的净电荷数量越多，颗粒越小，越接近球形，则在电场中泳动速度愈越快；反之则慢。两种不同的粒子一般有不同的迁移率，在具体实验中，移动速度 v 为单位时间 t 内移动的距离 d，即：

$$v = \frac{d}{t}$$

电场强度 E 为单位距离内电势差 U（以伏特计），l 为支持物的有效长度，即：

$$E = \frac{U}{l}$$

以 $v=d/t$，$E=U/l$ 代入前式即得

$$\mu = \frac{v}{E} = \frac{d/t}{U/l} = \frac{dl}{Ut}$$

v 为粒子的泳动速度（cm/s 或 min），E 为电场强度或电势梯度（V/cm），d 为粒子泳动距离（cm），l 为支持物的有效长度（cm），U 为加在支持物两端的实际电压（V），t 为通电时间（s 或 min）。故迁移率的单位为 $cm^2/$（s·V）。

某物质（A）在电场中移动的距离为：

$$d_A = \mu_A \times \frac{Ut}{l}$$

另物质（B）的移动距离为：

$$d_B = \mu_B \times \frac{Ut}{l}$$

两物质移动距离差为：

$$\Delta d = d_A - d_B = (\mu_A - \mu_B) \times \frac{Ut}{l}$$

可见物质 A 和 B 能否分离决定于两者的迁移率。若它们的迁移率相同则不能分离，有差别才能分离，差别越大，分离效果越好。当然，也与其他实验条件有关。

（二）影响电泳的因素

1. 电场强度　电场强度是指单位长度（cm）的电位降，也称电势梯度。电场强度和电泳速度成正比关系，电场强度越高，则带电粒子的移动越快。根据电场强度的大小，可将电泳分为常压电泳和高压电泳，前者电场强度一般为 2～10V/cm，后者为 20～200V/cm。但电压增加，相应电流也增大，电流过大时易产生热效应，可使蛋白质等生物样品变性，因此高压电泳一般配备冷却装置以维持恒温。

2. 溶液的 pH　溶液的 pH 决定了带电粒子解离的程度，也决定了该物质的带电性质及

所带净电荷量。对两性电介质如蛋白质、氨基酸等，溶液的 pH 离开等电点越远，所带净电荷越多，则泳动速度亦越快，反之越慢。若在等电点 pH 溶液中，则不能移动。因此，当分离某一蛋白质混合物时，应选择一个合适 pH，使各种蛋白质所带的电荷量差别较大，以利于彼此分开。通常为保持溶液 pH 的稳定性，电泳都在一定的缓冲液中进行。

3. 缓冲液的离子强度 电泳缓冲液中的离子强度增加时会使带电粒子迁移率降低。其原因是带电粒子吸引相反电荷的离子聚集在其周围，形成一个与运动粒子电荷相反的离子氛（ionic atmosphere），离子氛不仅降低粒子的带电量，同时增加粒子前移的阻力，甚至使其不能泳动。然而缓冲液离子浓度过低，会降低缓冲液的总浓度及缓冲容量，不易维持溶液 pH 的恒定，影响粒子的带电量，改变泳动速度。离子的这种效应与其浓度和价数相关，可用离子强度 I 表示，最适离子强度一般在 0.02～0.2mol/L。

溶液离子强度的计算：

$$I = \frac{1}{2}\Sigma C_i Z_i^2$$

I 为离子强度，C_i 为离子的摩尔浓度，Z_i 为离子的价数。

4. 电渗作用 在电场作用下，液体对于固体支持物的相对移动称为电渗。其产生的原因是固体支持物多孔，且带有可解离的化学基团，常吸附溶液中的正离子或负离子，使溶液相对带负电或正电。如在纸电泳中，滤纸中含有表面带负电荷的羟基，因感应相吸而使与纸相接触的水溶液带正电荷，在电场中液体向负极移动，并带动着物质移动。由于电渗作用与电泳同时存在，所以电泳时粒子移动距离也受到电渗影响（附录图 6-6），如果物质原来向负极移动，则移动更快，反之则慢，所以电泳时粒子表面速度是其本身泳动速度与由于电渗而被携带的移动速度两者的加和。观察电渗方向和距离，通常可用不带电的有色染料或有色葡聚糖点样在支持物的中间进行。选择电泳支持物，以电渗作用小或几乎无电渗作用的材料为好。

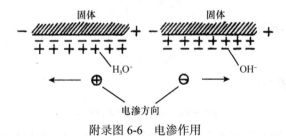

附录图 6-6 电渗作用

（三）电泳的分类

电泳可分为显微电泳、自由界面电泳和区带电泳三种，其中区带电泳操作简便，容易推广，因此常用于分离鉴定。区带电泳是在不同的惰性支持物中进行的，使各组分成带状分布。区带电泳的种类繁多，分类比较困难，仅按某一特点分类似乎都不全面。这里基于支持物的物理性状、装置形式、pH 的连续性等不同进行分类。

1. 按支持物物理性状分类

（1）滤纸及其他纤维素薄膜电泳：如纸电泳、醋酸纤维素薄膜电泳。

（2）凝胶电泳：如琼脂糖、淀粉胶、聚丙烯酰胺凝胶电泳，制成凝胶板或凝胶柱。

（3）粉末电泳：如纤维素、淀粉、琼脂粉等，将粉末与适当的溶剂调和，铺成平板。

（4）线丝电泳：如尼龙丝、人造丝电泳，是一类微量电泳。

2. 按支持物的装置形式分类

（1）平板式电泳：电泳支持物（如凝胶）制成水平板状。

（2）垂直板式电泳：板状支持物，电泳时沿垂直方向进行。

（3）连续式电泳：首先应用于纸电泳，将滤纸垂直竖立，两边各放一电极，缓冲液和样品自顶端流下，与电泳方向垂直。也可以用其他材料作支持物。该法主要用于制备一定量的电泳纯物质。

（4）圆盘电泳：电泳支持物灌制在两通的玻璃管中，被分离的物质在其中泳动后，区带呈圆盘状。

3. 按 pH 的连续性分类

（1）连续 pH 电泳：电泳全过程中缓冲液的 pH 保持不变，如纸电泳、醋酸纤维素膜电泳等。

（2）非连续 pH 电泳：缓冲液和支持物间有不同的 pH，如聚丙烯酰胺凝胶电泳、等电聚焦电泳、等速电泳等。

二、醋酸纤维素薄膜电泳

醋酸纤维素薄膜电泳（cellulose acetate membrane electrophoresis）是以醋酸纤维素薄膜为支持物，它是纤维素的乙酸酯，由纤维素经羟基乙酰化而制成。

醋酸纤维素薄膜是一种细密而薄的微孔膜。醋酸纤维素薄膜的优点是对样品的吸附性较小，因此，少量的样品，甚至大分子物质都能得到较高的分辨率。又由于醋酸纤维素薄膜亲水性较小，故电渗作用也较小，并且它所容纳的缓冲液较少，因此电流的大部分由样品传导，可以加速样品分离，大大节约电泳时间。该方法操作简单、快速、价廉、定量容易，尤其是比纸电泳分辨力强、区带清晰、灵敏度高。醋酸纤维素薄膜经过冰醋酸乙醇溶液或其他透明液处理后可使膜透明化，有利于对电泳图谱的光吸收扫描测定和膜的长期保存。

目前醋酸纤维素薄膜电泳已取代纸电泳而被广泛应用于科学实验、生化产品分析和临床化验，如分析检测血浆蛋白、脂蛋白、糖蛋白、胎儿甲种球蛋白、体液、脊髓液、脱氢酶、多肽、核酸及其他生物大分子，为心血管疾病、肝硬化及某些癌症鉴别诊断提供了可靠的依据，因而已成为医学和临床检验的常规技术。醋酸纤维素薄膜作为电泳支持物有许多优点。

（1）对蛋白质吸附少，拖尾现象轻微，灵敏度高。

（2）标本用量少、分辨率高、区带清晰。

（3）电泳时间短，操作简便、快速。

（4）对染料不吸附，蛋白质区带均匀，背景清晰。

（5）易比色定量，易透明，适用于光密度计扫描定量等。

三、琼脂糖凝胶电泳

琼脂糖凝胶电泳（agarose gel electrophoresis）是一种以琼脂糖凝胶为支持物的凝胶电

泳,其分析原理与其他支持物电泳的最主要区别是它兼有"分子筛"和"电泳"的双重作用(附录图 6-7)。琼脂糖凝胶具有网络结构,直接参与带电颗粒的分离过程。在电泳中,物质分子通过凝胶网孔时会受到阻力,大分子物质在泳动时受到的阻力比小分子大,因此在凝胶电泳中,带电颗粒的分离不仅依赖于净电荷的性质和数量,而且还取决于分子大小和形状,这就大大地提高了分辨能力。

附录图 6-7　琼脂糖凝胶结构

琼脂糖系天然琼脂加工制得,天然琼脂是一种多聚糖,主要由琼脂糖(约占 80%)及琼脂胶组成。琼脂糖是由半乳糖及其衍生物构成的中性物质,不带电荷。而琼脂胶是一种含硫酸根和羧基的强酸性多糖,由于这些基团带有电荷,在电场作用下能产生较强的电渗现象,加之硫酸根可与某些蛋白质作用而影响电泳速度及分离效果,而以加工制得的琼脂糖凝胶为支持物进行电泳可以克服琼脂的不足之处,其优点如下:

1. 琼脂糖凝胶电泳操作简单,电泳速度快,样品不需预处理就可进行电泳。

2. 琼脂糖凝胶结构均匀,含水量大(占 98%~99%),近似自由电泳,但样品扩散度较自由电泳小,对样品吸附极微,因此电泳图谱清晰,分辨率高,重复性好。

3. 琼脂糖透明无紫外吸收,电泳过程和结果可直接用紫外监测及定量测定。

4. 电泳后区带易染色,样品易洗脱,便于定量测定。制成干膜可长期保存。

琼脂糖凝胶通常制成板状,常用 1%琼脂糖作为电泳支持物。电泳缓冲液的 pH 多在 6~9,最适离子强度为 0.02~0.05。离子强度过高时,将有大量电流通过凝胶,使凝胶中水分大量蒸发,甚至造成凝胶干裂,电泳中应加以避免。

琼脂糖凝胶电泳常用于蛋白质和核酸的电泳支持介质,尤其是用于 DNA、RNA 的分离纯化和分析。另外还可用于血清蛋白、血红蛋白、脂蛋白、糖蛋白、乳酸脱氢酶、碱性磷酸酶等同工酶的分离和鉴定,为临床某些疾病的鉴别诊断提供可靠依据。与免疫化学反应相结合发展成为免疫电泳技术,用于分离和检测抗原等。

四、聚丙烯酰胺凝胶电泳

聚丙烯酰胺凝胶电泳(polyacrylamide gel electrophoresis,PAGE)是以聚丙烯酰胺凝胶作为电泳支持介质。它是由单体丙烯酰胺(acrylamide,Acr)和交联剂 N, N'-甲叉双丙烯酰胺(methylene-bisacrylamide,Bis)在加速剂和催化剂的作用下聚合交联形成三维网状结构的凝胶。

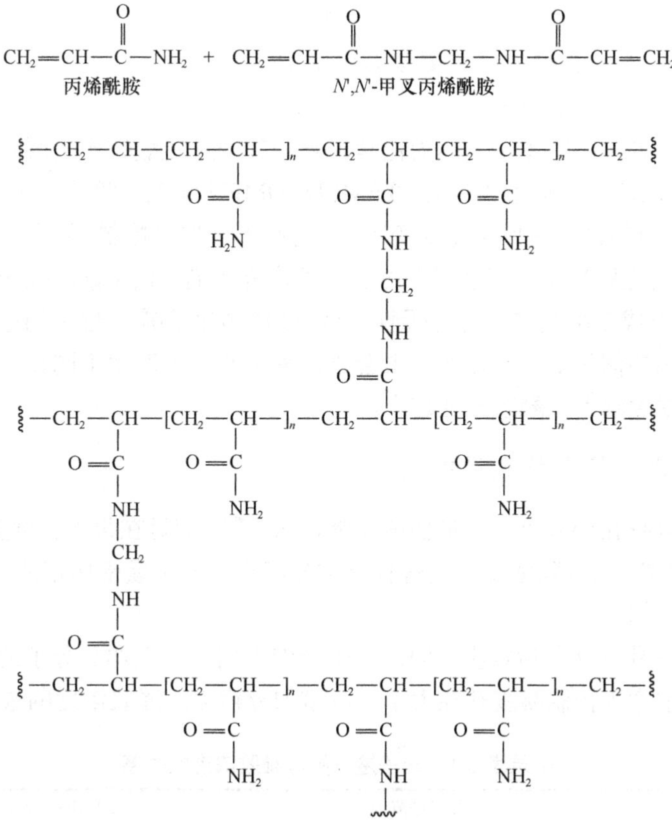

聚丙烯酰胺

（一）聚丙烯酰胺凝胶的优点

1. 机械强度好，弹性好，透明，无电渗作用，吸附作用极小。

2. 化学性能稳定，与待分离物质不起任何化学反应。

3. 样品不易扩散，且用量少，其灵敏度可达 10^{-6}g。

4. 凝胶孔径可调节，根据被分离物的分子量选择合适的浓度，通过改变单体及交联剂的浓度调节凝胶孔径的大小。

5. 分辨率高，尤其在不连续凝胶电泳中，集浓缩、分子筛和电荷效应为一体，因而较醋酸纤维素薄膜电泳、琼脂糖凝胶电泳等有更高的分辨率。

PAGE 应用范围广，可用于蛋白质、酶、核酸等生物大分子的分离、定性、定量及少量制备，还可测定分子量、等电点等。聚丙烯酰胺凝胶电泳可分为圆盘电泳、垂直板型电泳、梯度凝胶电泳、十二烷基硫酸钠-聚丙烯酰胺凝胶电泳、等电聚焦电泳及双向电泳等技术。

（二）聚丙烯酰胺凝胶的制备

聚丙烯酰胺凝胶是由 Acr 和 Bis 在催化剂作用下聚合而成。Acr 和 Bis 单独存在或混合在一起时是稳定的，但在自由基存在时就会发生聚合反应形成凝胶。引发产生自由基的方法有化学和光合两种方法。

1. 化学聚合　常用的催化剂系统有以下 3 种。

（1）过硫酸铵（AP）——TEMED（四甲基乙二胺）。

（2）过硫酸铵——DMPN（二甲基氨基丙腈）。

（3）过硫酸铵——三乙醇胺。

上述皆为催化氧化还原体系，称为化学聚合。其中过硫酸铵产生游离氧原子，使单体成为具有游离基的状态，从而发生聚合。TEMED、DMPN 和三乙醇胺的作用是作为加速剂。分子氧阻止聚合，冷却也可使聚合速度变慢。对这些因素加以控制，聚合一般在 1h 内完成。

2. 光聚合　由光敏物质核黄素代替过硫酸铵作催化剂。核黄素经强光照射后产生自由基，后者使 Acr 形成自由基并聚合成凝胶。TEMED 并非必需，但可加速聚合。由于单体及交联剂、引发剂的催化浓度、比例、聚合条件等不同，可产生不同孔径的凝胶。一般凝胶浓度越大，交联度越大，凝胶孔径越小。

（三）聚丙烯酰胺凝胶孔径的调节

聚丙烯酰胺凝胶孔径大小、机械性能（弹性）、透明度等在很大程度上取决于 Acr 和 Bis 二者的总浓度 T。而凝胶浓度 T 的选择与被分离物质分子量密切相关。T 越大，孔径越小，机械强度则增加。

凝胶的特性是具有分子筛效应，因此在聚合前根据待分离样品分子的大小，通过调节单体及交联剂的浓度来控制凝胶孔径大小，以增加分辨力。凝胶浓度的选择见附录表 6-1。

附录表 6-1　分子量范围与凝胶浓度的关系

	分子量范围	适用的凝胶浓度（%）
蛋白质	$<10^4$	20～30
	$1\times10^4\sim4\times10^4$	15～20
	$4\times10^4\sim1\times10^5$	10～15
	$1\times10^5\sim5\times10^5$	5～10
	$>5\times10^5$	2～5
	$<10^4$	15～20
核酸	$10^4\sim10^5$	5～10
	$10^5\sim2\times10^6$	2～2.6

（四）分离蛋白的基本原理

聚丙烯酰胺凝胶电泳根据其有无浓缩效应，分为连续系统与不连续系统两大类，前者电泳体系中缓冲液 pH 及凝胶浓度不变，带电颗粒在电场作用下，主要受电荷及分子筛效应影响；后者电泳体系中由不同的缓冲体系、pH 和凝胶孔径组成不连续系统，带电颗粒在电场中的泳动行为不仅受电荷效应和分子筛效应的影响，而且具有浓缩效应，从而提高了分辨率。

不连续体系由电极缓冲液、样品胶、浓缩胶及分离胶所组成，它们在直立的玻璃管（或 2 层玻璃板中）排列顺序依次为上层样品胶、中间浓缩胶、下层分离胶。

样品胶是核黄素催化聚合而成的大孔凝胶，其作用是防止对流，促使样品浓缩以免被电极缓冲液稀释。目前一般不用样品胶，直接在样品液中加入等体积 40% 的蔗糖，同样具有防止对流及样品被稀释的作用。

浓缩胶是由 AP 催化聚合而成的大孔凝胶，凝胶缓冲液为 pH6.7 的 Tris-HCl，其作用是使样品进入分离胶前，被浓缩成很窄的区带，从而提高分离效果。

分离胶是由 AP 催化聚合而成的小孔凝胶，主要起分子筛作用。凝胶缓冲液为 pH8.9 Tris-HCl。电极缓冲液是 pH8.3 Tris-甘氨酸缓冲液。

不连续电泳一般含有 3 种性质不完全一样的凝胶，其组成如附录表 6-2。

附录表 6-2　不连续电泳凝胶

Tris-HCl		凝胶浓度	凝胶孔径
样品胶	pH 6.7	2%~3%	大（大孔凝胶）
浓缩胶	pH 6.7	2%~3%	大（大孔凝胶）
分离胶	pH 8.9	5%~10%	小（小孔凝胶）

在此电泳体系中，有 2 种孔径的凝胶、2 种缓冲液体系、3 种 pH，因而形成了凝胶孔径、pH、缓冲液离子成分的不连续性，这是样品浓缩的主要因素。PAGE 具有较高的分辨率，就是因为在电泳体系中集样品浓缩效应、分子筛效应及电荷效应为一体。下面就这 3 种物理效应的原理，分别加以说明。

1. 样品的浓缩效应

（1）凝胶孔径不连续性：在上述 3 层凝胶中，样品胶及浓缩胶为大孔凝胶，分离胶为小孔凝胶。在电场作用下，蛋白质颗粒在大孔凝胶中泳动遇到的阻力小，移动速度快；当进入小孔凝胶时，蛋白质颗粒泳动受到的阻力大，移动速度减慢。因而在两层凝胶交界处，由于凝胶孔径的不连续性使样品迁移受阻而被压缩成很窄的区带。

（2）缓冲体系离子成分及 pH 的不连续性：该系统的电极缓冲液是 pH8.3 的 Tris-甘氨酸缓冲液，样品胶和浓缩胶是用 pH6.7 的 Tris-HCl 缓冲液制成的。电泳时，HCl 在任何 pH 溶液中均易解离出 Cl⁻，它在电场中迁移率快，走在最前面称为前导离子或快离子。在电极缓冲液中，除有 Tris 外，还有甘氨酸，它在 pH8.3 的电极缓冲液中，易解离出 $NH_2CH_2COO^-$，而在 pH6.7 的凝胶缓冲体系中解离度最小，在电场中的迁移率很慢，称为尾随离子或慢离子。大多数血清蛋白质 pI 在 5.0 左右，在 pH6.7 或 8.3 时均带负电荷，在电场中都向正极移动，其有效迁移率介于快离子和慢离子之间，于是蛋白质就在快、慢离子形成的界面处，被浓缩为极窄的区带。当进入 pH8.9 的分离胶时，甘氨酸解离度增加，其有效迁移率超过蛋白质，因此，Cl⁻ 及 $NH_2CH_2COO^-$ 沿着离子界面继续前进。蛋白质由于分子量大，被留在后面，然后再分成多个区带。

电泳开始时，在电流的作用下，浓缩胶中的 Cl⁻（快离子）有效泳动率超过蛋白质的有效泳动率，很快泳动到最前面，蛋白质紧随其后，而 Gly⁻ 成为慢离子，在最后面。快离子向前移动，而在快离子原来停留的那部分区域则形成了低离子浓度区，即低电导区。由于电势梯度：

$$E = \frac{电流强度}{电导率}$$

因此，低电导区就有较高的电势梯度，这种高电势又迫使蛋白质离子与慢离子在此区域加速前进，追赶快离子。夹在快、慢离子间的蛋白质样品就在这个追赶过程中被逐渐压缩聚集成一条狭窄的区带。

2. 分子筛效应 分子量或分子大小和形状不同的蛋白质通过一定孔径分离胶时，受阻滞的程度不同而表现出不同的迁移率，此即分子筛效应。颗粒小、形状为圆球形的样品分子通过凝胶孔洞时受到的阻力小，移动较快；反之，颗粒大、形状不规则的样品分子通过凝胶的阻力较大，移动慢。

3. 电荷效应 当样品进入分离胶后，由于每种蛋白质所带的电荷多少不同，因而迁移率也不同。带电荷多的，分子小的泳动速度快，反之，则慢。于是，各种蛋白质在凝胶中得以分离。

五、SDS-聚丙烯酰胺凝胶电泳

SDS-聚丙烯酰胺凝胶电泳（SDS-PAGE）主要用于测定蛋白分子量。该方法是在聚丙烯酰胺凝胶体系中加入十二烷基硫酸钠（sodium dodecyl sulfate，SDS），SDS 是一种阴离子去污剂，可使蛋白质的氢键、疏水键打开，并按一定比例与蛋白质结合形成 SDS-蛋白质复合物，引起蛋白质构象的改变。由于 SDS 带有大量负电荷，当它与蛋白质结合时，所带的负电荷大大超过了天然蛋白质原有的电荷，从而消除和遮盖了不同种类蛋白质间原有电荷的差异，使所有蛋白质均带有相同密度的负电荷。而在上样缓冲液中加入还原剂巯基乙醇或 DTT 则能够破坏蛋白质二硫键，使蛋白质的构象和形状发生改变，几乎全部呈长椭圆状。

蛋白质在聚丙烯酰胺凝胶电泳时，它的迁移率取决于它所带净电荷及分子的大小和形状等因素。而蛋白质-SDS 复合物在凝胶电泳中的迁移率则不再受蛋白质原有电荷和形状的影响，而只与蛋白质的分子量有关。因此可以利用 SDS-PAGE 测定蛋白质分子量，也可利用分子量差异将各种蛋白质分开。当分子量在 15～200KDa 时，蛋白质的迁移率和分子量的对数呈线性关系，符合下式：$\lg Mr = K - bm$，Mr：蛋白质分子量，K：常数，b：斜率，m：迁移率。若将已知分子量的标准蛋白质的迁移率对分子量的对数作图，可获得一条标准曲线，未知蛋白质在相同条件下进行电泳，根据它的电泳迁移率即可在标准曲线上求得其分子量。

许多蛋白质是由多亚基（如血红蛋白）或两条以上肽链（如胰凝乳蛋白酶）组成的，它们在 SDS 和巯基乙醇作用下，解离成亚基或单条肽链，因此这一类蛋白质，测定时只是它们的亚基或单条肽链的分子量。

有些蛋白质不能用 SDS-PAGE 测定分子量。如电荷异常或构象异常的蛋白质，带有较大辅基的蛋白质（某些糖蛋白）及一些结构蛋白，如胶原蛋白等。

六、等电聚焦电泳

等电聚焦电泳（isoelectrofocusing，IEF）是利用具有 pH 梯度的电泳介质来分离等电点（pI）不同的蛋白质的电泳技术。

基本原理是在制备聚丙烯酰胺凝胶时，在胶的混合液中加入载体两性电解质，它们是一系列多羧基多氨基脂肪族化合物，分子量在 300～1000。常用的进口两性电解质为瑞典 Pharmacia-LKB 公司生产的 Ampholine 和 Pharmalyte，价格昂贵。国产的价格便宜，质量尚佳。载体两性电解质在直流电场的作用下，能形成一个从正极到负极连续增加的 pH 梯度，它们在 pH 2.5~11.0 时具有依次递变但相距很近的等电点，并且在水溶液中能够充分溶解。

如果把蛋白质加入此体系中进行电泳时，蛋白质即移动并聚集于相当于其等电点的位置形成一条区带，只要测出此区带所处部位的 pH，即为其等电点。电泳时间越长，蛋白质聚焦的区带就越集中，越狭窄，因而提高了分辨率。这是等电聚焦的一大优点，不像一般的其他电泳，电泳时间过长则区带扩散。所以等电聚焦电泳法不仅可以测定等电点，而且能将不同等电点的混合的生物大分子进行分离和鉴定。

好的载体两性电解质应具有以下特点：在等电点处有足够的缓冲能力，不易被样品等改变其 pH 梯度；必须有均匀的足够高的电导，以便使一定的电流通过；分子量不宜太大，便于快速形成梯度并从被分离的高分子物质中除去；不与被分离物质发生化学反应或使之变性等。Ampholine 是一种常用的载体两性电解质。要取得满意的等电聚焦电泳分离结果，除有好的载体两性电解质外，还应有抗对流的措施，使已分离的蛋白质区带不致发生再混合。要消除这种现象，办法之一加入抗对流介质，用得最多的抗对流支持介质是聚丙烯酰胺凝胶。

等电聚焦电泳与其他区带电泳比较具有更高的分辨率，可以分辨等电点仅差 0.01pH 的生物分子；具有更好的浓缩效应，很稀的样品也可进行分离；重复性好，样品容量大，并且可直接测出蛋白质的等电点。所以此技术在高分子物质的分离、提纯和鉴定中的应用日益广泛。但是等电聚焦电泳技术要求有稳定的 pH 梯度和使用无盐溶液，而在无盐溶液中蛋白质易发生沉淀。

七、二维聚丙烯酰胺凝胶电泳

二维聚丙烯酰胺凝胶电泳（2-dimensional electrophoresis，2-DE）技术是等电聚焦技术（根据蛋白质等电点进行分离）及 SDS-聚丙烯酰胺凝胶电泳技术（根据蛋白质分子量的大小进行分离）两者的结合，是目前分离分析蛋白质最有效的一种电泳手段。

通常第一维电泳是等电聚焦，在细管中加入含有两性电解质、8mol/L 的尿素及非离子型去污剂的聚丙烯酰胺凝胶进行等电聚焦电泳，此时变性的蛋白质根据其等电点的不同进行分离。而后将凝胶从管中取出，用含有 SDS 的缓冲液处理 30min，使 SDS 与蛋白质充分结合。

将处理过的凝胶条放在 SDS-聚丙烯酰胺凝胶电泳浓缩胶上，加入丙烯酰胺溶液或熔化的琼脂糖溶液使其固定并与浓缩胶连接。在第二维电泳过程中，结合 SDS 的蛋白质从等电聚焦凝胶中进入 SDS-聚丙烯酰胺凝胶，在浓缩胶中被浓缩，在分离胶中依据其分子量大小被分离。这样各个蛋白质根据等电点和分子量的不同而被分离、分布在二维图谱上。二维电泳技术具有很高的分辨率，细胞提取液的二维电泳可以分辨出 1000~2000 个蛋白质，可以直接从细胞提取液中检测某个蛋白。

二维电泳主要应用于蛋白质组的研究，是一项技术性很强并且很辛苦的工作。目前已有一些计算机控制的系统可以直接记录并比较复杂的二维电泳图谱。

【思考题】

1. 影响电泳的主要因素有哪些？

2. 电泳是如何分类的？

3. SDS-PAGE 的基本原理是什么？

（王 伟）

第四节 离心技术

离心技术（centrifugation）是生物科学，特别是生物化学和分子生物学研究领域广泛应用的基本技术之一，主要用于各种生物样品的分离和制备。

一、基本原理

在离心力场作用下，利用物质质量、密度、形状等物理性状的差异而使物质沉降的过程称为离心。

生物样品悬浮液在高速旋转下，由于受到巨大离心力的作用，悬浮的微小颗粒（细胞器或生物大分子等）即以一定的速度沉降，其沉降速度取决于颗粒的质量、形状和密度等。由于不同颗粒的物理性状各不相同，在同一离心场中沉降速度也就不同，因而可以彼此分离。

离心力和相对离心力：

当一个粒子在高速旋转下受到离心力作用时，此离心力 F 由下式定义，即：

$$F = m \cdot a = m \cdot \omega^2 r$$

a：粒子旋转的加速度，m：沉降粒子的有效质量，ω：粒子旋转的角速度，r：粒子的旋转半径（cm）。

显然，离心力随着转速和颗粒质量的提高而加大，而随着离心半径的减小而降低。目前离心力通常以相对离心力 RCF 表示，即在离心场中，作用于颗粒的离心力 F 相当于地球引力的倍数，单位是重力加速度 g 980cm/s，用数字×g 来表示，例如 25 000×g，则表示相对离心力为 25 000。其计算公式如下：

$$\text{RCF} = 1.119 \times 10^{-5} \times (\text{rpm})^2 \times r$$

（rpm：revolutions per minute，为每分钟转数，即 r/min）

由上式可见，只要给出旋转半径 r，则 RCF 和 rpm 之间可以相互换算。但是由于转头的形状及结构的差异，使每台离心机的离心管从管口至管底的各点与旋转轴之间的距离不一样，所以在计算时规定旋转半径均用平均半径 r_{av} 代替：

$$r_{av} = (r_{min} + r_{max})/2$$

r 的测量见附录图 6-8。

一般情况下，低速离心时常以转速 rpm 来表示，高速离心时则以 g 表示。计算颗粒的相对离心力时，应注意离心管与旋转轴中心的距离 r 不同，即沉降颗粒在离心管中所处位置不同，则所受离心力也不同。因此在报告超离心条件时，通常总是用地心引力的倍数×g 代替每分钟转数（rpm），因为它可以真实地反映颗粒在离心管内不同位置的离心力及其动态变化。科技文献中离心力的数据通常是指其平均值（RCF_av），即离心管中心点的离心力。

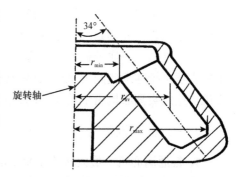

为了便于进行转速和相对离心力之间的换算，人们制作了半径（r）、相对离心力（RCF）和转速三者之间关系的列线图（附录图 6-9）。图示法比公式法计算方便，由图中两者数值点连线的延长线，即得与第三者的交点，此即为所求第三者的数值。

沉降系数：

为了建立分子大小与沉降速度之间的关系，引入了沉降系数的概念。沉降系数定义为颗粒在单位

附录图 6-8　角式转头纵剖面图

离心场中的沉降速度，即沉降速度与离心力的比率，以 Svedberg 单位计算，$1S=1\times10^{-13}$ s。例如，核糖核酸酶 A 的沉降系数为 1.85×10^{-13} s，即可记作 1.85S。近年来，在生物化学、分子生物学及生物工程等书刊文献中，对于某些大分子化合物，当它们的详细结构和分子量不很清楚时，常常用沉降系数这个概念去描述其分子的大小。例如，核糖体 RNA（rRNA）有 30S 亚基和 50S 亚基，这里的 S 就是沉降系数，现在更多地用于生物大分子的分类，特别是核酸。

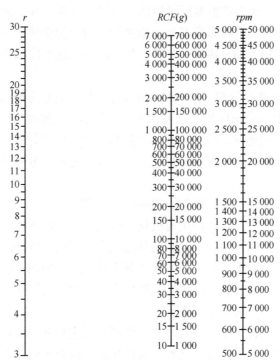

附录图 6-9　离心机转数与离心力的列线图

二、离心机的主要构造和类型

每个生物化学和分子生物学实验室都要配置各种形式的离心机（centrifuge）。离心机是实施离心技术的装置，种类很多，按照使用目的可分为两类，即制备型离心机和分析型离

心机。制备型离心机主要用于分离各种生物材料，每次分离样品的容量比较大；分析型离心机一般都带有光学系统，主要用于研究纯品大分子物质，包括某些颗粒体如核糖体等物质的理化性质，每次分析的样品容量很小，依据待测物质在离心场中的行为（可用离心机中的光学系统连续监测），能推断其纯度、形状和分子量等性质，分析用离心机都是超速离心机。这两类离心机由于用途不同，故其主要结构也有差异。

（一）制备性离心机

1. 普通离心机　最大转速 6000r/min 左右，最大相对离心力近 6000×g，容量为几十毫升至几升，分离形式是固液沉降分离，转子有角式和外摆式，其转速不能严格控制，通常不带冷冻系统，于室温下操作，用于收集易沉降的大颗粒物质，如红细胞、酵母细胞等。这种离心机多用交流整流子电动机驱动，电机的碳刷易磨损，转速是用电压调压器调节，起动电流大，速度升降不均匀，一般转头是置于一个硬质钢轴上，因此精确地平衡离心管及内容物极为重要，否则会损坏离心机。

2. 高速冷冻离心机　转速为 2000～25 000r/min，最大相对离心力为 89 000×g，最大容量可达 3L，分离形式也是固液沉降分离，转头有各种角式转头、荡平式转头、区带转头、垂直转头和大容量连续流动式转头等，一般都有制冷系统，以消除高速旋转时转头与空气之间摩擦而产生的热量，离心室的温度可以调节和维持在 0～4℃，转速、温度和时间都可以严格准确地控制，并有指针或数字显示，通常用于微生物菌体、细胞碎片、大细胞器、硫酸铵沉淀和免疫沉淀物等的分离纯化工作，但不能有效地沉降病毒、小细胞器（如核糖体）或单个分子。

3. 超速离心机　转速可达 50 000～80 000r/min，相对离心力最大可达 500 000×g，离心容量由几十毫升至 2L，分离的形式是差速沉降分离和密度梯度区带分离，离心管平衡允许的误差要小于 0.1g。超速离心机的出现，使生物科学的研究领域有了新的扩展，它能使仅仅在电子显微镜下观察到的亚细胞器得到分级分离，还可以分离病毒、核酸、蛋白质和多糖等。

超速离心机主要由驱动和速度控制、温度控制、真空系统和转头四部分组成。超速离心机的驱动装置是由水冷或风冷电动机通过精密齿轮箱或皮带变速，或直接用变频感应电机驱动，并由微机进行控制，由于驱动轴的直径较小，因而在旋转时此细轴可有一定的弹性弯曲，以适应转头轻度的不平衡，而不致引起震动或转轴损伤，除速度控制系统外，还有一个过速保护系统，以防止转速超过转头最大规定转速而引起转头的断裂或爆炸，为此，离心腔用能承受此种爆炸的装甲钢板密闭。

温度控制是由安装在转头下面的红外线射量感受器直接并连续监测离心腔的温度，以保证更准确更灵敏地调控温度，这种红外线温控比高速离心机的热电偶控制装置更敏感、更准确。

超速离心机配有真空系统，这是它与高速离心机的主要区别。离心机的速度在2000r/min 以下时，空气与旋转转头之间的摩擦只产生少量的热，速度超过 20 000r/min 时，由摩擦产生的热量显著增大，当速度在 40 000r/min 以上时，由摩擦产生的热量就成为严重问题，为此，将离心腔密封，并由机械泵和扩散泵串联工作的真空泵系统抽成真空，使摩擦力很小，这样才能达到所需的超高转速，并且温度的变化也容易控制。

（二）转头

1. 角式转头　角式转头是指离心管腔与转轴成一定倾角的转头。它由一块完整的金属制成，其上有 4～12 个装离心管用的机制孔穴，即离心管腔，孔穴的中心轴与旋转轴之间的角度在 20°～40°，角度越大沉降越结实，分离效果越好。这种转头的优点是具有较大的容量，且重心低，运转平衡，寿命较长，颗粒在沉降时先沿离心力方向撞向离心管，然后再沿管壁滑向管底，因此管的一侧就会出现颗粒沉积，此现象称为"壁效应"，壁效应容易使沉降颗粒受突然变速所产生的对流扰乱，影响分离效果。

2. 荡平式转头　这种转头是由吊着的 4 或 6 个自由活动的吊桶（离心套管）构成。当转头静止时，吊桶垂直悬挂，当转头转速达到 200～800r/min 时，吊桶荡至水平位置，这种转头最适合做密度梯度区带离心，其优点是梯度物质可放在保持垂直的离心管中，离心时被分离的样品带垂直于离心管纵轴，而不像角式转头中样品沉淀物的界面与离心管成一定角度，因而有利于离心结束后由管内分层取出已分离的各样品带。其缺点是颗粒沉降距离长，离心所需时间也长。

3. 区带转头　区带转头无离心管，主要由一个转子桶和可旋开的顶盖组成，转子桶中装有十字形隔板装置，把桶内分隔成 4 个或多个扇形小室，隔板内有导管，梯度液或样品液从转头中央的进液管泵入，通过这些导管分布到转子四周，转头内的隔板可保持样品带和梯度介质的稳定。沉降的样品颗粒在区带转头中的沉降情况不同于角式和外摆式转头，在径向的散射离心力作用下，颗粒的沉降距离不变，因此区带转头的"壁效应"极小，可以避免区带和沉降颗粒的紊乱，分离效果好，而且还有转速高，容量大，回收梯度容易和不影响分辨率的优点，使超速离心用于制备和工业生产成为可能。区带转头的缺点是样品和介质直接接触转头，耐腐蚀要求高，操作复杂。

4. 垂直转头　其离心管是垂直放置，样品颗粒的沉降距离最短，离心所需时间也短，适合于密度梯度区带离心，离心结束后液面和样品区带要作 90°转向，因而降速要慢。

5. 连续流动转头　连续流动转头可用于大量培养液或提取液的浓缩与分离，转头与区带转头类似，由转子桶和有入口和出口的转头盖及附属装置组成，离心时样品液由入口连续流入转头，在离心力作用下，悬浮颗粒沉降于转子桶壁，上清液由出口流出。

（三）离心管

离心管主要由塑料或不锈钢制成，塑料离心管常用材料有聚乙烯（PE）、聚碳酸酯（PC）、聚丙烯（PP）等，其中 PP 管性能较好。塑料离心管的优点是透明（或半透明），硬度小，可用穿刺法取出梯度。缺点是易变形，抗有机溶剂腐蚀性差，使用寿命短。

不锈钢管强度大，不变形，耐热，抗冻，抗化学腐蚀。但用时也应避免接触强腐蚀性的化学药品，如强酸、强碱等。

塑料离心管都有管盖，离心前管盖必须盖严，且倒置不漏液。管盖有三种作用：①防止样品外泄。用于有放射性或强腐蚀性的样品时，这点尤其重要。②防止样品挥发。③支持离心管，防止离心管变形。

（四）分析性离心机

分析性离心机使用了特殊设计的转头和光学检测系统，以便可以连续地观察物质在离心场中的沉降过程，从而确定其物理性质。

分析性超速离心机的转头是椭圆形的，以避免应力集中于孔处。此转头通过一个有柔性的轴连接到一个高速的驱动装置上，转头在一个冷冻和真空的腔中旋转，转头上有2～6个装离心杯的小室，离心杯是扇形石英的，可以上下透光，离心机中装有一个光学系统，在整个离心期间都可以通过紫外吸收或折射率的变化监测离心杯中沉降着的物质，在预定的期间可以拍摄沉降物质的照片，在分析离心杯中物质沉降情况时，在重颗粒和轻颗粒之间形成的界面就像一个折射的透镜，结果在检测系统的照相底板上产生了一个"峰"。由于沉降不断进行，界面向前推进，因此峰也移动，从峰移动的速度可以计算出样品颗粒的沉降速度。

分析性超速离心机的主要特点是能在短时间内，用少量样品就可以得到一些重要信息：能够确定生物大分子是否存在，其大致的含量，计算生物大分子的沉降系数，结合界面扩散，估计分子的大小，检测分子的不均一性及混合物中各组分的比例，测定生物大分子的分子量，还可以检测生物大分子的构象变化等。

三、制备性超速离心的分离方法

（一）差速沉降离心法

这是最普通的离心法。即采用逐渐增加离心速度或低速和高速交替进行离心，使沉降速度不同的颗粒，在不同的离心速度及不同离心时间下分批分离的方法。此法一般用于分离沉降系数相差较大的颗粒。

差速离心首先要选择好颗粒沉降所需的离心力和离心时间。当以一定的离心力在一定的离心时间内进行离心时，在离心管底部就会得到最大和最重颗粒的沉淀，分出的上清液在加大转速下再进行离心，又得到第二部分较大较重颗粒的沉淀及含较小和较轻颗粒的上清液，如此多次离心处理，即能把液体中的不同颗粒较好地分离开。此法所得的沉淀是不均一的，仍掺杂有其他成分，需经过2～3次的再悬浮和再离心，才能得到较纯的颗粒。

此法主要由于组织匀浆液中分离细胞器和病毒，其优点是操作简易，离心后用倾倒法即可将上清液与沉淀分开，并可使用容量较大的角式转子。缺点是须多次离心，沉淀中有夹带，分离效果差，不能一次得到纯颗粒，沉淀于管底的颗粒受挤压容易变性失活。

（二）密度梯度区带离心法（简称区带离心法）

区带离心法是将样品加在惰性梯度介质中进行离心沉降或沉降平衡，在一定的离心力下把颗粒分配到梯度中某些特定位置上，形成不同区带的分离方法。

1. 区带离心法的优点

（1）分离效果好，可一次获得较纯颗粒。

（2）适用范围广，能像差速离心法一样分离具有沉降系数差的颗粒，又能分离有一定浮力密度差的颗粒。

（3）颗粒不会挤压变形，能保持颗粒活性，并防止已形成的区带由于对流而引起混合。

2. 区带离心法的缺点

（1）离心时间较长。

（2）需要制备惰性梯度介质溶液。

（3）操作严格，不易掌握。

（三）区带离心法分类

1. 差速区带离心法　当不同的颗粒间存在沉降速度差时（不需要像差速沉降离心法所要求的那样大的沉降系数差）。在一定离心力作用下，颗粒各自以一定的速度沉降，在密度梯度介质的不同区域上形成区带的方法称为差速区带离心法。此法仅用于分离有一定沉降系数差的颗粒（20%的沉降系数差或更少）或分子量相差 3 倍的蛋白质，与颗粒的密度无关，大小相同，密度不同的颗粒（如线粒体、溶酶体等）不能用此法分离。

离心管中预先装好密度梯度介质溶液，样品液加在梯度介质的液面上。离心时，由于离心力的作用，颗粒离开原样品层，按不同沉降速度向管底沉降，离心一定时间后，沉降的颗粒逐渐分开，最后形成一系列界面清楚的不连续区带，沉降系数越大，往下沉降越快，所呈现的区带也越低，离心必须在沉降最快的大颗粒到达管底前结束，样品颗粒的密度要大于梯度介质的密度。梯度介质通常用蔗糖溶液，其最大密度和质量分数可达 $1.28kg/cm^3$ 和 60%。

此离心法的关键是选择合适的离心转速和时间。

2. 等密度区带离心法　离心管中预先放置好梯度介质，样品加在梯度液面上，或样品预先与梯度介质溶液混合后装入离心管，通过离心形成梯度，这就是预形成梯度和离心形成梯度的等密度区带离心产生梯度的两种方式。

离心时，样品的不同颗粒向上浮起，一直移动到与它们的密度相等的等密度点的特定梯度位置上，形成几条不同的区带，这就是等密度离心法。体系到达平衡状态后，再延长离心时间和提高转速已无意义，处于等密度点上的样品颗粒的区带形状和位置均不再受离心时间所影响，提高转速可以缩短达到平衡的时间，离心所需时间以最小颗粒到达等密度点（即平衡点）的时间为基准，有时长达数日。

等密度离心法的分离效率取决于样品颗粒的浮力密度差，密度差越大，分离效果越好，与颗粒大小和形状无关，但大小和形状决定着达到平衡的速度、时间和区带宽度。

等密度区带离心法所用的梯度介质通常为氯化铯（CsCl）或 20%～40%蔗糖溶液，其密度可达 $1.7g/cm^3$。此法可分离核酸、亚细胞器等，也可以分离复合蛋白质，但不适用于简单蛋白质。

（四）收集区带的方法

1. 用注射器或滴管由离心管上部吸出。

2. 用针刺穿离心管底部滴出。

3. 用针刺穿离心管区带部分的管壁，把样品区带抽出。

4. 用一根细管插入离心管底，泵入超过梯度介质最大密度的取代液，将样品和梯度介质压出，用自动部分收集器收集。

（五）离心操作的注意事项

高速与超速离心机是生化实验教学和科研的重要精密设备，因其转速高，产生的离心力大，使用不当或缺乏定期的检修和保养，都可能发生严重事故，因此使用离心机时都必须严格遵守操作规程。

1. 首先应该根据自己的实验需求选择合适的离心机和转子及离心管。使用各种离心机时，必须事先在天平上精密地平衡离心管和其内容物，平衡时重量之差不得超过离心机说明书上所规定的范围，每种离心机不同的转头有各自的允许差值。平衡的离心管必须互相对称地放置在转头中，以便使负载均匀地分布在转头的周围。转头中绝对不能装载单数的离心管。

2. 装载溶液时，要根据各种离心机的具体操作说明进行，根据待离心液体的性质及体积选用合适的离心管，有的离心管无盖，不得装过多液体，以防离心时甩出，造成转头不平衡、生锈或被腐蚀。挥发性或腐蚀性液体离心时，应使用带盖的离心管，并确保液体不外漏以免腐蚀机腔或造成事故。而制备性超速离心机的离心管，则要求必须将液体装满，以免离心时塑料离心管的上部凹陷变形。每次使用后，必须仔细检查转头，及时清洗、擦干，转头是离心机中须重点保护的部件，搬动时要小心，不能碰撞，避免造成伤痕，长时间不用时，要涂上一层上光蜡保护，严禁使用显著变形、损伤或老化的离心管。

3. 若要在低于室温的温度下离心时，转头在使用前应置于冰箱或离心机的转头室内预冷。

4. 不得在机器运转过程中或转子未停稳的情况下打开盖门，以免发生事故。离心过程中不得随意离开，应随时观察离心机的仪表是否正常工作，如有异常应立即停机检查，及时排除故障。

5. 使用离心机时的工作转速不应该超过离心机、转子及离心管的最大允许转速。每个转头各有其最高允许转速和使用累计期限，使用时要查阅说明书，不得超速使用。每个转头都要有一份使用档案，记录累计使用时间，若超过了该转头的最高使用期限时，则须按规定降速使用。

离心机使用方法
【视频资料】请扫描上方二维码观看离心机使用方法。

【思考题】

1. 相对离心力 RCF 的物理意义及单位是什么？

2. 使用高速冷冻离心机时有何注意事项？

（田克立　刘志方）

第五节　分子生物学技术

分子生物学主要研究生物大分子（包括核酸和蛋白质等）的结构、功能，以及遗传信息的传递表达和调控等。重组 DNA 技术是分子生物学研究的基本技术之一，可以用于改造或扩增基因和基因产物、研究基因表达和调控机制，研究疾病发生的分子机制、基因诊断和基因治疗，同时利用该技术还可以获得我们所需要的基因工程产品。

一、DNA 体外重组技术

DNA 体外重组技术是在分子水平上，根据人们的需要以人工的方法获得感兴趣的目的基因，在体外与载体 DNA 分子重组，然后将重组分子转入受体细胞，并筛选出能表达重组 DNA 的转化细胞，加以纯化、扩增，称为克隆。

　　DNA 体外重组技术主要包括以下步骤：①分离或合成感兴趣的目的基因；②构建、改造作为载体的 DNA；③目的基因与载体 DNA 在体外重组；④重组 DNA 引入受体细胞；⑤重组子的筛选、鉴定、扩增。

　　（一）目的基因的获得

　　1. 化学合成法　如果已知某种基因的核苷酸序列，或根据某种基因产物的氨基酸序列推导出为该多肽链编码的核苷酸序列，可以利用 DNA 合成仪通过化学合成法合成目的基因。一般用于小分子活性多肽基因的合成。

　　2. 从基因组文库（genomic library）中筛选目的基因　利用限制性内切核酸酶将染色体 DNA 切割成为大小不同的片段，将它们与适当的载体重组后转入受体菌进行扩增，使每个细菌体都携带一种重组 DNA 分子的多个拷贝。这样生长的全部细菌所携带的各种染色体片段就代表了整个基因组。这种存在于转化细菌内、由克隆载体所携带的所有基因组 DNA 的集合称基因组 DNA 文库。我们感兴趣的目的基因可从基因组文库中获得。

　　3. 从 cDNA 文库（cDNA library）中获得目的基因　提取组织或细胞的 mRNA，以此为模板，经反转录酶催化，在体外合成双链 cDNA，将此与适当的载体连接后转入受体菌，这样每个细菌中含有一段 cDNA，这种包含着细胞全部 mRNA 信息的 cDNA 克隆集合称为该组织细胞的 cDNA 文库。cDNA 文库比基因组 DNA 文库小得多。对真核细胞来说，从基因组 DNA 文库获得的基因与从 cDNA 文库获得的不同，基因组 DNA 文库所含的是带有内含子和外显子的基因组 DNA，而从 cDNA 文库中获得的是已经过剪接、去除了内含子的 cDNA。

　　4. PCR 获得。（有关 PCR 内容见后）

　　（二）载体的选择

　　载体（vector）是指可携带外源 DNA（目的基因）进入宿主细胞，使之扩增、表达的工具。良好的载体应具备以下条件：①具有复制起始点，能在宿主细胞中独立复制，并能携带外源 DNA 片段一同扩增；②有合适的限制性酶切位点以供外源 DNA 插入，便于进行克隆；③具有可供选择的遗传标记，便于对宿主细胞进行识别和筛选，如抗生素的抗性基因；④载体分子应尽量小，可插入较大的外源 DNA 而不影响复制；⑤表达型载体应配备与宿主细胞相适应的启动子、前导序列、增强子等调控元件；⑥生物安全性好。

　　目前基因工程的常用载体有质粒（plasmid）、噬菌体、病毒等。下面主要介绍质粒的概念、特性及分离方法。

　　1. 概念　质粒是存在于细菌等原核细胞染色体以外，具有独立复制功能，可赋予宿主细胞一定生物学性状的共价闭环双链 DNA 分子。

　　2. 特性

　　（1）双链、环状 DNA，1～200kb 不等。

　　（2）常含有编码某些酶的基因，赋予宿主一定的生物学特性，如抗生素抗性 Amp^r 等。

3. 分类

（1）严紧型：复制受宿主细胞的严格控制；与染色体 DNA 复制基本同步。

（2）松弛型：复制不受宿主细胞的严格控制，可独立复制。可用作基因克隆载体。

4. 构型

质粒 DNA 有 3 种构型：①共价闭环 DNA，常以超螺旋（supercoiled circle，sc DNA）形式存在；②开环 DNA（open circle，ocDNA），此种质粒 DNA 的两条链中有一条发生一处或多处断裂，因此可以自由旋转从而消除张力，形成松弛的环状分子；③线状 DNA（linear circle，lc DNA），质粒 DNA 的两条链在同一处断裂而造成。

5. 电泳行为

由于 3 种构型的 DNA 电泳速度不同，因此质粒 DNA 的电泳结果中可能出现 3 条电泳带。一般实验条件下，SC DNA 最快，LC DNA 次之，OC DNA 最慢，不同构型 DNA 电泳位置与琼脂糖凝胶浓度及电场强度有关。

6. 常用质粒

pUC18 来自 pBR322 和 M13 噬菌体，具有两者的许多特性（附录图 6-10）。既含有 pBR322 的复制起点和 Amp^r 基因，便于复制和筛选；又含有大肠杆菌 LacZ' 基因。LacZ'编码 β-半乳糖苷酶的 α-肽，当外源 DNA 未插入时，质粒 DNA 能表达 α-肽，它能与编码 α-肽缺陷的宿主细胞发生基因内互补形成有活性的 β-半乳糖苷酶，在含有生色底物 x-gal 和诱导剂 IPTG 存在时，菌落呈蓝色。在 LacZ' 区域内含有多克隆位点，有多种限制性内切酶的单一切点，可供外源基因插入。当在多克隆位点处插入外源 DNA 时，则破坏了 α-肽，这样就不能产生有活性的 β-半乳糖苷酶，不能分解生色底物 x-gal，相应的含重组质粒的菌落呈白色。这种 LacZ' 基因内 β-半乳糖苷酶基因的插入灭活是常用的筛选重组体的方法，称为蓝白斑实验。

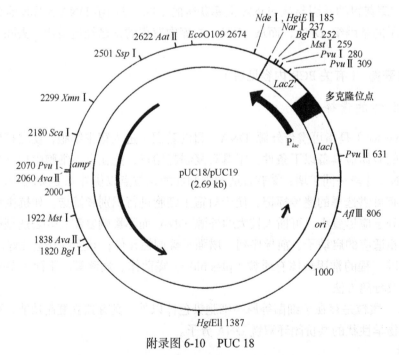

附录图 6-10　PUC 18

（三）限制性核酸内切酶的应用

限制性核酸内切酶来源于细菌和真菌，作用是识别双链 DNA 分子中特异核苷酸序列并进行切割。根据识别位点与切割位点不同可分为三种类型，即Ⅰ型、Ⅱ型和Ⅲ型，Ⅰ型和Ⅲ型酶的识别位点和切割位点不一致，DNA 体外重组技术中不常用；Ⅱ型酶识别位点和切割位点一致，比较常用。

1. 限制性核酸内切酶Ⅱ的特点

（1）识别位点：Ⅱ型酶的识别序列一般长 4～6bp，识别序列多具回文结构。

（2）切割结果：经限制酶Ⅱ切割过的 DNA 有两种不同的切口。一种是平端切口，即在同一位置切割 DNA 双链；另一种为黏端切口，即两链的切口错开 2～4 个核苷酸。利用相同的限制性内切酶同时对目的基因和载体进行切割，可形成相同的末端，有利于下一步目的基因和载体的连接。

2. 酶量选择

（1）酶单位定义：37℃，1h，在 50μl 体系中完全消化 1μgλ DNA 的酶量即 1 单位。

（2）酶量计算：

$$完全消化\ 1μg\ DNA\ 所需酶量=\frac{待酶切DNA上酶切位点数}{\lambda DNA酶切位点数}\times\frac{\lambda DNA的M}{待酶切DNA的M}$$

实际酶量为计算值的 5～10 倍，原因：①酶部分失活；②纯度不高；③与被水解 DNA 的构型有关。如切割超螺旋 DNA 所需酶量多于线性 DNA 所需酶量。

3. 酶切缓冲液成分及作用

（1）Tris-HCl，维持 pH 在 7.4～8.0。

（2）Mg^{2+}，内切酶活性所必需。

（3）NaCl/KCl，增加离子浓度，利于酶活性。

（4）二硫苏糖醇（DTT），保护酶，防止二硫键的形成。

4. 内切酶酶解时注意事项

（1）根据实验目的选用内切酶。

（2）限制性内切酶应放在 −20℃冰箱中保存，使用时应置于冰中。

（3）吸头不能反复使用。用一种酶消化多个 DNA 样品时，应先计算出所需酶的总量，然后取出一定容积的酶液与适量的水和10×反应缓冲液混合，再将酶与缓冲液分配到各反应管中。

（4）酶切底物 DNA 要纯，加完酶后要在离心机上"甩"一下。

5. 酶切结果的鉴定　利用 DNA 琼脂糖凝胶电泳进行鉴定，将酶切片段与标准分子量 Marker 进行比较，确定质粒是否已被限制酶切开。

DNA 琼脂糖凝胶电泳基本原理与一般电泳相同，只是需要在电泳时或电泳后加入溴化乙锭（EB），溴化乙锭可嵌入 DNA 分子碱基平面之间，在紫外光的照射下可发出红橙色的光。红橙光的亮度与 DNA 含量成正比；电泳的快慢与 DNA 分子大小成反比，DNA 分子量小，电泳快，DNA 分子量大，电泳慢，以此对酶切结果进行鉴定。

6. 酶切片段的回收与纯化　回收 DNA 的基本手段是以琼脂糖凝胶为介质将 DNA 分离后，再进行回收。目前常用的回收方法有 DEAE 膜插片法、低熔点琼脂糖凝胶法、电洗脱法、PEG 法等。

（四）连接

在 DNA 连接酶的作用下将目的基因和载体连接起来构建重组子。

1. T₄噬菌体 DNA 连接酶（T₄ DNA 连接酶）

（1）来源：T₄噬菌体感染的大肠杆菌。

（2）最佳 pH：7.2～7.8，常用的反应液为 pH7.6 的 Tris-HCl 缓冲液。

（3）离子：需 ATP、Mg^{2+} 参加反应；高浓度的 Na^+、K^+ 等抑制酶的活性。

（4）二硫苏糖醇等巯基化合物可促进连接酶的连接作用。

2. 酶单位的定义　16℃，30min，20μl，将 0.12μmolλDNA/Hind Ⅲ酶切片段 50%连接起来的酶量。

（五）转化

把以质粒为载体的重组 DNA，在一定条件下引入受体细胞的过程称转化。以噬菌体或病毒构建的重组 DNA 引入受体细胞的过程称转染。接受了重组 DNA 的受体菌称为转化子或重组体。

1. 转化的方法　目前常用的转化方法主要有电转化法和化学转化法。

（1）化学转化法：此方法的关键是制备感受态细菌，即使细胞处于最适于摄取和容忍外来 DNA 的生理状态。受体细胞处于感受态是转化成功与否的关键之一。

$CaCl_2$ 法是目前实验室常用的制备感受态细胞的方法，其原理是使细菌处于 0℃、$CaCl_2$ 低渗溶液中，细胞膨胀成球形，细胞膜的通透性发生改变，外源 DNA 附着于细胞膜表面，经 42℃短时间热冲击处理，促进细胞吸收 DNA。宿主细胞一般是限制—修饰系统缺陷的变异株，即不含限制性内切酶和甲基化酶的突变株，而质粒载体携带有某一抗生素抗性基因，如抗氨苄西林基因。若将转化的细胞涂布于含有抗生素的平板上进行筛选，则只有那些含有转化质粒的细胞才能生存并生长增殖。而未摄入外源 DNA 的细菌，由于无抗生素抗性而被杀死，从而可以筛选出含有目的质粒的克隆。

（2）电转化法：取对数生长期细胞，制备一定浓度的细胞悬液（在低离子浓度状态以10%甘油制备），4℃条件下，以高压脉冲电击细胞，使细胞摄取外源 DNA，电转化法不需制备感受态细菌，操作简便，适用于各种菌株的转化，其转化率可达 10^9～10^{10}，转化率受电场强度、电脉冲时间长短及 DNA 的浓度影响。该法的缺点是转化细胞受强电场作用后活性受到一定影响。

2. 注意事项

（1）转化反应所用试剂如 $CaCl_2$ 等的质量要好。

（2）应收获对数生长期或生长前期的细菌用于制备感受态。

（3）DNA 连接液与感受态细胞混合后，一定要在冰浴条件下操作，温度时高时低会影响转化效率。

（4）42℃热处理很关键，温度要准确，转移速度要快。

（六）筛选

在转化过程中，并非每个宿主细胞都被转化，即使获得转化的细胞，也并非都含有目的基因，有的可能含有自身成环的载体分子，或一个载体与两个外源 DNA 形成的重组子，或插入的非目的基因与载体形成的重组子等。因此转化后须在不同层次，不同水平上进行筛选，以区别转化子与非转化子、重组子与非重组子，以及鉴定所需的特异性重组子。

1. 根据重组子的遗传学特性筛选（平板筛选）　如果载体 DNA 具有抗生素抗性基因，转化后的宿主细胞能在含有抗生素（如 Amp 或 Tet）的培养基平板上生长，而未转化的宿主细胞则不能生长，以初步筛选转化子与非转化子。对于重组子与非重组子的筛选则可用以下几种方法。

（1）插入失活：将目的基因插入载体某一抗药基因内，使该基因失活。如将目的基因插入 pBR322 的 Tet^r 基因中，重组子只能在含 Amp 平板上生长，而不能在含 Tet 平板上生长；若在 Amp 和 Tet 平板上都能生长，则可能是载体自身成环后的转化子。

（2）插入表达：如质粒 pTR262 带有 Tet^r 基因的负调控 *cI* 基因，*cI* 基因表达产物可抑制 Tet^r 基因表达。当目的基因插入 *cI* 基因后，使后者失活，Tet^r 表达，因此重组子在 Tet 平板上可生长，而自身成环的载体转化细胞则不能生长。

（3）营养素依赖表型：如目的基因是亮氨酸自养型（Leu$^+$），把重组子导入亮氨酸异养型（Leu$^-$）的宿主细胞后，在不含 Leu 的培养基中可生长，而非重组子转化细胞则不能生长。

（4）α-互补：某些载体含 β-半乳糖苷酶的调控序列和编码其 N 端 146 个氨基酸（α-肽）的结构基因序列，转化于含该酶 C 端序列（ω-肽）的宿主细胞后，可进行基因内互补，产生完整的有活性的 β-半乳糖苷酶，此过程称 α-互补，在诱导物 IPTG（异丙基硫代-β-D-半乳糖苷）存在时，该转化子在含有生色底物 x-gal（5-溴-4-氯-3-D-吲哚-β-D-半乳糖苷）的培养基中形成蓝色菌落。当目的基因插入 *LacZ* 基因时，造成插入失活，使转化细胞无 β-半乳糖苷酶活性存在，因此，在 X-gal 平板上，阳性重组子为白色菌落，故又称蓝白斑筛选法。

2. 限制酶图谱筛选（电泳筛选法）　表型筛选仅属粗筛，不能作为最后鉴定的依据。例如，细菌发生了某些变异而导致抗药性的产生，不一定就表示已插入了目的基因。但粗筛后已去掉了相当大量的无效重组体，剩下少数菌落可进一步进行筛选。所谓限制酶图谱筛选是指分别挑取独立的菌落，培养后快速提取质粒 DNA，经适当的限制酶切割后，电泳分析插入 DNA 片段的有无及大小，以确定质粒是否发生重组。

3. 核酸杂交筛选　把待选转化菌在平板上培养成菌落，通过核酸分子杂交（原理及方法等见本节"三、核酸分子杂交"），可确定含目的基因的重组子。

4. 免疫化学筛选　如外源基因能够在宿主细胞实现表达，合成外源蛋白质，可以采用免疫化学等方法来检测，用已知的特异性抗体来检测目的基因编码的抗原。

【思考题】

1. DNA 体外重组技术包括哪些步骤？

2. DNA 体外重组中获得目的基因的方式有哪些？

3. 一个良好的载体应具备哪些条件？

4. 简述蓝白斑法筛选重组子的原理。

二、PCR 技 术

（一）PCR 原理

PCR（polymerase chain reaction）的中文全称为聚合酶链反应，应用这一技术可以将微量的目的 DNA 片段在体外扩增 100 万倍以上。PCR 技术的基本工作原理与细胞内发生的 DNA 复制过程十分相似，是一种利用 DNA 变性和复性原理在体外对特定的 DNA 片段进行高效扩增的技术，可检出微量靶序列（甚至少到 1 个拷贝）。

该技术是以拟扩增的 DNA 分子为模板，以一对分别与模板 5′端和 3′端互补的寡核苷酸片段为引物，在 DNA 聚合酶的作用下，按照半保留复制的机制沿着模板链延伸直至合成新的 DNA 互补链，重复这一过程，即可使目的 DNA 片段得到扩增。其特异性依赖于与靶序列两端互补的寡核苷酸引物。①起始材料是双链 DNA 分子；②反应混合物加热后发生链的分离，然后退火使引物结合到待扩增的靶 DNA 链上；③TaqDNA 聚合酶以单链 DNA 为模板在引物的引导下利用反应混合物中的 dNTPs 合成互补的新链 DNA；④将反应混合物再次加热，使旧链和新链分离开来，这样形成 4 条模板链，然后退火使引物结合到模板 DNA 链上；⑤TaqDNA 聚合酶合成新的互补链 DNA。新合成的 DNA 链的跨度严格地定位在两条引物界定的靶 DNA 序列区段内；⑥重复上述过程，引物结合到新合成的 DNA 单链的退火位点；⑦TaqDNA 聚合酶合成互补链，产生出两条与靶 DNA 区段完全相同的双链 DNA 片段。

PCR 反应体系的基本组成成分包括：模板 DNA，特异性引物，TaqDNA 聚合酶（具耐热性）、dNTP 以及含有 Mg^{2+} 的缓冲液。

PCR 的基本反应步骤包括：①变性，将反应系统加热至 95℃，使模板 DNA 完全变性成为单链，同时引物自身和引物之间存在的局部双链也得以消除；②退火，将温度缓慢下降至适宜温度（一般较 T_m 低 5℃）使引物与模板 DNA 退火结合；③延伸，将温度升至 72℃，DNA 聚合酶以 dNTP 为底物催化 DNA 的合成反应。上述三个步骤称为一个循环，新合成的 DNA 分子继续作为下一轮合成的模板，经多次循环（25～30 次）后即可达到扩增 DNA 片段的目的。

（二）影响 PCR 反应的因素

1. Mg^{2+}浓度　可影响反应的特异性和产率。TaqDNA 聚合酶活性依赖于 Mg^{2+}，因而 PCR 反应时对 Mg^{2+}有较高的要求。Mg^{2+}浓度低时，Taq 酶活性较低，反应产率降低，浓度过高对 Taq 酶有抑制作用，并且会导致反应的特异性降低，一般认为，Mg^{2+}浓度在 2.0mmol/L 时，Taq 酶具有最大活性。

2. 寡核苷酸引物的浓度　通常为 0.1～1μmol/L。这一浓度足以完成 30 个循环的扩增反应，浓度过高可能形成引物二聚体，如出现在早期的循环中，则会容易控制 PCR 反应而成为其主要产物。其次，引物浓度过高容易产生非特异性的扩增，而引物不足将降低 PCR 的效率。

3. TaqDNA聚合酶　在100μl反应体系中，通常所需TaqDNA聚合酶的用量为0.5～5U，这主要根据片段的长度和复杂度（G+C 含量）而定，浓度过高将导致非特异性的扩增，浓度过低将降低产物的合成量。

4. dNTP 的浓度　在反应体系中，每种 dNTP 的浓度通常是 50～200μmol/L，过高的浓度将导致在 DNA 复制过程中掺杂错误的核苷酸，浓度过低则会降低反应产率。

5. 退火温度　可根据引物长度和其 G+C 含量确定，选择较高的退火温度，可大大减少引物与模板的非特异性结合，提高 PCR 反应的特异性。

6. 延伸温度及时间　延伸温度通常定在 72℃，此时 TaqDNA 聚合酶活性最高。延伸反应的时间根据待扩增片段的长度确定。理论上讲，1kb 以内的片段，延伸 1min 即可。

总之，影响 PCR 扩增的因素很多，对于一个反应，要反复摸索，使各种因素达到最佳状态才能得到满意的 PCR 结果。

（三）PCR 的主要用途

PCR 理论的提出和技术上的完善对于分子生物学的发展具有不可估量的价值，该技术敏感度高、特异性强、产率高、重复性好、快速简便，已成为分子生物学研究中应用最为广泛的方法。

1. 目的基因的克隆　PCR 技术为重组 DNA 技术获得目的基因提供了简便快速的方法，具体可以用于：①利用特异性引物以 cDNA 或基因组 DNA 为模板获得已知的目的基因片段；②利用简并引物从 cDNA 文库或基因组文库中获得具有一定同源性的基因片段；③利用随机引物从 cDNA 文库或基因组文库中随机克隆基因；④与逆转录反应结合从组织或细胞 mRNA 获得目的基因。

2. 基因的体外突变　利用 PCR 技术可以随意设计引物在体外进行基因的嵌合、缺失、点突变等改造。

3. DNA 和 RNA 的微量分析　PCR 技术高度敏感，对模板 DNA 的含量要求很低，是 DNA 和 RNA 微量分析的最好方法。一滴血液、一根毛发或一个细胞已足以满足 PCR 的检测需要。该技术可以用于病原微生物的检测；突变基因的筛选；法医学鉴定等。

4. 基因突变分析　基因突变与许多遗传性疾病、免疫性疾病和肿瘤等的发生有关，利用 PCR 与其他技术的结合可以大大提高基因突变检测的敏感性。

（四）常见的 PCR 反应

1. 反转录 PCR（RT-PCR）　用来扩增 mRNA 的方法。首先通过反转录产生 cDNA，然后进行常规 PCR。

2. 不对称 PCR　在扩增循环中加入不同浓度的引物，以获得单链 DNA 并进行序列测定，以了解目的基因的序列。

PCR 技术原理与应用
【视频资料】请扫描上方
二维码观看PCR技术的
原理、方法及应用。

3. 反向 PCR（inverse PCR）　对一个已知的 DNA 片段两侧的未知序列进行扩增和研究。

4. 多重 PCR（multiples PCR）　在同一 PCR 体系中加入多对引物可用于基因长度很长，发生多处缺失的检测，可同时扩增同一模板的几个区域。

5. 锚定 PCR（anchored polymerase chain reaction）　用于未知序列或未全知序列的扩增和测定。在未知序列末端添加同聚物尾序列，将互补的引物连接于一段带限制性内切酶位点的锚上，在锚引物和基因另一侧特异性引物的作用下，将未知序列扩增出来。

6. 巢式 PCR　使用巢式 PCR 进行连续多轮扩增可以提高特异性和灵敏度。方法是设计两套引物，先用第一套引物进行 PCR。然后将一小部分起始扩增产物稀释作为模板，在第二轮扩增中使用一套巢式引物，可以同第一套引物内侧的靶序列结合。巢式 PCR 的使用降低了扩增多个靶位点的可能性，因为同两套引物都互补的靶序列很少，因而提高了反应的特异性。巢式 PCR 还可以增加有限量靶序列（如稀有 mRNA）的灵敏度，并且提高了困难 PCR（如 5' RACE）的特异性。

7. PCR-SSCP 是聚合酶链反应—单链构象多态性分析（single strand conformation polymorphism）的简称。相同长度的单链 DNA 因其碱基序列不同甚至单个碱基的差异可以形成不同的单链构象，在电泳时泳动速率不同。将扩增的 PCR 产物变性后形成单链，经中性聚丙烯酰胺凝胶电泳，不同构象 DNA 链的迁移率不同，通过与标准物的对比，即可检测出有无突变。该法操作简单、经济、迅速。

8. 原位 PCR 技术（in situ PCR，IS PCR） 是 PCR 和原位杂交结合而发展起来的技术，实质是一种将靶 DNA 或 RNA 在原位扩增后再进行原位杂交的技术，它可使扩增的特定 DNA 片段在分离细胞和组织切片中定位，弥补了 PCR 和原位杂交的不足，具有良好的应用前景。

9. 实时 PCR（real-time PCR） 又称荧光定量 PCR 或 TaqMan PCR，是美国 PE 公司（Perkin Elmer）于 1995 年研制出的一种新的核酸定量分析技术。其原理是引入荧光标记探针，使得在 PCR 反应中产生的荧光信号与 PCR 产物的量成正比，对每一反应时刻的荧光信号进行实时分析，从而计算出 PCR 产物的量。

该技术一方面提高了灵敏度，另一方面还可以做到 PCR 每循环一次就收集一个数据，建立实时扩增曲线，确定起始 DNA 的拷贝数，做到真正意义上的 DNA 定量。

【思考题】

1. 简述 PCR 反应的基本原理。
2. PCR 反应体系的组成成分有哪些？
3. PCR 技术包括哪些基本步骤？
4. 影响 PCR 反应的因素有哪些？

三、核酸分子杂交

核酸分子杂交技术是分子生物学领域最常用的基本技术方法之一。它具有灵敏度高、特异性能强等特点，广泛应用于分子克隆、基因诊断、核酸序列分析等核酸研究领域。

（一）基本原理

利用 DNA 变性与复性这一基本性质对 DNA 或 RNA 进行定性或定量分析的一种方法。具有一定同源性的两条核酸单链在一定条件下（如适宜高温度及离子强度）按碱基互补原则形成双链。杂交的双方为待测核酸序列及探针。待测核酸序列可以是基因组 DNA、细胞总 RNA 或克隆的基因片段等。将标记的已知核酸片段作为探针（probe），根据核酸分子探针的来源及其性质可以分为基因组 DNA 探针、cDNA 探针、RNA 探针及人工合成的寡核苷酸探针等几类。将标记探针与待测样本核酸进行杂交反应，即可检测到核酸样本中是否含有相应的序列。

（二）基本过程

根据不同的实验目的可采用不同的杂交方法，但要完成一个核酸杂交实验一般要包括以下几个步骤。

1. 待测核酸的制备　除原位杂交外，获得具有相当纯度和完整性的核酸是核酸杂交的前提。

2. 电泳　将待测核酸片段分离。

3. 转印　采用印迹技术将分离的核酸片段转移至一定的固相支持物上。

4. 探针标记

5. 预杂交与杂交　用标记的核酸探针与固相支持物上的核酸片段进行杂交，然后洗去未杂交的游离探针。

6. 检测　利用放射自显影或化学显色等检测方法显示标记的探针位置，从而判断出待测核酸分子中是否存在相应核酸序列及其分子量的大小。

上述介绍的属固相杂交（包括膜上印迹杂交和细胞原位杂交），即将待测核酸结合到一定固相支持物上，然后与存在于液相中标记的核酸探针进行杂交的过程，是目前最常用的一种核酸分子杂交方法。此外，还有液相杂交技术，即杂交反应均在液相中进行。

（三）分类

根据检测对象及手段不同可将杂交技术分为不同类型，如原位杂交、斑点杂交及狭缝印迹杂交、Northern 杂交、Southern 杂交、蛋白质印迹等。本文主要介绍固相杂交中的 Northern 杂交、Southern 杂交及蛋白质印迹。

1. Northern 杂交（RNA 印迹）　主要用于检测某一组织或细胞中已知的特异 mRNA 的表达水平，或比较不同组织和细胞中同一基因的表达情况。首先抽提细胞总 RNA，经变性并进行琼脂糖凝胶电泳后，将 RNA 转移至固相支持物上，用放射性标记的 DNA 或 RNA 探针进行杂交，只有目标 mRNA 与探针序列互补从而形成双链杂交体。探针可用放射性标记，或是用某些显色反应的底物进行标记，这样就可利用放射自显影、显色反应或荧光反应来测定目标 mRNA 所在的位置，从而获知 RNA 的表达情况。

2. Southern 杂交（DNA 印迹）　主要用于基因组 DNA 的定性和定量、重组质粒和噬菌体的分析等。原理：DNA 分子经限制性核酸内切酶酶切，经琼脂糖凝胶电泳将所得 DNA 片段按分子量大小分离，然后将 DNA 分子变性转移到硝酸纤维素膜或其他固相支持物上，而各 DNA 片段的相对位置保持不变，用标记的 DNA 或 RNA 探针与固着于滤膜的 DNA 杂交，经放射自显影或显色反应确定与探针互补的电泳条带的位置及含量。

3. 蛋白质印迹（Western blotting）　又称免疫印迹（immunoblotting），是一种借助特异性抗体鉴定抗原的有效方法。主要用于检测样品中特异性蛋白质的存在、细胞中特异蛋白质的半定量分析及蛋白质分子的相互作用研究等。该法是在凝胶电泳和固相免疫测定技术基础上发展起来的一种新的免疫生化技术。将含有目标蛋白(抗原)的样品首先通过 SDS-聚丙烯酰胺凝胶电泳（SDS-PAGE）或非变性聚丙烯酰胺凝胶电泳（Native-PAGE）等将各种蛋白质按分子量大小分离后，通过电转移的方法将蛋白质从凝胶转移至硝酸纤维素膜或其他膜的表面，然后将膜表面的蛋白质再用抗原抗体反应进行特异性检测。例如，将经 SDS-PAGE 分离的蛋白质带转移到膜上后，膜用封闭液处理，然后与特异性识别目标蛋白的抗体（一抗）反应，膜经漂洗后再与能够识别一抗的二抗反应，二抗通常用放射性核素标记，或与酶（如辣根过氧化物酶、碱性磷酸酶等）偶联，这些酶可在相应底物存在的情况下进行发光反应。反应之后可用放射自显影或底物显色来检测目标蛋白质区带的信号。

由于免疫印迹具有 SDS-PAGE 的高分辨力和固相免疫测定的高特异性和敏感性,方法简便、标本可长期保存、结果便于比较等,因此广泛应用于分子生物学等领域,成为免疫学、微生物学及其他生命科学常用的一种研究方法。

【思考题】

1. 简述核酸分子杂交的基本原理。

2. 核酸分子杂交实验主要包括哪些步骤?

3. 何谓 Northern 杂交、Southern 杂交和蛋白质印迹?

（刘志方）